혜일의
20체질 건강 조절법

혜일의
20체질 건강 조절법

초판 1쇄 인쇄 2018년 4월 30일
지은이 혜일
펴낸이 이승훈
펴낸곳 해드림출판사
주 소 서울 영등포구 경인로82길 3-4(문래동1가 39)
센터플러스빌딩 1004호(우편 07371)
전 화 02-2612-5552
팩 스 02-2688-5568
E-mail jlee5059@hanmail.net

등록번호 제87-2007-000011호
등록일자 2007년 5월 4일

* 책값은 표지에 있습니다
* 잘못된 책은 바꿔드립니다

ISBN 979-11-5634-279-3

북디자이너 _이정규

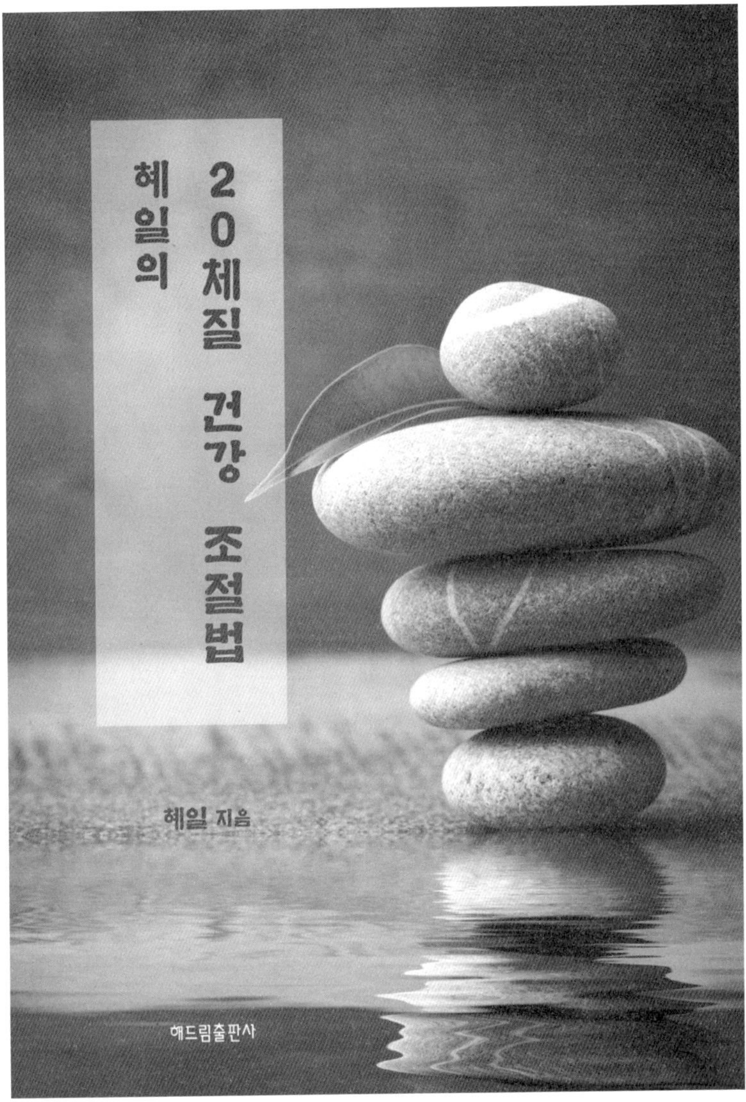

혜일의 20체질 건강 조절법

혜일 지음

해드림출판사

서문

각자의 체질에 맞는 수행을 통해 대도의 큰 뜻을 이루어야

『관음음양오행 조절법』이 출간되고 나서 많은 이들로부터 좀 더 쉽게 실제 병증에 적용할 수 있는 입문서가 필요하다는 요청이 있었다.

이에 한 생각을 내어 음양오행 조절법의 도인(導引) 역할을 할 수 있는『20체질 건강 조절법』을 쓰게 된 것이다.

여태껏 많은 수행의 방법들이 세간에 출현했지만 체질을 간과해 각자의 체질에 맞는 수행을 하지 못함으로 인하여 대부분 대도(大道)를 향한 큰 뜻을 이루지 못하고 중도에서 그만두게 되거나 한평생을 그르치게 되었다.

도(道)에 이르는 길은 간단하다.

우리 인간이 형성되어온 길을 역으로 거슬러 올라가면 되는 것이다. 이러한 이치를 옛 선현들은 벌써 깨달아 그 방법을 강구해내고자 했으나 제대로 된 방법을 찾아내지 못했던 것이다. 그 이유는 모든 사물에는 인간을 포함해서 각기 고유의 기운이 내장되어 있는데, 그 내장되어 있는 기운의 움직이는 방향을 알지 못했던 것이다. 규명해 내어야 할 가장 중요한 것을 빠뜨렸던 것이다.

기운의 움직이는 방향은 사람마다 각기 체질이 다름으로 인해 모두가 다르고, 우리가 섭취하는 음식물 또한 운기(運氣)하는 방향이 달라 각자의 체질에 적합한 것이 있고 부적합한 것이 있기 때문이다.
　이러한 도리를 알지 못하고 살펴볼 생각을 못했던 것이다.
　과학(科學)이 발달함에 따라 물질의 성분은 미세한 부분까지 밝혀 놓았다. 하지만 사물의 운기(運氣)하는 방향이 각기 사물마다 다르게 존재하는 것을 모르고 있기 때문에 체질에 맞지 않은 사람에게는 아무리 좋은 음식, 좋은 물건일지라도 오히려 힘이 빠지게 되고 해가 되는 줄 모른 채 병을 만들어 가고 있는 실정이다.
　인간을 포함한 모든 만물에는 내재되어 있는 기운의 운기(運氣)하는 방향이 정해져 있다. 시계방향으로 순행(順行)하는 발산형(發散型)이 있고, 역행(逆行)하는 수렴형(收斂型)이 있으며, 발산형(+)과 수렴형(-)에 모두 오행(五行)의 구별이 있다. 질병의 요인이 되는 사기(邪氣)도 이와 똑같은 음양오행(陰陽五行) 구조로 되어 있다.
　이러한 연유로 해서 사물의 운기방향(運氣方向)만 잘 파악하고 있다면 쉽게 병을 치료할 수가 있는 것이다. 또한 이러한 원리를 수행하는 방법에 운용한다면 대도에 계합(契合)하고 신선(神仙)이나 부처를 이루는 일이 요원한 것이 아니라고 본다.

각자의 체질을 알고 그 체질에 적합한 수행을 한다면 얼마나 크게 수고로움이 덜어지겠는가?

각각의 사물과 인체에 존재하는 기운의 움직이는 방향을 안다는 것은 이렇게 중요한 것이다.

이러한 도리를 잘 장악한다면 병을 치료하고 수행해서 대도(大道)를 성취하는 길은 어려운 일이 아닐 것이다.

병을 치료함에 있어 질병을 일으키는 요인인 사기(邪氣)의 운기(運氣)하는 방향을 안다면, 바로 그곳에 상극(相剋)하는 기운을 가하면 병은 빠르게 치유가 되는 것이다.

이제껏 이러한 이치를 알지 못하고 물질의 성분 분석에만 매달려, "무슨 바이러스가 원인이다, 어떤 세균으로 인한 병이다."라고 하는 지엽적인 부분에만 매진해 숲을 보지 못한 채 나뭇잎만 살펴보고 있는 격이다.

병을 치료함에 있어서는 먼저 근본 원인부터 밝혀야 한다. 하지만 현대 의학은 그 착안점이 잘못되어 있는 것이다. 기본적 단위를 세포(細胞)에 초점을 맞추다 보니 이제 줄기세포 이식 운운하고 있다. 참으로 한심스러운 일이다. 정상 세포에 영향을 끼쳐 병든 세포, 암세포로까지 병변을 일으키는 주요 원인인 사기(邪氣)를 연구하지 않고 엉뚱하게 지엽적인 부분에만 매달려 있다.

인체에는 몸을 정상적으로 유지 존속하기 위해 정기(正氣)가 존재하고 있고, 그 인체를 질병에 물들게 하는 사기(邪氣)가 쉴 새 없이 침범한다.

이 사기(邪氣)만 잘 규명해낸다면 질병의 고통으로부터 쉽게 벗어날 수가 있는 것이다. 하지만 현대의학은 이러한 이치를 전혀 알려고도 하지 않고 무시해 버린다. 전통의학에서는 이러한 이치를 알고는 있지만 몇 천 년이 지난 지금에도 전혀 발전된 것이 없이 잘못된 정보로 축적된 자료들을 별 여과 없이 사용하고 있는 실정이다.

체질론만 보더라도 임상 치료에 쓸 수 있는 게 하나도 없다고 해도 과언이 아니다. 사상체질을 넘어 이제 팔상체질까지 나와 있다. 이 모든 체질론이 지식의 알음알이에서 나온 것으로 한계가 있는 것이다.

수행을 통해 제3의 눈이 열려 숨어 있는 세계를 볼 수 있어야 정확한 체질론이 나오게 되는 것이다. 세간에 나와 있는 정확하지 못한 체질론으로 인한 폐해가 많은 연유로 해서 졸저『관음음양오행 조절법』에 수록되어 있는 내용을 좀 더 세분화해서 실제 병증에 적용할 수 있는 기초 입문서를 만들게 된 것이다.

2018년 4월

혜 일

○ 추천사 I

누구나 손쉽게 실행할 수 있도록 세상에 소개

혜일 스님께서 『관음 음양오행 조절법』을 세상에 내놓으신 지 벌써 2년이 지났다. 스님께서 발견해내신 음양오행 구조의 오묘한 이치를 담아 '반절'이라는 건강 수행법을 일반인들에게 공개한 의미가 가장 크다. 오장육부와 음양오행의 관계를 비롯하여 기본이 되는 동양의 전통의학 지식들을 스님의 수행 과정과 더불어 단계별로 설명함으로써 새로운 건강 장수의 길을 세상에 내놓으셨던 것이다.

'오행반절법'은 체질만 알면 누구나 쉽게 할 수 있는 방법이다. 그러나 책의 설명만으로는 곧바로 실행에 옮기지 못한 이들이 계셨으리라 생각된다. 나는 80대 후반의 고령임에도 불구하고 작년부터 책에 공개된 오행반절법보다 한 걸음 더 나아간 반절 수련표를 받아 은혜를 입은 바 있다. 오행반절법 외에도 수인(手印)과 혈위(穴位) 내관 등 여러 가지 건강 수련표를 받아 수련을 하기도 하였다. 책을 통해서 만으로는 전할 수 없는 고도의 수련들도 있었다. 그래서 반절 이외에 그동안 체험한 수련들도 누구나 손쉽게 실행할 수 있도록 세상에 소개되었으면 하는 마음이 있었는데, 스님께서 그 일부를 세상에 내놓으신다고 하니 마음이 설레며 기쁘기 한량없다.

음양오행 상생·상극에 따라 스님께서 발견해 내신 20체질에 따라 일반 건강 수련법 세 가지를 공개하고, 흔한 질병들을 중심으로 다수의 질병을 혈위교구와 수인에 의해 자가 치료할 수 있게 하였다.

먼저 '기(氣)'란 무엇인가에 대한 설명을 비롯하여 여러 가지 궁금증을 풀어준다. 독자들은 '기(氣)'를 어떻게 운용하여 건강한 삶을 유지할 수 있을 것인가에 대해 감동하게 될 것이다. 스님의 수행과 연구를 통해 얻어낸 정보이기 때문에 간명하게 전달되리라 믿는다.

세 가지 수련법 가운데 각각의 체질에 따른 오행반절이 가장 중요하며 모든 수행의 기초가 된다. 이것이 익숙해지면, 똑같은 이치에 따라 만들어진 '장부운화'와 '골격교구'도 쉽게 이해될 뿐만 아니라 수련이 쉬워진다. 이상의 세 가지 수련은 한 짝을 이루어 같은 체질의 사람에게는 누구에게나 공통된다.

병증별로 혈위교구와 수인을 겸하여 손쉽게 질병을 자가 치료할 수 있게 한 것은 스님의 자상하신 보시 공덕이 아닐 수 없다. 병원에 가지 않고 약도 먹지 않고, 자신에게 내재하는 기운에 의거하여 삿된 기운(邪氣, 병증)을 제거함으로써 질병을 치유할 수 있으니 얼마나 보배로운 치료법인가? 누구나 열심히 수련하여 건강한 삶을 영위하기 바라는 마음 간절하다.

이 책을 잘 읽고 수련하다 보면 우리가 알고 있는 지식 내의 건강과 의학에 관한 지식의 한계가 무엇인가도 이해하게 될 것이다.

혜일 스님은 중국의 중의학대학에서 중의학을 정통으로 공부하여 중의(中醫) 자격을 취득한 뒤 중국에서 병원을 열고 많은 환자들을 치유한 임상 경험을 갖추고 계시며, 도가의 선법(仙法) 수련을 비롯한 각종 수행을 통하여 새로운 사실을 발견하고 그 법칙에 따라 기존 의학의 잘못을 바로잡는 연구를 거듭해 오셨다.

　이 책만으로 스님의 모든 의학을 다 전할 수도 없으며, 책으로는 전수할 수 없는 것들도 있다. 또 이 책에 치료법이 소개되어 있지 않은 병증도 많으며, 체질에 따라 이 책에 제시되어 있지 않은 다른 수련 처방을 받아야 할 사람도 있을 것이다. 그럴 때는 스님께서 직접 본 수행법을 전수하시는 아란야(부산)로 연락하여 지도받기를 권한다.

　스님의 공덕에 감사드리며, 본 서에 공개된 수련법에 의해 많은 사람들이 복을 누리기를 기원한다.

전남대학교 철학과 명예교수
安 晋 吾 삼가 씀

○ 추천사 II

스님의 가르침에 따라
가장 낮은 단계부터 점차 급을 높여가며 수련

 세속인으로 혜일 스님과 인연을 오래 한 사람이라면 아마도 내가 으뜸으로 꼽히지 싶다. 1995년 초여름 어느 날 다솔사 뒤 봉명산을 내려와 경내 서점 평상에 잠시 쉬고 있을 때 옆에 앉은 밀짚모자를 눌러 쓴 스님과 우연히 이야기를 나누게 되었다. 화제가 도도하여 이윽고 스님의 권유로 요사채로 옮겨가 차를 마시며 이야기를 계속하게 되었는데 그제야 이 분이 다솔사에 새로 오신 주지 스님임을 알게 되었다.
 많은 이야기 중에 중국어를 공부하고 싶어 진주 시내 형편을 살펴보니 수강생이 적어 번번이 개설을 못 하고 있어 실망하고 있다는 말씀을 듣고, "그럼 저한테 배우시지요" 하고 말았다. 말씀만이 아니라 실제로 곁에다 중국어 교재나 사전을 이미 구입해서 공부할 준비를 갖추고 계신 것을 보고 나도 모르게 한 말이었다. 나는 당시 국립 경상대학교 인문대학 중국어문학과 학과장직을 맡고 있었고 학과에서 가장 원로에 속하였는데 내 신분을 밝힌 것도 스님 말씀을 듣고 난 후였다.
 이후 주말마다 내가 다솔사를 찾아 스님과 함께 중국어 공부를 하기를 한동안 하다가 나중에는 매일 이른 아침에 진주 시내

남강 변에 있는 우리 집으로 오셔서 한 시간 반가량을 공부하고 그러셨다. 중국어는 정확한 발음이 가장 요구되는 특성이 있어 나는 늘 어느 누구에게나 그렇듯 스님에게도 호되게 발음 공부를 가혹하리만큼 닦달하였는데 스님은 간혹 지나친 언사가 있어도 잘 참아내며 공부를 하신 끝에 점차로 발음이 안정스럽게 되어갔다. 스님은 고문(한문)에도 깊은 소양을 갖추셔서 상당히 어려운 구절도 쉬운 말로 풀어내시는데 나는 스님만큼 한문에 능한 분은 잘 보질 못했다. 백화문 공부는 고문의 기초가 그토록 탄탄하니 그야말로 일취월장이셨고 인도하는 나도 그렇게 즐거울 수가 없었다.

  세월이 한 해가 넘었을 때 스님은 미리부터 마음에 두었던 중국의 중의대학에 유학하실 뜻을 구체화하여 중국으로 건너가셨다. 그중에서도 인구가 중다하여 사례를 가장 많이 관찰할 수 있다고 판단되는 산동성 제남(濟南)의 산동중의대학(山東中醫大學) 본과생으로 입학하였다. 한국에서 대학을 마쳤지만 중의학 공부에 뜻을 두었기로 다시 처음부터 공부를 시작한 것이었다. 세월이 흐르고 본과 5년을 졸업하면서 중의사 자격시험과 세계 중의사 자격증을 동시에 통과 획득하여 중국 교수와 동학들을 놀라게 하였고 틈 있는 대로 각지의 유명 향토 의료 인사들과 두루 교유하며 각 방면의 치료 비방의 정수를 습득하는 데도 열정을 쏟았다. 스님은 원래 운동에도 능하여 태극권, 태극검, 태극창을 비롯한 중국 정통 무술을 옛 관계 문헌과 일일이 대조하며 이론과 함께 실제를 익혔고 불학도 당연하려니와 유가는 물론 도가에까지 섭렵하길 게을리하지 않았을 뿐만 아니라 그 성취 또한 유독 출중하였다. 침구학 분야와 중국 문헌학 석사학위를 마치고 난 후 계속 정진하여 종국에는 중의학 박사학위를 취득하였다. 그런 한편 실제로 제남에서 병원을 여니 세인의 관심을 한 몸에 끌어 명성을 듣고 스님을 찾아오는 환자가 줄을 이었다.

나는 중도에 해외 파견 교수 등등의 일로 스님과 한동안 소식이 두절되다가 나중에 한국에 정착하신 스님과 연락이 되어 부산 송정의 아란야에서 오랜만에 상봉을 하게 되었다. 스님은 옛날의 스님이 이미 아니셨다. 학자가 대개 그러하지만 평소 습관적으로 의심하는 것을 일삼고 남을 잘 칭찬하지 않는 습성이 있는 내가 스님에 대해서는 예전에도 잘 한다고 칭찬을 아끼지 않았지만 새로 뵌 스님은 그를 훨씬 초월 초탈하여 완전히 다른 차원의 인물로 내 눈앞에 현신하고 계신 거였다. 그동안 오로지 사람의 인체에 깃들이는 질병과 병증은 우리가 길러 활용할 수 있는 정기(正氣)로써 얼마든지 눌러 소멸시키고 우리의 몸을 언제나 정상적인 상태로 되돌려 유지시킬 수 있다는 사실을 단지 신념만으로 주장하는 것이 아니라 실제의 수련으로 실현시켜주는 스님의 오묘한 능력은 좀처럼 말로써는 믿기지 않을 정도여서 그동안의 연구와 정진이 어떠했는지를 짐작게 하고 있다.

스님을 다시 만난 후 두세 해가 더 지났다. 나는 스님의 권유에 따라 한두 주일에 한 번씩 스님을 찾아뵙고 스님의 가르침에 따라 가장 낮은 단계부터 점차 급을 높여가며 수련을 하고 있다. 이제 나이가 들어가니 몸에 몇 가지 고장이 생겨나 있었지만 꾸준히 좇아서 하다 보니 건강증진에 확실히 차도가 있다. 신기하여 도저히 설명하기 어려운 체험도 벌써 부지기수다. 우리집 어느덧 가족 모두가 주위의 적지 않은 사람들처럼 스님을 따른 이후로 병원에 간지가 언제였는지 기억이 가물가물하다. 약을 먹는 만큼 우리 몸도 상하게 되어있다. 스님의 방법은 우리의 의념(意念)으로 우리 신체를 스스로 치유하는 길을 인도하여 언제나 건강한 심신을 지켜나갈 수 있도록 하는 것이다. 스님이 이끄시는 길은 여태껏 우리가 흔히 보아왔던 기(氣)에 대한 이치와 관념, 병증 치료 방법과는 판이하게 차원을 달리한다. 어떠한 질문에도 단 일순도 막힘없이 명쾌하게 풀어내시는 스님의 저 맑디맑은 얼굴을 대하면 누구라도 그 자리서 깊은 신뢰로 푸근히 안도하게 된다.

  병이 없는 몸. 그렇게 되기까지는 공부와 수련이 적지 않게 필요하다. 스님의 여태까지의 공력과 성과가 바로 이 책 안에 모두 녹아 있다. 그동안 스님의 인도대로 수련한 결과는 내 몸이 그리고 주위의 수많은 이들이 너무나 잘 알고 있다. 스님이 기꺼워하지 않으심을 잘 알기에 찬사를 자제하여 글로 더 기술하지 못하지만 나는 사실을 떠난 미사여구는 일언반구도 적지 않았다. 사실 여부는 금방 깨우칠 수 있을 것이기에, 이 책을 찬찬히 펼쳐만 본다면!

국립 경상대학교 중국어문학과 교수
문학박사 **정 헌 철**

목차

서 문   각자의 체질에 맞는 수행을 통해 대도의 큰 뜻을 이루어야 _04

추천사 I 누구나 손쉽게 실행할 수 있도록 세상에 소개 _08

추천사 II 스님의 가르침에 따라 가장 낮은 단계부터 점차 급을 높여가며 수련 _11

제1부 혜일 음양오행기의학(慧一 陰陽五行氣醫學)

제1장 혜일 음양오행기의학 수련법 _26

제2장 영보청춘(永葆青春) _30

제3장 기(氣)란 무엇인가 _34

제4장 기(氣)와 운명(運命) _38

제5장 죽도관일(竹島觀日) _45

제6장 도봉망월(道峯望月) _48

제7장 자식의 체질은 부모 중 어느 한쪽과 동일하다 _50

제2부 20체질 분류와 체질별 수련

제1장 체질 감별법과 20체질 _57

   1.1 운기방향(運氣方向) 테스트와 체질 감별법 _57

   1.2 20체질별 음양오행 구조 _62

제2장 오행반절 수련 _72

   2.1 오행반절 수련법 _72

   2.2 체질별 오행반절 수련표 _76

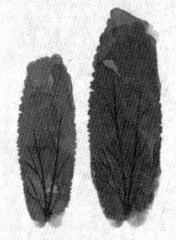

제3장 장부운화(臟腑運化) 수련 _96

   3.1 장부운화 수련법 _96

   3.2 체질별 장부운화 수련표 _98

제4장 골격교구(骨格交媾) 수련 _118

   4.1 골격교구 수련법 _118

   4.2 체질별 골격교구 수련표 _122

제5장 수인과 혈위교구를 결합한 병증별 치유 _142

   5.1 수인(手印) 수련법 _142

   5.2 혈위교구과 수인을 결합한 병증별 치유 _154

     1. 이명·이롱Ⅰ[耳鳴·耳聾Ⅰ] _154

     2. 이명·이롱Ⅱ[耳鳴·耳聾Ⅱ] _156

     3. 이명·이롱Ⅲ[耳鳴·耳聾Ⅲ] _158

     4. 중이염[中耳炎] _160

     5. 메니에르 증후군[內耳眩暈症(美尼爾氏 綜合症)] _162

     6. 어지럼증[眩暈] _164

     7. 후두 통증(머리)[後頭痛] _166

8. 불면증Ⅰ[失眠症Ⅰ] _168

9. 불면증Ⅱ[失眠症Ⅱ] _171

10. 우울증[憂鬱症] _174

11. 공황장애[恐慌障礙] _176

12. 가슴이 아픈 병[胸痹(冠心病)] _178

13. 협심증[心紋痛(挾心痛)] _180

14. 빈맥·부정맥[心動過速] _182

15. 중풍 후유증Ⅰ[中風後遺症Ⅰ] _184

16. 중풍 후유증Ⅱ[中風後遺症Ⅱ] _186

17. 노안Ⅰ[老眼Ⅰ] _188

18. 노안Ⅱ[老眼Ⅱ] _190

19. 까닭 없이 눈물이 나는 병[眼淚] _192

20. 안구 충혈[眼球充血] _194

21. 각막염[角膜炎] _196

22. 결막염[結膜炎] _198

23. 눈 다래끼[麥粒腫] _200

24. 안저출혈[眼底出血] _202

25. 시신경 염증[視神經炎] _204

26. 시신경 위축[視神經萎縮] _206

27. 백내장[白內障] _208

28. 녹내장[靑光眼(綠內障)] _210

29. 황반변성[黃斑變性] _212

30. 알레르기성 비염[過敏性鼻炎] _214

31. 코막힘[鼻塞] _216

32. 만성 인후염[慢性咽炎] _218

33. 인후종통[咽喉腫痛] _220

34. 코감기 _222

35. 목감기 _224

36. 소화불량[消化不良] _226

37. 급체[急滯] _228

38. 위산과다[胃酸過多症] _230

39. 위염[胃炎] _232

40. 위암[胃癌] _234

41. 변비[便祕] _236

42. 신장병[腎病綜合症] _238

43. 신장 결석[腎臟結石] _240

44. 담 결석[膽道結石] _242

45. 간염[肝炎] _244

46. 간경화[肝硬化] _246

47. 당뇨병[糖尿病] _248

48. 갱년기 종합증[更年期 綜合症] _250

49. 피로회복[祛疲勞] _252

50. 기력이 없을 때[沒力氣] _254

51. 경추병Ⅰ[頸椎病Ⅰ] _256

52. 경추병Ⅱ[頸椎病Ⅱ] _258

53. 손목 연골 조직 손상[軟組織損傷] _260

54. 손목을 삐었을 때[腕關節扭傷] _262

55. 허리를 삐었을 때[腰扭傷] _264

56. 테니스 엘보Ⅰ[罔球肘Ⅰ] _266

57. 테니스 엘보Ⅱ[罔球肘Ⅱ] _268

58. 무릎 관절 통증[膝關節痛] _270

59. 요통[腰痛] _272

60. 좌골 통증[坐骨痛] _274

61. 통풍[痛風] _276

62. 류마티스 관절염(무릎)[風濕性關節炎] _278

63. 류마티스 관절염Ⅰ[類風濕性關節炎Ⅰ] _280

64. 류마티스 관절염Ⅱ[類風濕性關節炎Ⅱ] _282

65. 발기부전[勃起不全] _284

66. 전립선 비대[前利腺 肥大] _286

67. 고환 통증[睾丸痛] _288

68. 고환 염증[睾丸炎] _290

69. 요도염Ⅰ[尿道炎Ⅰ] _292

70. 요도염Ⅱ[尿道炎Ⅱ] _294

71. 방광염Ⅰ[膀胱炎Ⅰ] _296

72. 방광염Ⅱ[膀胱炎Ⅱ] _298

73. 빈뇨[尿頻] _300

74. 요실금[尿失禁] _302

75. 생리통[痛經] _304

76. 생리 불순[月經不調] _306

77. 질염Ⅰ[陰道炎Ⅰ] _308

78. 질염Ⅱ[陰道炎Ⅱ] _310

79. 습관성 유산Ⅰ[習慣性流産Ⅰ] _312

80. 습관성 유산Ⅱ[習慣性流産Ⅱ] _314

81. 자궁 근종[子宮肌瘤] _316

82. 유방암[乳房癌] _318

83. 피부 가려움증Ⅰ[皮膚瘙痒症Ⅰ] _320

84. 피부 가려움증Ⅱ[皮膚瘙痒症Ⅱ] _322

85. 두드러기Ⅰ[蕁麻疹Ⅰ] _324

86. 두드러기Ⅱ[蕁麻疹Ⅱ] _326

87. 갈반[褐斑] _328

88. 백반증[白斑症] _330

89. 피부 획흔증[皮膚劃痕症] _332

90. 발톱 무좀 _334

91. 습진[濕疹] _336

92. 탈모[脫髮] _338

93. 백발[白髮] _340

94. 얼굴 살빼기[面部肥滿] _342

95. 복부 비만[腹部肥滿] _344

96. 하체 비만[下肢肥滿] _346

97. 전신 살빼기[全身減肥] _348

98. 얼굴 살찌우기[面部增肥] _350

99. 전신 살찌우기[全身增肥] _352

100. 하체 살찌우기[下肢增肥] _354

101. 주름 제거(피부 탄력회복)[祛皺紋(回復皮膚彈性)] _356

102. 복부 냉증Ⅰ[腹部冷症Ⅰ] _358

103. 복부 냉증Ⅱ[腹部冷症Ⅱ] _360

104. 복부 냉증Ⅲ[腹部冷症Ⅲ] _362

105. 손 냉증Ⅰ[手冷症Ⅰ] _364

106. 손 냉증Ⅱ[手冷症Ⅱ] _366

107. 발 냉증Ⅰ[足冷症Ⅰ] _368

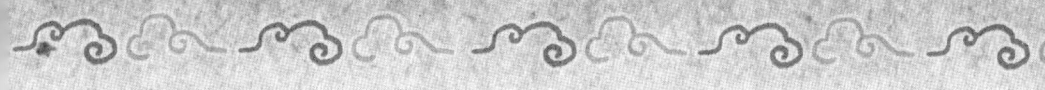

108. 발 냉증 II [足冷症 II] _370

후기(後記) _372

수련기(修鍊記) _377

참고문헌 _389

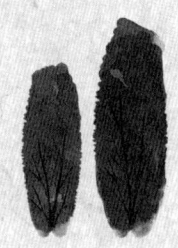

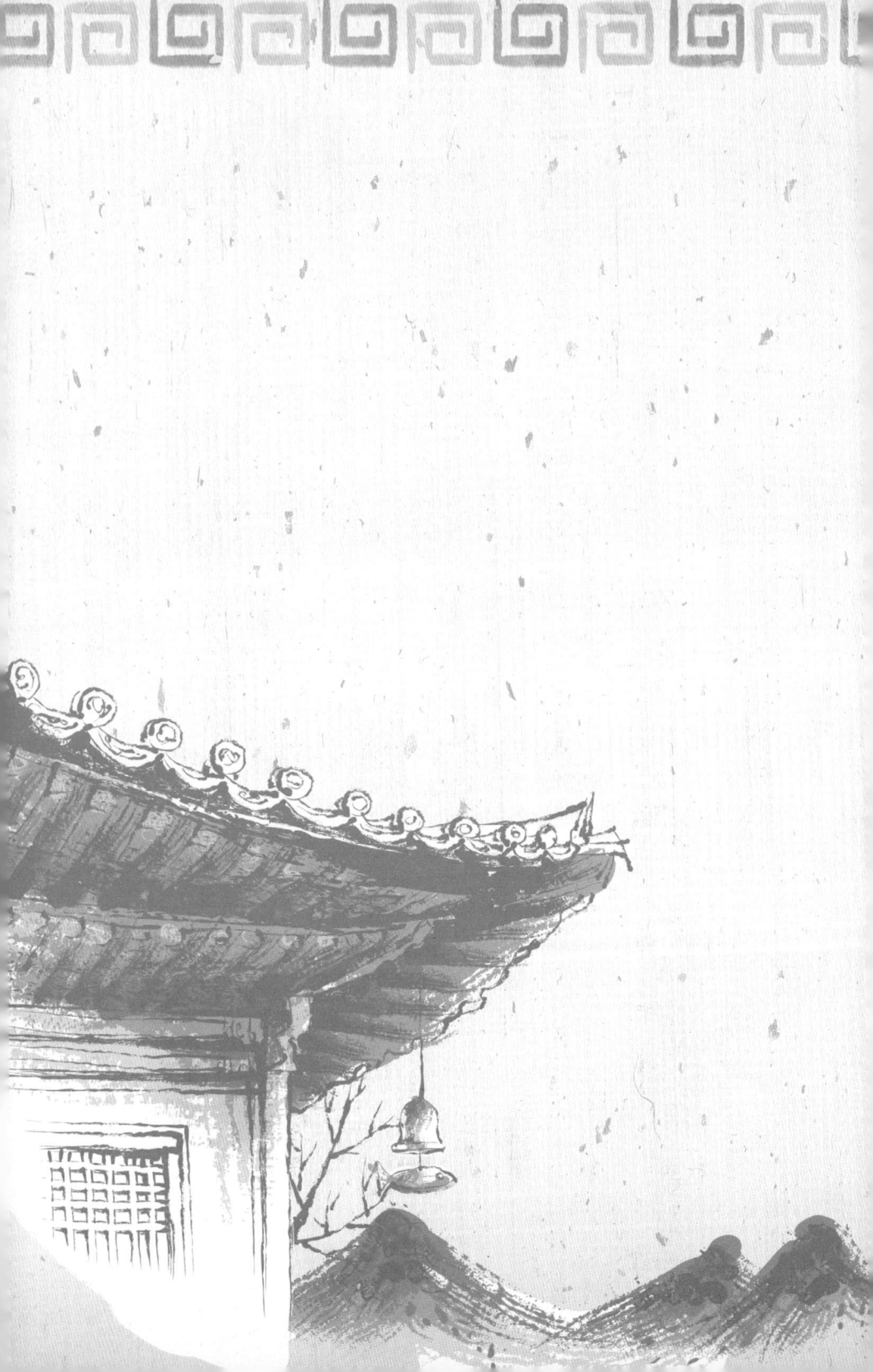

제1부

혜일 음양오행기의학
(慧一 陰陽五行氣醫學)

제1장 혜일 음양오행기의학 수련법

제2장 영보청춘(永葆靑春)

제3장 기(氣)란 무엇인가

제4장 기(氣)와 운명(運命)

제5장 죽도관일(竹島觀日)

제6장 도봉망월(道峯望月)

제7장 자식의 체질은 부모 중 어느 한쪽과 동일하다

제1장

혜일 음양오행기의학 수련법

모양 다리 없는 시간이 유형(有形)의 공간에 대입될 때 그 공간 환경은 일 분 일 초도 고정되어 있지 않고 계속 변해간다. 만일 능히 시간을 잘 파악해 이 공간이 어떻게 변하고 앞으로 어떠한 모양으로 전개되어 나갈 것인가를 미리 예측할 수가 있다면 이 험난한 인생 항로에 있어서 얼마나 유용하게 쓰이겠는가?

음양(陰陽)의 이치를 좀 안다고 떠들어 대는 술사(術士)들은 과연 음양의 이치에 대해 얼마나 알고 있을까?

어느 곳이든지 눈만 들면 펼쳐져 있는 구궁도(九宮圖)를 보지 못한 채 풍수(風水)가 어떻고 명당(名堂)이 어딘지를 논하고 있다. 마치 장님이 길을 인도하는 것과 같다.

의학에 대한 지식이 전무한 채 사주(四柱)에 나와 있는 간지(干支)와 기문(奇門)의 홍국수(洪局數)를 보고 체질을 논하고들 있다. 이런 세태를 보다 못해 나 또한 허물이 됨을 알면서도 이들의 혹세무민함을 막기 위해 필자가 연구한 체질론과 혜일 음양오행기의학(慧一 陰陽五行氣醫學)을 세상에 내어놓는다.

음양술사(陰陽術士)들은 인간이 태어날 때의 연월일시(年月

日時) 중 일주(日柱)의 기운이 바로 체질이라고 말한다. 태어날 때 그 기운을 받았기 때문에 그러한 운명으로 흘러가고 그러한 기운을 가진 체질이라고들 말한다. 기문둔갑(奇門遁甲)을 강의하는 사람들은 "世支(日)의 홍국수(洪局數)가 그 사람의 체질이다."라고 오도하고 있다.

체질이란 이 사람들이 말하는 것과는 거리가 멀다. 체질이란 윤회를 거듭해도 수행을 해서 바꾸지 않으면 변하지 않는다. 자기 고유의 체질을 가지고서 다음 생에 모친이 될 분의 자궁(子宮)을 가탁할 때 자기 체질의 기운과 맞는 자궁 속에 들어가는 것이다.

이 고유의 체질을 가지고 세상 밖으로 나올 때 그 시각 즉 출생하는 연월일시의 기운을 안고 나오는 것이다. 체질은 체(體)요 태어난 시각의 기운은 용(用)이 되는 것이다. 태어난 시각의 기운은 한평생 살다가 죽으면 없어지는 기운이지만 체질은 수행을 해서 바꾸지 않으면 천만번 다시 태어나도 그 고유의 체질인 것이다. 어떠한 사람이라도 자기 부모 중의 한 분과는 체질이 똑같다. 예를 들자면 부친이 목수렴(木收斂)체질이고 모친이 토수렴(土收斂)체질이면 자식들은 목수렴(木收斂)체질 아니면 토수렴(土收斂)체질인 것이다.

필자가 고안해낸 운기방향(運氣方向) 테스트를 해보면 체질이 이렇게 되어 있음을 여실히 증명할 수가 있다.

이 세상 모든 사람들은 체질이 어느 오행(五行) 중 하나에 속하는 체질로 되어 있다. 즉 모든 사람이 오행체(五行體)에 속해 있는 것이다. 오행체를 수행을 해서 음양체(陰陽體)로 바꾸고 음양체를 다시 태극체(太極體)로 태극체를 다시 무극체(無極體)로 바꿀 수가 있다면 장생불로(長生不老)는 허황된 꿈이 아닌 것이다. "선천으로 돌아가고자 하면 선천을 본받아라(返先天, 倣先天.)"고 했다. 무극(無極) → 태극(太極) → 음양(陰陽) → 오행(五行)으로 떨어져 있는 몸을 역으로 거슬러 올라가면 장생불로는 가능한 일이 되는 것이다. 몸을 선천에서 오행으로 흘러온 것과는 반대로 오행(五行) → 음양(陰陽) → 태극(太極) → 무극체(無極體)로 만들어 가면 되는 것이다. 옛 선도(仙道)를 하던 사람들이 장생불로를 꿈꾸고 신선(神仙)을 꿈꾸었지만 모두가 실패로 돌아간 것은 이 체질을 간과하고 하복부에 조그만 내단(內丹) 하나 만드는 것만 주력하다 전부가 실패하고 만 것이다. 단(丹)을 만들려면 몸 전체를 단(丹)으로 만들어야, 즉 전신성단(全身成丹)을 만들어야 되는 것이다. 태어난 사람은 누구나가 언젠가는 죽게 되어 있다. 허나 오래도록 젊음을 유지하고 건강하게 장수하다 갈 수도 있는 것이다. 오늘날 인생 백세라고 떠들어 대지만 약으로 지탱하는 건강하지 못한 백세 인생이다.

　지금 이곳에 소개하는 건강법은 각자의 체질을 정확히 알게 해서 그 체질에 맞게 수련해서 장생불로하게 하는 방법이다. 이 법에 의해 많은 이들이 수련해서 정과(正果)를 성취하길 빌어 본다.

　기문둔갑(奇門遁甲)의 연파조수가(煙波釣叟歌)에 나오는 내용한 구절을 소개해 본다.

陰陽順逆妙難窮 음양순역 묘난궁
二至還鄉一九宮 이지환향 일구궁
若能了達陰陽理 약능요달 음양리
天地都來一掌中 천지도래 일장중

음양의 순행과 역행의 도리 참으로 묘(妙)해서 궁구하기 어렵네.
동지 일궁(一宮)과 하지 구궁(九宮)이 계속 순환함이여
만약 이 음양의 이치를 요달하면
천지가 이 손바닥 안에 있음이라.

제2장

영보청춘(永葆靑春)
- 체질에 맞게 수련하면 오래도록 젊음을 유지한다 -

　전통의학에서는 예부터 음양오행의 원리를 인체에 배대(配對)해 그 원리에 입각해서 사람들을 치료해 왔다. 일체 만물이 서로 상생 아니면 상극 운동을 하며 변화됨을 관찰해서 그 사물 자체의 고유한 특성이 있음을 파악해 낸 것이다. 이러한 까닭으로 음양(陰陽)을 만물의 강기(綱紀)라고 한 것이다.

　앞에서 언급하였듯이 각자의 체질을 알아서 그에 맞는 적합한 수련을 하게 되면 오래도록 젊음을 유지할 수 있고 계속해서 젊고 탄력 있는 몸으로 건강하게 장수할 수 있다 했다. 그럼 어떻게 해서 그런 일이 가능할까라는 의문을 가지지 않을 수 없다.

　허나 그 의문에 대한 해답은 딴 데 있는 것이 아니고 바로 사물의 운동 방향을 파악하는 데 있다. 모든 만물의 운동 방향을 분류해보면 단 두 방향뿐이다. 순방향 아니면 역방향으로 순환하고 있는 것이다. 즉 수렴형(收斂型)인 밖에서 안으로 회귀하는 성질인 "음(陰)"과 발산형(發散型)인 안에서 밖으로 나아가는 성질인 "양(陽)" 두 가지뿐인 것이다.

　"음(陰)"과 "양(陽)", 이 둘에서 오행(五行)으로 분류해 내려가면 각기 오행에 음양이 존재하니 열 가지 종류로 구분된다. 다시 이 열 종류에서 오행 구조가 상생(相生)으로 된 것과 상극(相剋)으로 짜여 있는 것으로 나뉘니 모두 20종류가 된다. 이러한 원리(原理)에 입각해서 사람의 체질 또한 크게 분류하면 20종류의 체질이 되는 것이다. 만약 수련의 단계가 더욱 높아져서 체질의 세분화가 필요하다면 각기 오행에서 다시 오행으로 세분화를 시킬 수 있다. 그리하면 200체질까지 세분화가 가능해지는 것이다.

『황제내경(黃帝內經)』「소문(素問)」의 "음양이합론"에 보면, "음양이란 것은 헤아려서 열 가지를 내보이면 이를 미루어 백 가지를 파악할 수 있고 다시 헤아려서 천 가지를 내보이면 만 가지를 미루어서 알 수 있다. 만 가지보다 더 많아지면 다 헤아려 볼 수는 없어도 적용되는 요령은 마찬가지이다."라고 했다. 이렇듯이 체질도 수련의 단계가 높아짐에 따라 세분화가 필요하면 더욱 세분화할 수가 있는 것이다. 허나 일반적으로 보통의 사람들을 기준할 때는 20체질로써 분류를 하면 충분하다.

필자가 앞서 출간한 『관음 음양오행 조절법』에서는 12체질만 얘기해 놓았다. 처음부터 너무 세분화시켜 복잡하게 분류해 놓으면 너무 어려워 누구나가 접근하기를 꺼려 한다. 부득이한 고충으로 줄여 놓은 것이다. 수련하지 않는 보통의 사람들에겐 이 12종류의 체질만 가지고도 이를 적용해서 병을 치료하고 이에 따라 수련을 해 나가도 아무 지장이 없는 것이다.

음양오행의 이치만 통달하면 일체의 사물을 간략하게 개괄할 수도 있고 세밀히 세분화도 시킬 수 있는 게 자재롭다.

병을 치료하는 방법은 크게 세 가지로 나눌 수 있다. 인의법(人醫法), 지의법(地醫法), 천의법(天醫法)이 그것이다.

인의법은 자신의 기운에 의해 병을 치료하는 것을 말하고, 지의법은 땅의 기운을 이용해서 병을 치료하는 것이며, 천의법은 하늘의 기운을 이용해서 병을 치료하는 방법이다.

지의법과 천의법은 고도의 수련과 수행을 성취한 사람만이 할 수 있다. 그러므로 본 책에서 소개한 병 치료 및 건강 증진 방법은 인의법에 속하는 것이다.

인의법에는 오행반절법·장부운화·골격교구·수인법 등이 있는데 본 책에서는 오행반절·장부운화·골격교구를 20체질로 나누어 공개하였고, 수인법에는 내관에 의해 혈자리를 교구하는 혈위교구법을 가미하여 병증별로 자세히 설명하였다. 비교적 발병률이 높은 증상들을 중심으로 누구나 쉽게 치료할 수 있도록 하기 위함이다.

이러한 치료법은 다른 사람의 힘을 빌지 않고 약도 복용하지 않으면서 병을 치료할 수 있으니 실로 천혜(天惠)의 것이다. 누구나 쉽게 활용하여 건강한 삶을 유지하기를 기원한다.

오행반절법·장부운화·골격교구 등의 방법은 병을 물리칠 수 있을 뿐만 아니라 젊어지게 하는 비법이기도 하다. 신중하고 성실하게 꾸준히 수련하여 많은 성취가 있기를 바란다.

수인법에서 오행수인 단계에 동시에 행하는 혈위교구(穴位交

婚)는 혈자리(穴位)를 알아야 한다. 책에 소개한 혈자리들은 주로 사용되는 중요한 혈자리(要穴)라고 할 수 있다. 본 수련으로 목적을 이루려면 이들 혈자리를 잘 익혀야 한다. 물론 매 처방마다 사진을 곁들여 쉽게 수련할 수 있게 하였으나 관심을 가지고 공부해 두는 것이 좋다.

기존의 혈자리 책자 중에는 임상에 의해 확인한 결과 정확하지 않은 것들이 있어 정확한 위치를 찾아서 바로잡았다. 혈위를 소개한 일반 책과 다른 곳들이 바로 여기에 해당하니 주의하기 바란다.

신심(信心)을 가지고 정성껏 수련하면 효과가 더 빠르다는 사실을 명심하기 바란다. 그리고 기존의 책자에는 없는 새로운 혈자리가 있다. 이것은 필자가 연구하고 임상 체험을 하여 발견한 혈자리임을 밝혀 둔다.

제3장

기(氣)란 무엇인가

일반 사람들이 인지하고 받아들이는 기(氣)의 개념은 어떤 것인가? 기(氣)라고 하는 말이 주는 느낌은 사람에 따라 차이는 있겠으나 기운·숨·하늘에 나타나는 조짐·오운육기(五運六氣) 등 오관(五官)에 닿되 형체가 없는 현상, 자연계에 일어나는 현상 등을 뜻하는 것으로 다양하게 쓰이고 있음을 알 수 있다.

또한 인식되는 범위가 하도 넓어서 한 가지 개념만 가지고는 서로의 이해가 같을 수가 없다. 세간에서 선도(仙道)·단전호흡(丹田呼吸)·기수련(氣修鍊) 등의 이름을 내걸고 무병장수를 염원하는 목적하에 수련이 행해지고 있다. 이들이 말하는 기(氣)는 아마도 생명체가 움직이는데 필요한 육체적인 힘과 정신적으로 요구되는 힘을 가리키는 개념으로 쓰이는 것 같다. 그 가운데서도 육체적인 힘을 뜻하는 쪽으로 많이 쓰이고 있는 듯하다.

그러니 이러한 모호한 인식만으로는 올바른 수련 방법을 강구해 낼 수 없을뿐더러 설혹 만들어낸다 하더라도 온전한 수련법이라 할 수도 없고 좋은 결과 또한 얻을 수 없다.

"힘"이라고 이르는 이 기(氣)는 우선 범위에 따라 다르다. 무엇보다도 자신이 하는 수련이 무엇에 대한 무엇을 위한 수련인가를 확실하게 알고 해야 하지 않겠는가? 사안(事案)과 목적이 중요하고 수련을 지속적으로 하게 되는 동력이 되는 것이다. "힘"이라고도 부를 수 있는 "기(氣)"에는 무엇보다도 가까이는 내 몸 안의 기운과 모든 생명의 근원인 천지에 가득 차 있는 기운을 구별하여 인식할 수 있어야 하지 않겠는가? 그런 뒤에야 수련을 통해서 의도한 또 다른 형태의 기운을 얻을 수가 있는 것이다.

　도가(道家)에서는 이를 세 종류의 기운으로 압축해서 말하고 있다. 즉 천체 자연의 숨결이라는 '기(氣)'와 인체 내부에서 얻어지는 '기(炁)', 그리고 수행을 해서 얻은 공력으로 이뤄진 '기(気)' 이 세 가지 기운을 이야기한다. 여동빈(呂洞賓)은 『내공부기편(內功賦氣篇)』에서 이렇게 말한다. "氣는 우주자연의 호흡이요, 炁는 인체 우주의 秘要이고, 그리고 気는 참다움을 닦아 신선을 이루게 하는 비밀이 되는 것"(氣天體自然之息, 炁人體宇宙之秘, 気修眞成仙之密, 奧妙無窮氣炁気.)이라고 했다.

　'기(氣)'란 자연의 숨결로서 모든 사람들이 이를 마시며 생명을 유지하는 것이며, '기(炁)'란 인체 내의 동력이 되는 기운을 말함이다. 일반 사람들은 볼 수도 없고 만져볼 수도 없다. 허나 수련을 해서 천목(天目)을 열게 되면 낱낱이 확인이 된다.

　'기(気)'란 인체에서 뿜어내는 기운을 말함이다. 기로써 사람을 치료한다는 것은 바로 이 기를 사용하는 것을 말한다. 허나 여기에는 문제점이 내재한다. 시술자와 시술받는 자의 체질이 맞지 않는다면 효과는 반감되게 되어 있다. 그래서 어떤 사람은 치유가 되지만 어떤 사람은 전연 효과가 없는 것으로 되는 경우가 허다하다. 그 이유는 기의 종류에 따라 그 효능이 각기 다르기 때문이다. 이런 연유로 기(氣)를 좀 운용하는 능력이 있다고 함부로 사용해서는 안 된다. 기를 운용하는 과정 중에 몸속에 내재하고 있는 사기(邪氣)들이 전이(轉移)가 되어 병이 도리어 악화가 될 수 있고 환자의 사기(邪氣)가 시술자에게 전이되어 시술하는 자가 병을 얻게 되는 수가 허다하다. 이 전이된 사기는 일정 기간 인체에 잠복해 있다가 인연이 도래되면 격발되어 병으로 나타나기 때문에 사람들은 잘 알지를 못한다. 환자의 몸으로부터 전이해온 사기의 종류를 잘 파악하고만 있다면, 상극되는 기운을 사용해 파해(破解)해서 배출하면 인체가 정화(淨化)되는데 여태껏 그러한 방법이 없어 중국의 많은 기공(氣功) 치료사들이 암이나 불치의 병을 얻어 죽어간 것이다. 이에 뜻한 바가 있어 기(氣)의 종류를 낱낱이 다 규명해서 20종류로 구분하고 서로 간의 음양오행의 상극제화(相剋制化)로써 인체 내의 사기(邪氣)를 배출하고 건강을 회복하는 방법을 강구해 내놓게 된 것이다.

이럴 때 사용되는 것은 각자 스스로의 인체 내의 동력이 되는 기(氣)를 사용해서 몸을 정화한다. 오래도록 젊음을 유지하게 해주는 기운이다. 즉, 자신의 인체 내에 있는 정기(正氣)를 말하는 것이다. 자신의 정기를 사용해서 몸을 정화하고 질병을 퇴치하는 것은 몸에 아무런 부작용이 없다. 다만 기의 종류를 정확하게 알고 그에 상극이 되는 기운을 수인(手印)을 지어 만들어 내면 되는 것이다. 이러한 좋은 방법들이 본 책에 다 수록되어 있다. 자신의 역량에 따라 이 소중한 방법들을 잘 사용해서 오래도록 젊고 건강한 몸을 유지하길 바란다.

제4장

기(氣)와 운명(運命)

 수련을 해서 육신이 무극체(無極體)를 이루게 되면 천지 우주 공간에 존재하고 있는 영(靈)들의 장애를 받지 않고 어떠한 곳에서나 구궁도(九宮圖), 곧 마방진(魔方陣)을 설치하여 자기가 원하는 땅의 기운을 얻어낼 수가 있다. 육안으로는 보이지 않지만 수행을 해서 천목(天目)을 완전히 열고 보면 지구촌 어느 곳이든 마방진을 설치할 수가 있다. 제일 작은 단위의 마방진은 한 칸이 가로 60cm 세로 60cm로, 모두 구궁(九宮)으로 되어 있으니 가로·세로가 1m 80cm로 마방진이 이루어져 있다. 눈앞에 보이는 대지(大地) 전부가 마방진을 설치할 수 있게끔 이루어져 있는데 이러한 도리를 모르고 풍수를 논하고 있으니 정말 가관이 아니겠는가?
 명리(命理)를 말하고 운명(運命)을 말하는 술사(術士)들은 사주(四柱)가 이러하니, 또한 기문둔갑의 홍국수(洪局數)가 이러한 기운이니 명운(命運)이 이렇게 흘러갈 수밖에 없다고들 한다. 만약에 태어난 생년월일시의 기운이 어떠한 성질인가를 알아낼 수만 있다면 안 좋은 운세를 가져오는 기운을 바로 정화해서 운명을 개선해 나갈 수도 있는 것이다. 구성학(九星學)에서 오황살(五黃殺) 방향으로 이사 가면 완전히 망하고 암검살(暗劍殺) 방향으로 이사 가면 반쯤 망하고 파살(破殺)의 방향으로 가면 무슨 일이든지 잘되지 않고 꼬인다고 한다. 그럼 이러한 도리를 모르는 일반 사람들은 잘못 이사 가서 망하기를 기다려야만 하고 아무 대책이 없는가? 이것을 보고 점괘를 풀어주는 사람들은 겁을 주고 공포감만 안겨주지 아무런 해결 방안도 없고 또한 해결할 능력도 없다.

많은 임상의 경험으로 얻은 바로는 오황살(五黃殺)의 기운은 土＋, 水＋의 사기(邪氣)로, 완전 망하게 할 뿐만 아니라 간혹 신체적으로는 반신불수가 되게 하는 기운인 걸 알게 되었다. 그리고 암검살(暗劍殺)의 기운은 土－, 水－의 사기(邪氣)로 순환과 배설 쪽에 문제를 일으킨다는 것을 알아냈다. 이를 해결하는 방법은 백일동안 수인을 지어 이에 상극이 되는 기운을 만들어내어 정화를 해서 파해(破解)하면 없어지는 것이다. 자신의 타고난 기운을 바꿔서 좋은 운명으로 개선하고자 한다면 구궁도(九宮圖)에서 두 시간마다 바뀌는 팔문(八門) 즉 생문(生門), 상문(傷門), 두문(杜門), 경문(景門), 사문(死門), 경문(驚門), 개문(開門), 휴문(休門)의 위치를 알아 홍국수(洪局數)를 가지고서 기운을 정화하면 되는 것이다. 만일 자미두수(紫微斗數)를 가지고서 자신의 명운(命運)을 개선하고 싶다면, 12사항궁(十二事項宮) 중에서 명궁(命宮)과 그 대충궁(對衝宮)을 정화하면 운명을 개선할 수가 있는 것이다. 기(氣)의 종류를 명확하게 규명해서 알 수가 있기 때문에 불가능하게 느껴지는 이러한 일들이 가능하게 되는 것이다.

예를 들어 기문둔갑(奇門遁甲) 홍국수(洪局數) 일지(日支 : 세지[世支]라고도 하며, 태어난 날의 지지[地支]를 일컫는 말이다)가 4(四)인 사람이 수련을 해서 명운을 바꾸고자 한다면, 개문(開門) → 두문(杜門) → 잠시 일어났다 다시 두문(杜門) → 개문(開門)의 자리의 기운을 받고 일어나면 좋지 않은 명운(命運)의 기운이 정화되어 좋은 운세로 바뀌게 되는 것이다. 우리나라는 동경 표준시로 해서 위치 차이가 나므로 시간을 30분씩 더해서 계산을 해야 한다고 강조를 하고들 있다. 허나 그건 이론적인 것이고 실제의 기운을 운용함에 있어서 기운이 바뀌는 것을 관찰한 결과 기존에 정해져 있는 시간대에 기운이 바뀌는 것을 알았다.

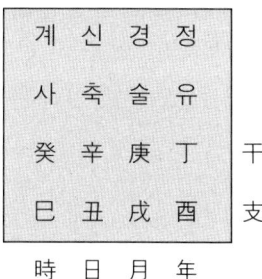

柱杜符	心辛景戌天	蓬乙死丙地
芮傷蛇	壬	任己驚庚武
英生陰	輔癸休乙合	衝丁開辛虎

지금 음양 술사들이 주장하는 대로 만약 사시(巳時)라면 오전 9:30~11:30이 되는데 만약 이것을 적용해서 팔문(八門)의 기운을 임상에 이용하면 큰 오류를 범하게 되는 것이다. 이론과 실제 임상 간에는 약간의 차이가 있음을 알기 바란다. 기운이 변화하는 시각을 정확히 옛 시간 그대로 두 시간마다 바뀌고 있음을 확인하게 되었다. 또한 예를 하나 더 들어 만약 홍국수(洪局數) 일지(日支 : 세지[世支])가 3(三)이라면 수련하는 일시(日時)가 2017년 11월 11일 巳時이면 팔문(八門)의 기운을 이용하는 것은 다음 표를 보면 된다.

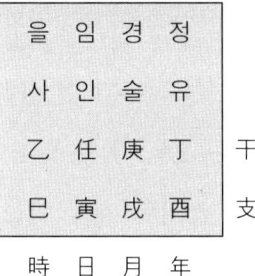

蓬死武	乙癸	任驚虎	己戊	衝開合	丁丙
心景地	辛丁		壬	輔休陰	癸庚
柱杜天	庚己	禽傷符	任乙	英生死	戊辛

경문(驚門), 상문(傷門), 상문(傷門), 경문(驚門) 차례로 9궁(九宮)인 경문에 맨 먼저 앉고 그다음 1궁(一宮)인 상문(傷門)에 앉고 잠시 일어나 또 일궁(一宮)인 상문(傷門)에 앉아 있다 구궁(九宮) 경문(驚門)에 앉아 있다 일어나면 자신의 명운(命運)을 개선할 수가 있는 것이다. 하루 이틀로는 효력을 보지 못하고 백일 정도를 수련하면 원하는 성과를 이룰 수가 있다.

이렇듯 음양오행의 기운을 자세히 규명해 낸다면 불가능하게 느껴지는 일도 가능하게 이룰 수가 있는 것이다.

기문둔갑(奇門遁甲)의 국(局)을 짜는 방법은 지면 관계상 생략한다.

제5장

죽도관일(竹島觀日)
- 천목을 연 후 해야 될 수련법 -

　천목(天目)을 따로 열어주는 방법이 있지만, 자신의 체질을 찾아서 그 체질에 맞는 '오행반절'을 1년 정도 꾸준히 하게 되면 천목이 저절로 열리게 되고 하복부에서는 내단(內丹)이 형성된다(물론 사람의 자질에 따라 차이는 있다). 이 모두 음양오행의 원리에 입각해서 법칙을 세운 것이라 가능한 것이다. 체질을 간과한 채 무작정 기존 선도(仙道)의 방법으로 수련하면 10~20년이 되어도 단(丹)을 형성하지 못한 사람들이 허다하다. 하지만 이 내단(內丹)이란 것도 기실은 보잘것없는 것이다.

　공부가 초범입성(超凡入聖)의 단계에 올라 갈 때쯤이면 반드시 마군중(魔群衆)이 도래(到來)해 몸에 형성되어 있는 내단(內丹)을 얼려버려 못쓰게 만들어버린다. 임·독맥과 전신 12경락이 다 막혀버려 몸은 싸늘한 시체로 변해 버린 것과 같다. 이들의 신통은 대단한 것이다. 이 마군중의 관문을 넘어 보지 못한 수행자들은 상상조차 할 수가 없다. 공부의 단계가 아직 되지 않은 수행자는 이들이 와서 방해하지 않는다. 왜냐하면 아직 그들에게 위협적인 존재가 되지 않으므로 거들떠보지 않는 셈이다. 혹여 몸에 들어와도 주요 혈자리만 막아놓고 더 이상 진보를 하지 못하게 은밀하게 장치를 해놓기도 한다. 시기(時期)가 되지 않으면 사기(邪氣)가 잠복해 있으되 발동은 하지 않으므로 당하고 있는 사람들은 전혀 눈치를 채지 못한다.

 이 기운이 발동을 하게 되면 온몸에 기운이 없어지고 전신은 차가운 얼음과도 같아진다. 정신적으론 피폐해져 있다. 민간에서는 이를 신병(神病)이라고 부른다. 그럼 수행자가 아닌 일반 사람들에게도 왜 이러한 현상이 일어나는가? 그건 바로 그 사람이 살고 있는 주거환경과 관계가 있다. 인체에도 혈자리가 있듯이 이 대지(大地)에도 혈(穴)이 있어 그들이 좋아하고 힘을 얻을 수 있는 혈(穴)이 있는 터에서 그 영(靈)들이 거기에 기거(寄居)하고 있기 때문이다. 만약 그러한 터에 이사를 간다든지 살게 되면 도를 닦는 수행자에게나 찾아오는 마군중이나 잡신들이 인체 내로 들어와 신병(神病)을 얻게 되는 것이다.

 이를 물리치는 방법은 간단하다. 그들의 기운과 상극이 되는 기운을 사용해 정화하고 제거해 버리면 된다. 허나 주거 공간의 터를 정화하려면 무극체를 이루고 난 후 공력이 그들을 능가할 단계가 되어야 가능한 것이다. 이러한 연유로 몸 전체가 단(丹)이 되는 전신성단(全身成丹)의 공부를 익혀야 되는 것이다.

 각설하고 천목을 연 후에 반드시 해야 될 수련법이 있다. 천목을 열고 나면 태양을 바로 육안으로 볼 수가 있다. 만약 수련을 성취 못한 사람들이 이를 흉내 내면 눈을 크게 상하게 된다. 천목을 열고 나면, 태양을 볼 때 눈 주위로 막이 형성되어 있음을 볼 수가 있다. 이 형성된 막(膜)은 탁한 기운으로 이루어진 것이다. 정화를 해서 제거를 해야 한다. 그 방법은 매일 일출 때 태양을 바라보고 있으면 눈가로 보이는 막(膜)이 사라지고 홍보석(紅寶石)과 같은 태양이 동그랗게 그대로 눈에 박히듯 들어온다. 대략 3~5분 정도 바라보면 형성되어 있는 막이 다 사라진다. 그다음 눈을 감으면 태양의 잔상이 색상을 달리해서(녹색에 붉은색) 오래도록 사라지지 않고 있는 것을 알 수 있다. 이러한 태양의 잔상을 그대로 관(觀)하고 있으면 온몸이 점점 훈훈해짐을 느낀다. 소요 시간은 대략 삼십 분 정도다. 천목이 열린 후 반드시 이 수련을 해야만 천목에 있는 탁한 기운을 정화시킬 수 있다.

이 수련을 게을리하면 천목으로 갖가지의 환(幻)들이 생겨 수행에 지장을 초래한다.

제6장

도봉망월(道峰望月)
– 도의 봉우리에 앉아 자성(自性)달을 바라본다 –

무극체(無極體)를 이루고 나면 천목을 통해 보이는 육신은 한 덩어리의 기운으로만 보인다. 의념(意念)을 일으키지 않고 그대로 무심(無心)으로 관(觀)하다 보면 환하게 밝아졌다가 모르는 새에 어두워지기도 한다. 이러한 변화에 마음을 내지 말고 그저 무심하게 바라보면 그게 바로 도의 봉우리에 앉아 자성(自性)달을 바라보는 것이 된다.

천변만화하는 기(氣)의 흐름 속에 오롯이 앉아 생각이 스쳐 가면 스쳐 가는 대로 대경(對境)이 변화하면 하는 대로 마음을 관여하지 말고 그대로 지켜 가면 천지가 온통 빛으로 되었다가 바로 선정(禪定)에 들게 된다. 그럼 지금 앞에서 말한 도의 봉우리에 앉아 자성달을 관(觀)하고 있는 것은 정(定)에 들어간 공부가 아니란 말인가? 그 또한 정(定)에 들어간 공부이다. 굳이 이름하자면 체용(體用) 가운데서 용(用)에 즉(卽)한 정(定)이고 선정(禪定)에 깊이 들어간 것은 체(體)에 즉(卽)한 정(定)이라고 말할 수 있다.

간혹 악신(惡神)들이 들어와 선정을 방해하면 그들의 기(氣)

로 이루어진 몸을 상극(相剋)의 기운을 내는 수인을 잡아 파해(破解)시켜 공(空)하게 만들어 버린 후 제도해 버린다.

이 가운데서 허공이 무너짐을 몇 번이나 관(觀)했던가?

오늘도 아란야라는 나루터에 앉아 신광(神光)을 밝혀 들고 강 건널 선객들을 기다린다. 어서 함께 강을 건너 도의 봉우리에 한가로이 앉아 자성(自性)달을 관(觀)해 보세.

제7장

자식의 체질은 부모 중 어느 한쪽과 동일하다

앞장에서 이미 언급했듯이 우리 몸의 체질은 부모 중 어느 한 분의 체질과 동일한 체질을 가지고 태어난다. 예를 들어 부친의 체질이 木수렴 체질이고 모친이 土수렴 체질이면 그의 자제분들은 부친의 木수렴 체질 아니면 모친의 土수렴 체질을 가지게 된다. 다만 오행의 구조가 상생 구조 아니면 상극 구조의 차이에 있어서는 다를 수 있다. 하지만 오행에서는 반드시 부모 중 어느 한쪽과 동일한 체질이 된다. 성정(性情)이나 용심(用心)하는 것 또한 거의 비슷하다. 부친과 체질이 같으면 성격이나 마음 쓰는 것이 부친과 유사하고 모친과 체질이 같으면 모친의 성정이나 마음 씀과 거의 같다. 이 세상에 나올 때 가지는 기운 또한 비슷한 것 같다.

이러한 이치는 바로 같은 기운은 서로 구하는 동기상구(同氣相求)의 원리에서 나오는 것이다.『주역(周易)』「건괘(乾卦)」「문언전(文言傳)」에 보면 "같은 소리는 서로 응하고 같은 기운은 서로 구한다. 물은 습한 데로 흘러가고 불은 마른 곳으로 가며, 용은 구름을 따라 올라가고 바람은 호랑이를 쫓아서 일어나므로(호랑이가 빠른 속도로 달리매 바람이 인다) 성인이 만물을 엿보고 지은 것이다. 하늘은 본래 위와 친하고 땅은 본래 아래와 친하므로 이러한즉 각기 유유상종(類類相從)하는 것이다."(同聲相應 同氣相求 水流濕 火就燥 雲從龍 風從虎 聖人作而萬物覩 本乎天者親上 本乎地者親下 則各從其類也.)라고 했다.

각기 유유상종하는 이러한 이치로 인해서 자식의 체질이 부모 중 어느 한 분의 체질과 동일하게 됨을 확연하게 알 수가 있는 것이다. 사람이 태어남에 있어 상황에 따라 그 변화는 다단(多端)하지만 모든 것이 일정한 법칙에 의해서 서로 호응하고 구하면서 이번 생에서 부모와 자식의 관계로 형성되는 것이다.

체질이 부모와 같다고 말하니 어떤 이들은 황당한 이론이라고 말할 수도 있겠지만 앞에서 말한 동기상구(同氣相求)의 이치를 잘 이해한다면 이러한 의심은 눈 녹듯 사라질 것이다. 또한 본 책에서 소개한 "혜일 운기방향 테스트"를 이용하면 바로 증명이 된다. 이 또한 많은 임상을 통해서 얻어낸 결과물이기 때문에 체질이 부모와 같다는 것을 자신 있게 말할 수가 있는 것이다.

체질이 같기 때문에 가족 중 윗대에 어느 분이 어떤 병을 앓아 사망을 했다면 후손들 중에도 그와 같은 병을 얻는 경우를 비일비재하게 보게 되는 것이다. 이런 연유로 병원에서도 진찰기록에 가족병사(家族病史)를 꼭 기입하고 있는 것이다. 다시 말해 보면 체질의 근본이 되는 기(氣)의 형태가 같은 인소(因素)로 짜여 있어 거의 유사한 병을 얻을 확률이 높아지는 것이다. 만약 상대적으로 말한다면 온 가족이 다 함께 본 책의 내용대로 수련에 임한다면 서로가 통하는 기운이기에 그 효과는 더욱 크다고 말할 수 있다.

이곳 아란야에 수련하러 오시는 회원님들 대부분 가족 단위로 와서 좋은 효과를 보고 있다. 입문해서 얼마 동안 수련하게 되면 자신의 몸이 어느 경락이 막혀서 몸이 불편한가를 알게 되고 더 나아가면 상대방의 병소(病所)에서 나오는 사기(邪氣)가 감지되기 시작해서 다른 사람이 어디가 아픈가를 전감을 통해 알게 된다. 이 단계가 바로 의통(醫通)의 수준이다. 세간에서는 이걸 대단한 단계로 보는데 거의 대부분이 자신이 직접 수련해서 얻은 것이 아닌 접신이 된 형태로 얻은 것이다. 이런 기운은 전부가 정기(正氣)가 아닌 사기(邪氣)이기 때문에 일고도 논할 가치조차 없다.

이곳 아란야에 와서 수련하면 자력(自力)으로 2~3년이 안 되어 쉽게 얻을 수 있는 단계다. 얼마간 더 깊이 수련하면 천목을 열게 되는데 이것을 여는 데에도 단계에 따라 수준이 다르다. 예를 들자면 천목이 조금 열려 유형무질의 세계를 보는 것과 머리 뚜껑까지 완전히 열려서 사통팔달 모든 기운을 낱낱이 엿볼 수가 있는 것과는 내공(內功)에 있어 엄청난 차이가 나는 것이다. 천목이 처음 조금 열리게 되면 눈을 감고 수련하는 중에 자주 터널을 보게 된다. 이런 터널이 계속 넓어져서 완전히 없어져 머리 뚜껑까지 확 열려 없어져야 완전한 천목이 열리게 된 것이다. 이 단계에 와서야 모든 기운을 낱낱이 볼 수가 있는 것이다.

각설하고 이렇듯 전감으로 병의 부위를 알아내는 의통(醫通)의 단계는 이곳 신광 아란야에 입문해서 수련하면 2~3년 안 되어 얻게 되는 기초적 단계에 불과하다. 만약 수련해서 천목을 완전히 열게 되면 얻어지는 수확은 엄청난 것이다. 여기에 보태어서 음양오행 술수의 이치를 장악한다면 금상첨화인 것이다.

인간을 포함한 모든 만물에는 상(象)이 있다. 상(象)이 있으면 이치(理致)가 있고, 이치가 있으면 점(占)이 있게 된다. 점이 있음 즉 수(數)가 있게 되는 것이다. 이를 보건대 상(象)과 수(數)의 사이에는 하나의 이치(理致)가 존재한다. 점(占)이란 판단이란 뜻이다. 상(象)과 이치가 있다면 바로 판단해서 수(數)를 알아낼 수가 있는 것이다. 이런 연유로 음양오행의 이치를 잘 파악하고 있다면 몇 년 뒤 어느 해에 무슨 병이 오는지를 추단(推斷)해낼 수가 있는 것이다.

『갑을경(甲乙經)』「서언(序言)」 가운데 나오는 내용을 소개해 본다.

"『상한론(傷寒論)』을 지은 장중경(張仲景)이 시중(侍中) 왕중선(王仲宣)을 봤는데 나이 이십 여세라. 중경(仲景)이 왕중선에게 말하길 '그대한테 병이 있다. 사십이 되면 눈썹이 떨어지고 눈썹이 떨어지고 난 후 반년 뒤에는 죽는다. 오석탕(五石湯)을 복용하면 치료가 된다.'고 하면서 약을 지어 주었다. 허나 나이 20대의 젊은 나이에 높은 관직에 있는 왕중선(王仲宣)은 중경(仲景)의 말이 마음에 거슬려 약을 받고서도 먹지 않았다. 사흘이 지난 뒤 중선(仲宣)을 보고 '약을 먹었냐?' 물어보니 '이미 먹었다.' 하고 대답을 하니 중경(仲景)이 말하길 '얼굴색과 기운을 보니 약을 복용한 게 아니로다. 그대는 어찌하여 목숨을 가벼이 여기는가?' 하니 중선(仲宣)은 아무 대꾸도 하지 않았다. 이로부터 20년 후에 과연 중경(仲景)의 말대로 눈썹이 떨어지고 다시 187일 뒤에 죽었는데 중경이 예측한 말과 똑같았다."
("仲景見侍中王仲宣, 時年二十余, 謂曰 : '君有病四十當眉落, 眉落半年而死. 今服五石湯可免.' 仲宣嫌其言忤, 受湯勿服. 居三日, 見仲宣謂曰 : '服湯否 ?' 曰 : '已服.' 仲景曰 : '色候固非服湯之診. 君何輕命也.' 仲宣不言. 後二十年果眉落, 後一百八十七日而死, 終如其言.")

이 모두 상(象)을 보고 음양오행의 술수로써 이치에 따라 추단(推斷)해 낸 것이다. 여기에 천목까지 열리면 그 효능은 대단한 것이 된다. 직접 병태(病態)를 천목으로 관(觀)할 수 있기 때문에 그러한 것이다.

이러한 모든 것들이 먼저 자신의 체질을 파악한 뒤 체질에 맞게 원리와 법칙대로 수련해 가다 보면 어느새 이러한 경지에 도달해 있는 자신을 보게 될 것이다. 부모의 체질과 자식의 체질은 동일한 연유로 가족이 함께 수련을 한다면 더 빠른 효과가 나타난다.

제2부

20체질 분류와 체질별 수련

제1장 체질 감별법과 20체질

제2장 오행반절 수련

제3장 장부운화(臟腑運化) 수련

제4장 골격교구(骨格交媾) 수련

제5장 수인과 혈위교구를 결합한 병증별 치유

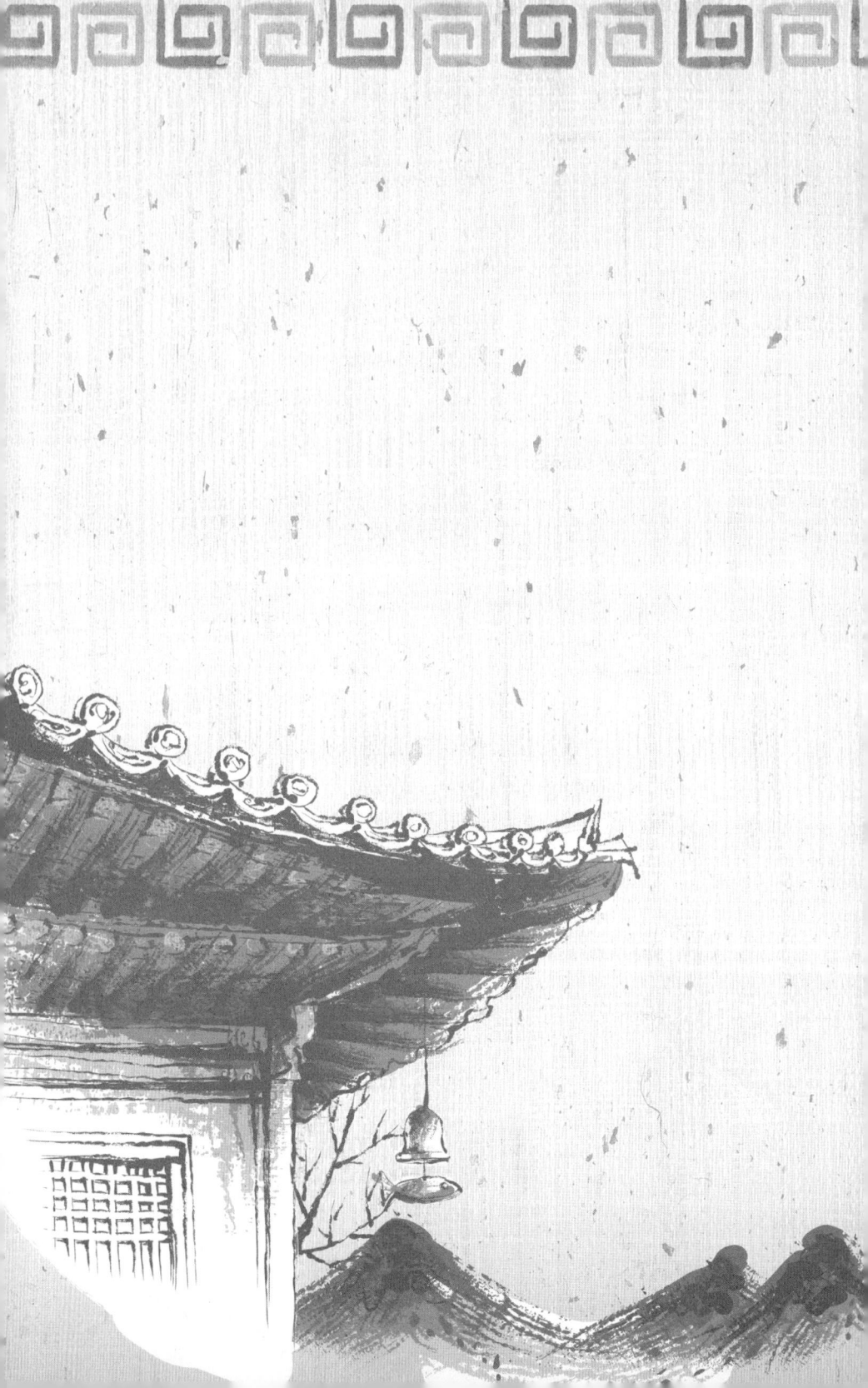

제1장

체질 감별법과 20체질

1.1 운기방향(運氣方向) 테스트와 체질 감별법

먼저 혼자서 할 수 있는 체질감별법을 소개해 본다.

선도(仙道) 수련을 하신 분들은 기감(氣感)이 좋아 혼자서도 충분히 테스트가 가능하다. 그 방법은 오른손으로 테스트할 대상의 물건을 잡고 왼손으로 먼저 중지(가운뎃손가락)를 굽힌 후 엄지를 중지의 손톱이 있는 첫 마디 위에 놓는다. 이렇게 한 후 엄지와 중지에 힘을 준 후 살짝 튕겨 본다. 만약 쉽게 풀려버리면 본인의 체질과 시험하는 사물의 기운이 맞질 않고 손가락이 잘 떨어지지 않고 붙어 있으면 본인 체질 기운과 테스트하는 사물의 기운이 서로 맞는 것이다. 만약 기감이 없어 혼자서 기운을 측정하지 못할 때는 위와 같은 방법으로 왼손 엄지를 왼손 중지의 손톱이 있는 첫 마디 위에 힘 있게 올려놓고 테스트할 대상의 물건을 오른손으로 잡은 후에 다른 사람으로 하여금 왼손 엄지와 중지를 잡아당겨서 떨어지게 해 본다. 오링테스트하는 것과 요령이 같다. 하지만 이건 기(氣)가 움직이는 방향을 규명해내는 테스트라 오링테스트와는 그 목적이 같지 않다. 모든 사물의 기운은 인간을 포함해서 단 두 종류의 운동 방향만 있다. 안으로 회귀하는 수렴형과 안에서 밖으로 나가는 발산형의 두 가지 운동 방향이다. 수렴형은 음(陰)이고 발산형은 양(陽)인 것이다.

다음 이 음양(陰陽)에서 오행(五行)으로 분류하면 수(水), 화(火), 목(木), 금(金), 토(土)인 것이다. 이 오행에 각기 음양이 있으니 곧 水-·水+, 火-·火+, 木-·木+, 金-·金+, 土-·土+ 가 된다. 이렇게 되면 모두 열 종류가 된다. 여기에서 또 오행의 구조가 상생으로 되어 있는 것과 상극 구조로 되어 있는 것으로 분류가 되는데 그럼 모두 20체질이 되는 것이다. 예를 들어 사람의 체질을 가지고 말하자면 금수렴(金收斂) 상생 구조의 체질이면 金土火木水로 오행 조합이 이루어져 있고 발산형(發散型) 상생 구조의 체질이면 金水木火土로 오행 조합을 이루고 있다. 만약 금수렴 상극(金收斂相剋) 조합의 체질이면 金火水土木의 오행 구조로 되어 있고, 금발산 상극(金發散相剋) 조합의 체질이면 金木土水火로 오행 구조가 결구(結構)되어 있다.

모든 사물 역시 이러한 구조로 되어 있고 질병을 일으키는 요인인 사기(邪氣)도 이런 구조로 짜여 있어 체질만 알아도 쉽게 병의 근원과 성질을 파악해 용이하게 치료가 될 수 있는 것이다.

○ 각자의 체질을 아는 법

먼저 책에 나와 있는 20종류 체질표에 오른손을(손바닥이 아래로 향하도록) 한쪽 페이지 위에 올려놓은 상태에서, 왼손 중지를 살짝 굽힌 후 엄지를 중지의 손톱이 있는 첫 마디 위에 힘

있게 놓고 다른 사람으로 하여금 붙어있는 엄지손가락과 중지 손가락을 동시에 잡아당겨서 떨어지게 해 본다. 힘이 들어가서 잘 떨어지지 않는 체질표가 자기의 체질인 것이다. 자기 본인의 체질이 아닌 체질표는 힘이 들어가지 않고 쉽게 떨어진다.

기감(氣感)이 있으신 분들은 운기방향(運氣方向) 테스트와 같은 방법으로 혼자서도 체질을 알아볼 수 있다. 그런데 만약 접신이 되어 있거나 몸에 영가(靈駕)가 붙어 있으면 기운이 교란 당해서 정확하게 테스트가 되지 않는다. 그러한 분들은 이곳 아란야를 찾아와서 영가와 접신된 것을 천도하고 정화(淨化)를 시키고 난 후 테스트를 하면 된다.

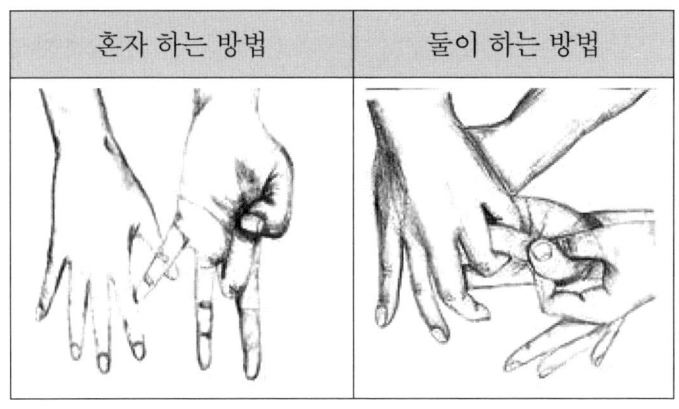

○ 운기방향(運氣方向) 테스트법

몸에 영가(靈駕)가 붙어 있다는 것은 자신의 몸에 다른 영혼이 붙어 있다는 말이다. 이를 천도해서 보내지 않고 놓아둔 채 지내면 몸에 붙어있는 영혼들이 기혈(氣血)을 막아버려 몸이 순환이 잘되지 않아 병이 생기고 또한 손발이 차가워지고 복부(腹部) 냉증(冷症)도 수반된다. 지금 시중에선 수족 냉증과 복부 냉증을 치료하는 갖가지의 방법이 있지만 별 효용이 없는 것은 이러한 사실을 알지 못할 뿐만 아니라 혹 안다고 하더라도 해결할 방법 또한 알 수 없기에 그러한 것이다.

접신이 되었다는 것은 무속인들에게서 흔히 볼 수가 있다. 몸에 잡신이 붙어 있어 그 잡신들을 통해 영적 교류가 되어 미래사에 대해 아는 소리를 하는 것이다. 이들 잡신들은 윤회에 들지도 않고 스스로가 신(神)인 양 착각하여 조그만 신통력을 구사하며 살아가는 병든 영혼들이다. 이 영혼들보다 단계가 높고 악랄한 영혼들이 바로 마군중이다. 주로 수행자들이 어느 정도 높은 단계에 이르면 더 높이 나아가지 못하도록 방해하는 영혼들이다. 마군중의 윗 단계에는 선악신(善惡神)이 있다. 이들은 신통(神通)이 자재해서 스스로가 불보살(佛菩薩)과 동등한 지위라고 착각하며 윤회에 들지도 않고 사람들을 도와주기도 하고 괴롭히기도 하면서 이 우주 공간의 한 일원으로서 살아가고들 있다. 물론 육안으로는 볼 수 없고 수행을 통해 제3의 눈인 천목(天目)을 열어야만 볼 수가 있다. 이들은 기(氣)의 몸으로 이뤄져 있는데 이를 천도할 때 이들에 상극이 되는 기운과 상극의 기운을 가지고 있는 불·보살의 명호[1]를 염송하면 기(氣)로 이뤄져 있는 이들의 몸이 해체(解體)되어 공(空)하게 되니 문

---

1) 불·보살님들의 명호에도 각기 오행의 성질이 있어 만약 오행의 성질에 맞지 않게 사용하면 아무 효과가 없다.

득 자신의 몸이 본래가 없음을 깨닫게 되어 제도가 되게 되는 것이다. 과연 이들을 제도할 수 있는 파워(power) 있는 수행자들은 이 지구상엔 몇 명이나 존재할까? 육신이 없이 기의 몸으로 된 영혼들을 단계별로 분류해보면 아래와 같다.

① 영가(靈駕) 또는 중음신
② 잡신(雜神), 조상신
③ 마군중(魔群衆)
④ 선악신(善惡神)
⑤ 악신(惡神)
⑥ 선신(善神)

영적인 세계의 소개는 간략하게 이 정도만 언급하기로 한다. 중요한 것은 일단 자신의 체질을 알아야만 그 체질에 맞는 수련을 해서 효과를 극대화할 수가 있다는 것이다. 각자의 체질을 모르고서는 아무리 낮과 밤을 가리지 않고 수련을 해도 좋은 결과가 나올 수 없는 것이다.

1.2 20체질별 음양오행 구조

○ 水 - 相生 體質

水 -	金 +	土 -	火 +	木 -
水 +	金 -	土 +	火 -	木 +
水 +	金 -	土 +	火 -	木 +
水 -	金 +	土 -	火 +	木 -

○ 水 - 相剋 體質

水 -	土 +	木 -	金 +	火 -
水 +	土 -	木 +	金 -	火 +
水 +	土 -	木 +	金 -	火 +
水 -	土 +	木 -	金 +	火 -

○ 水 + 相生 體質

水 +	木 -	火 +	土 -	金 +
水 -	木 +	火 -	土 +	金 -
水 -	木 +	火 -	土 +	金 -
水 +	木 -	火 +	土 -	金 +

○ 水 + 相剋 體質

水 +	火 -	金 +	木 -	土 +
水 -	火 +	金 -	木 +	土 -
水 -	火 +	金 -	木 +	土 -
水 +	火 -	金 +	木 -	土 +

○ 火 - 相生 體質

火 -	木 +	水 -	金 +	土 -
火 +	木 -	水 +	金 -	土 +
火 +	木 -	水 +	金 -	土 +
火 -	木 +	水 -	金 +	土 -

○ 火 - 相剋 體質

火 -	水 +	土 -	木 +	金 -
火 +	水 -	土 +	木 -	金 +
火 +	水 -	土 +	木 -	金 +
火 -	水 +	土 -	木 +	金 -

○ 火 + 相生 體質

火 +	土 -	金 +	水 -	木 +
火 -	土 +	金 -	水 +	木 -
火 -	土 +	金 -	水 +	木 -
火 +	土 -	金 +	水 -	木 +

○ 火 + 相剋 體質

火 +	金 -	木 +	土 -	水 +
火 -	金 +	木 -	土 +	水 -
火 -	金 +	木 -	土 +	水 -
火 +	金 -	木 +	土 -	水 +

○ 木 - 相生 體質

木 -	水 +	金 -	土 +	火 -
木 +	水 -	金 +	土 -	火 +
木 +	水 -	金 +	土 -	火 +
木 -	水 +	金 -	土 +	火 -

○ 木 - 相剋 體質

木 -	金 +	火 -	水 +	土 -
木 +	金 -	火 +	水 -	土 +
木 +	金 -	火 +	水 -	土 +
木 -	金 +	火 -	水 +	土 -

○ 木＋相生 體質

木＋	火－	土＋	金－	水＋
木－	火＋	土－	金＋	水－
木－	火＋	土－	金＋	水－
木＋	火－	土＋	金－	水＋

○ 木＋相剋 體質

木＋	土－	水＋	火－	金＋
木－	土＋	水－	火＋	金－
木－	土＋	水－	火＋	金－
木＋	土－	水＋	火－	金＋

○ 金 - 相生 體質

金 -	土 +	火 -	木 +	水 -
金 +	土 -	火 +	木 -	水 +
金 +	土 -	火 +	木 -	水 +
金 -	土 +	火 -	木 +	水 -

○ 金 - 相剋 體質

金 -	火 +	水 -	土 +	木 -
金 +	火 -	水 +	土 -	木 +
金 +	火 -	水 +	土 -	木 +
金 -	火 +	水 -	土 +	木 -

○ 金 + 相生 體質

金 +	水 -	木 +	火 -	土 +
金 -	水 +	木 -	火 +	土 -
金 -	水 +	木 -	火 +	土 -
金 +	水 -	木 +	火 -	土 +

○ 金 + 相剋 體質

金 +	木 -	土 +	水 -	火 +
金 -	木 +	土 -	水 +	火 -
金 -	木 +	土 -	水 +	火 -
金 +	木 -	土 +	水 -	火 +

○ 土 - 相生 體質

土 -	火 +	木 -	水 +	金 -
土 +	火 -	木 +	水 -	金 +
土 +	火 -	木 +	水 -	金 +
土 -	火 +	木 -	水 +	金 -

○ 土 - 相剋 體質

土 -	木 +	金 -	火 +	水 -
土 +	木 -	金 +	火 -	水 +
土 +	木 -	金 +	火 -	水 +
土 -	木 +	金 -	火 +	水 -

○ 土 + 相生 體質

土 +	金 -	水 +	木 -	火 +
土 -	金 +	水 -	木 +	火 -
土 -	金 +	水 -	木 +	火 -
土 +	金 -	水 +	木 -	火 +

○ 土 + 相剋 體質

土 +	水 -	火 +	金 -	木 +
土 -	水 +	火 -	金 +	木 -
土 -	水 +	火 -	金 +	木 -
土 +	水 -	火 +	金 -	木 +

제2장

오행반절 수련

2.1 오행반절 수련법

'오행반절법'은 병을 물리칠 수 있을 뿐만 아니라 젊어지게 하는 비법이기도 하다. '운기방향(運氣方向) 테스트법'으로 자기 자신에게 맞는 체질을 찾아 매일 같은 시간에 꾸준히 반절을 하다보면 어느 순간 마음도 몸도 가뿐해짐을 알아챌 수 있다. 반로환동(返老還童)하고 장생불로(長生不老)하게 하는 보편적인 방법이기도 한 오행반절법을 간단히 소개하면 아래와 같다.

먼저 자세를 바르게 하고 앉는다. 두 다리를 교차시킬 때 우선 자기에게 편한 자세로 시작한다. 두 다리를 교차시키는 방식에 따라 파워가 다르지만, 가장 파워가 센 결가부좌는 일반인이 하기가 쉽지 않다. 그러므로 처음에는 자기에게 편한 자세로 한다. 운기방향(運氣方向) 테스트를 해서 좌우 다리 중 어느 다리를 위로할 것인가를 가려서 하면 좋다.

앉은 채로 숨을 내쉬면서 상체를 숙이는 절을 하고, 숨을 들이마시면서 상체를 일으킨다. 나중에 잘 되면 호흡을 의식할 필요가 없다. 절을 할 때는 이마가 바닥에 닿을 때까지 상체를 숙이고, 일으켜 세울 때는 똑바로 세운다. 이마가 바닥에 다다름은 동지(冬至)인 1궁(一宮)에 이름이요, 상체를 일으켜 세워 머리를 똑바로 세움은 하지(夏至)인 9궁(九宮)에 이름이다. 매일 동일한 시간에 이지환향(二至還鄕)이 되게 오행반절법을 지속하다 보면, 천목이 저절로 열림은 물론이요 하단전에 내단(內丹)이 형성된다. 그리고 얼굴에선 광채가 나고 건강한 몸과 맑은 마음을 유지할 수 있게 된다.

하지(夏至)

4	9宮	2
3	5	7
8	1宮	6

춘분 (春分)   추분 (秋分)

동지(冬至)

오행반절 또한 '관음 음양오행 조절법'[2]에 기초한 것으로 음(陰)과 양(陽)의 상호 조절에 의해 우리의 몸이 반로환동(返老還童)하게 된다. 음(陰)에 해당한 반절은 수렴(收斂)의 절이고

---
2) 졸저 『관음음양오행 조절법』(해드림, 2015) 90쪽~ 91쪽 참조.

양(陽)에 해당한 반절은 발산(發散)의 절이다. 수렴(收斂)과 발산(發散)의 절이 약간 다르다. 수렴은 '-'로 발산은 '+'로 표기하였다. 양에 속하는 발산(+)절은 상체를 완전히 일으켜 세웠을 때 1초 정도 멈추는 것이다. 음에 속하는 수렴(-)절은 이마가 바닥에 닿았을 때, 즉 상체를 숙였을 때 1초 정도 멈추었다가 몸을 일으킨다.

절의 횟수는 '○×△'식으로 표시되어 있다. 예를 들어 '7×2'는 7회를 연속하는 절을 2세트 한다는 뜻이다. '10×5'는 10회를 연속하는 절을 5세트 한다는 뜻이다.

앞에서 말한 발산(+)절과 수렴(-)절을 구분해서 한다. 연속하는 절의 횟수를 나타내는 앞의 숫자를 성수(成數)라고 한다. '6·7·8·9·10'이 그것이다. 세트 수를 나타내는 숫자를 생수(生數)라고 한다. '1·2·3·4·5'가 그것이다. 성수는 생수에 각각 '5'를 더한 것이다. 차례로 '水'(1, 6), '火'(2, 7), '木'(3, 8), '金'(4, 9), '土'(5, 10)에 해당한다.

세트 사이와 다음 절로 넘어갈 때는 3초 정도 멈춘다.

절할 때 온몸에 힘을 빼고, 특히 어깨에 힘을 빼고 자연스럽게 한다. 두 손은 무릎에 얹어서 편하게 올려놓고 하면 된다. 상체를 숙일 때는 뒤에서 밀어주는 어떤 기운에 의해서 하고, 상체를 일으킬 때도 앞에서 일으켜 세워 주는 어떤 기운에 의해서 함을 느낄 수 있다. 반동으로 하면 안 된다. 몸이 뚱뚱하거나 몸이 너무 허약하거나, 나이가 많은 사람은 처음부터 이마가 바닥에 닿기가 쉽지 않으므로 처음에는 숙여지는 만큼만 하다가 점차 바닥에 닿을 수 있도록 한다.

  절을 다 하고 나서는 태극수인(太極手印)과 무극수인(無極手印)을 차례로 한다. 태극수인은 두 손바닥을 쭉 펴서 무릎 위에 두 손바닥이 서로 마주 보도록 세우는 것이며, 무극수인은 두 손바닥을 무릎 위에 반듯하게 펴서 손바닥이 아래로 가도록 엎어 놓는 것이다. 끝나고 나면 가슴 앞에 두 손바닥을 모으고(合掌) 끝낸다.

2.2 체질별 오행반절 수련표

※윗줄은 각 체질별 음양오행 구조이고 아랫줄이 이를 극(剋)해 주는 반절 구조이다.

○ 水 - 相生 體質 반절표

水 -	金 +	土 -	火 +	木 -
土 +	火 -	木 +	水 -	金 +
10×5	7×2	8×3	6×1	9×4

水 +	金 -	土 +	火 -	木 +
土 -	火 +	木 -	水 +	金 -
10×5	7×2	8×3	6×1	9×4

水 +	金 -	土 +	火 -	木 +
土 -	火 +	木 -	水 +	金 -
10×5	7×2	8×3	6×1	9×4

水 -	金 +	土 -	火 +	木 -
土 +	火 -	木 +	水 -	金 +
10×5	7×2	8×3	6×1	9×4

太極手印

無極手印

○ 水 - 相剋 體質 반절표

水 -	土 +	木 -	金 +	火 -
土 +	木 -	金 +	火 -	水 +
10×5	8×3	9×4	7×2	6×1

水 +	土 -	木 +	金 -	火 +
土 -	木 +	金 -	火 +	水 -
10×5	8×3	9×4	7×2	6×1

水 +	土 -	木 +	金 -	火 +
土 -	木 +	金 -	火 +	水 -
10×5	8×3	9×4	7×2	6×1

水 -	土 +	木 -	金 +	火 -
土 +	木 -	金 +	火 -	水 +
10×5	8×3	9×4	7×2	6×1

太極手印

無極手印

○ 水＋相生 體質 반절표

水＋	木－	火＋	土－	金＋
土－	金＋	水－	木＋	火－
10×5	9×4	6×1	8×3	7×2

水－	木＋	火－	土＋	金－
土＋	金－	水＋	木－	火＋
10×5	9×4	6×1	8×3	7×2

水－	木＋	火－	土＋	金－
土＋	金－	水＋	木－	火＋
10×5	9×4	6×1	8×3	7×2

水＋	木－	火＋	土－	金＋
土－	金＋	水－	木＋	火－
10×5	9×4	6×1	8×3	7×2

太極手印

無極手印

○ 水+相剋 體質 반절표

水+	火-	金+	木-	土+
土-	水+	火-	金+	木-
10×5	6×1	7×2	9×4	8×3

水-	火+	金-	木+	土-
土+	水-	火+	金-	木+
10×5	6×1	7×2	9×4	8×3

水-	火+	金-	木+	土-
土+	水-	火+	金-	木+
10×5	6×1	7×2	9×4	8×3

水+	火-	金+	木-	土+
土-	水+	火-	金+	木-
10×5	6×1	7×2	9×4	8×3

太極手印

無極手印

○ 火 - 相生 體質 반절표

火 -	木 +	水 -	金 +	土 -
水 +	金 -	土 +	火 -	木 +
6×1	9×4	10×5	7×2	8×3

火 +	木 -	水 +	金 -	土 +
水 -	金 +	土 -	火 +	木 -
6×1	9×4	10×5	7×2	8×3

火 +	木 -	水 +	金 -	土 +
水 -	金 +	土 -	火 +	木 -
6×1	9×4	10×5	7×2	8×3

火 -	木 +	水 -	金 +	土 -
水 +	金 -	土 +	火 -	木 +
6×1	9×4	10×5	7×2	8×3

太極手印
無極手印

○ 火 - 相剋 體質 반절표

火 -	水 +	土 -	木 +	金 -
水 +	土 -	木 +	金 -	火 +
6×1	10×5	8×3	9×4	7×2

火 +	水 -	土 +	木 -	金 +
水 -	土 +	木 -	金 +	火 -
6×1	10×5	8×3	9×4	7×2

火 +	水 -	土 +	木 -	金 +
水 -	土 +	木 -	金 +	火 -
6×1	10×5	8×3	9×4	7×2

火 -	水 +	土 -	木 +	金 -
水 +	土 -	木 +	金 -	火 +
6×1	10×5	8×3	9×4	7×2

太極手印

無極手印

○ 火+相生 體質 반절표

火+	土-	金+	水-	木+
水-	木+	火-	土+	金-
6×1	8×3	7×2	10×5	9×4

火-	土+	金-	水+	木-
水+	木-	火+	土-	金+
6×1	8×3	7×2	10×5	9×4

火-	水+	土-	木+	金-
水+	木-	火+	土-	金+
6×1	8×3	7×2	10×5	9×4

火+	土-	金+	水-	木+
水-	木+	火-	土+	金-
6×1	8×3	7×2	10×5	9×4

太極手印

無極手印

○ 火＋相剋 體質 반절표

火＋	金－	木＋	土－	水＋
水－	火＋	金－	木＋	土－
6×1	7×2	9×4	8×3	10×5

火－	金＋	木－	土＋	水－
水＋	火－	金＋	木－	土＋
6×1	7×2	9×4	8×3	10×5

火－	金＋	木－	土＋	水－
水＋	火－	金＋	木－	土＋
6×1	7×2	9×4	8×3	10×5

火＋	金－	木＋	土－	水＋
水－	火＋	金－	木＋	土－
6×1	7×2	9×4	8×3	10×5

太極手印

無極手印

○ 木-相生 體質 반절표

木-	水+	金-	土+	火-
金+	土-	火+	木-	水+
9×4	10×5	7×2	8×3	6×1

木+	水-	金+	土-	火+
金-	土+	火-	木+	水-
9×4	10×5	7×2	8×3	6×1

木+	水-	金+	土-	火+
金-	土+	火-	木+	水-
9×4	10×5	7×2	8×3	6×1

木-	水+	金-	土+	火-
金+	土-	火+	木-	水+
9×4	10×5	7×2	8×3	6×1

太極手印
無極手印

○ 木 - 相剋 體質 반절표

木 -	金 +	火 -	水 +	土 -
金 +	火 -	水 +	土 -	木 +
9×4	7×2	6×1	10×5	8×3

木 +	金 -	火 +	水 -	土 +
金 -	火 +	水 -	土 +	木 -
9×4	7×2	6×1	10×5	8×3

木 +	金 -	火 +	水 -	土 +
金 -	火 +	水 -	土 +	木 -
9×4	7×2	6×1	10×5	8×3

木 -	金 +	火 -	水 +	土 -
金 +	火 -	水 +	土 -	木 +
9×4	7×2	6×1	10×5	8×3

太極手印

無極手印

○ 木＋相生 體質 반절표

木＋	火－	土＋	金－	水＋
金－	水＋	木－	火＋	土－
9×4	6×1	8×3	7×2	10×5

木－	火＋	土－	金＋	水－
金＋	水－	木＋	火－	土＋
9×4	6×1	8×3	7×2	10×5

木－	火＋	土－	金＋	水－
金＋	水－	木＋	火－	土＋
9×4	6×1	8×3	7×2	10×5

木＋	火－	土＋	金－	水＋
金－	水＋	木－	火＋	土－
9×4	6×1	8×3	7×2	10×5

太極手印

無極手印

○ 木+相剋 體質 반절표

木+	土-	水+	火-	金+
金-	木+	土-	水+	火-
9×4	8×3	10×5	6×1	7×2

木-	土+	水-	火+	金-
金+	木-	土+	水-	火+
9×4	8×3	10×5	6×1	7×2

木-	土+	水-	火+	金-
金+	木-	土+	水-	火+
9×4	8×3	10×5	6×1	7×2

木+	土-	水+	火-	金+
金-	木+	土-	水+	火-
9×4	8×3	10×5	6×1	7×2

太極手印

無極手印

○ 金-相生 體質 반절표

金-	土+	火-	木+	水-
火+	木-	水+	金-	土+
7×2	8×3	6×1	9×4	10×5

金+	土+	火-	木+	水-
火-	木+	水-	金+	土-
7×2	8×3	6×1	9×4	10×5

金+	土+	火-	木+	水-
火-	木+	水-	金+	土-
7×2	8×3	6×1	9×4	10×5

金-	土+	火-	木+	水-
火+	木-	水+	金-	土+
7×2	8×3	6×1	9×4	10×5

太極手印
無極手印

○ 金-相剋 體質 반절표

金 -	火 +	水 -	土 +	木 -
火 +	水 -	土 +	木 -	金 +
7×2	6×1	10×5	8×3	9×4

金 +	火 -	水 +	土 -	木 +
火 -	水 +	土 -	木 +	金 -
7×2	6×1	10×5	8×3	9×4

金 +	火 -	水 +	土 -	木 +
火 -	水 +	土 -	木 +	金 -
7×2	6×1	10×5	8×3	9×4

金 -	火 +	水 -	土 +	木 -
火 +	水 -	土 +	木 -	金 +
7×2	6×1	10×5	8×3	9×4

太極手印

無極手印

○ 金＋相生 體質 반절표

金＋	水－	木＋	火－	土＋
火－	土＋	金－	水＋	木－
7×2	10×5	9×4	6×1	8×3

金－	水＋	木－	火＋	土－
火＋	土－	金＋	水－	木＋
7×2	10×5	9×4	6×1	8×3

金－	水＋	木－	火＋	土－
火＋	土－	金＋	水－	木＋
7×2	10×5	9×4	6×1	8×3

金＋	水－	木＋	火－	土＋
火－	土＋	金－	水＋	木－
7×2	10×5	9×4	6×1	8×3

太極手印

無極手印

○ 金＋相剋 體質 반절표

金＋	木－	土＋	水－	火＋
火－	金＋	木－	土＋	水－
7×2	9×4	8×3	10×5	8×3

金－	木＋	土－	水＋	火－
火＋	金－	木＋	土－	水＋
7×2	9×4	8×3	10×5	8×3

金－	木＋	土－	水＋	火－
火＋	金－	木＋	土－	水＋
7×2	9×4	8×3	10×5	8×3

金＋	木－	土＋	水－	火＋
火－	金＋	木－	土＋	水－
7×2	9×4	8×3	10×5	8×3

太極手印

無極手印

○ 土-相生 體質 반절표

土 -	火 +	木 -	水 +	金 -
木 +	水 -	金 +	土 -	火 +
8×3	6×1	9×4	10×5	7×2

土 +	火 -	木 +	水 -	金 +
木 -	水 +	金 -	土 +	火 -
8×3	6×1	9×4	10×5	7×2

土 +	火 -	木 +	水 -	金 +
木 -	水 +	金 -	土 +	火 -
8×3	6×1	9×4	10×5	7×2

土 -	火 +	木 -	水 +	金 -
木 +	水 -	金 +	土 -	火 +
8×3	6×1	9×4	10×5	7×2

太極手印

無極手印

○ 土 - 相剋 體質 반절표

土 -	木 +	金 -	火 +	水 -
木 +	金 -	火 +	水 -	土 +
8×3	9×4	7×2	6×1	10×5

土 +	木 -	金 +	火 -	水 +
木 -	金 +	火 -	水 +	土 -
8×3	9×4	7×2	6×1	10×5

土 +	木 -	金 +	火 -	水 +
木 -	金 +	火 -	水 +	土 -
8×3	9×4	7×2	6×1	10×5

土 -	木 +	金 -	火 +	水 -
木 +	金 -	火 +	水 -	土 +
8×3	9×4	7×2	6×1	10×5

太極手印

無極手印

○ 土+相生 體質 반절표

土+	金-	水+	木-	火+
木-	火+	土-	金+	水-
8×3	7×2	10×5	9×4	6×1

土-	金+	水-	木+	火-
木+	火-	土+	金-	水+
8×3	7×2	10×5	9×4	6×1

土-	金+	水-	木+	火-
木+	火-	土+	金-	水+
8×3	7×2	10×5	9×4	6×1

土+	金-	水+	木-	火+
木-	火+	土-	金+	水-
8×3	7×2	10×5	9×4	6×1

太極手印

無極手印

○ 土 + 相剋 體質 반절표

土 +	水 -	火 +	金 -	木 +
木 -	土 +	水 -	火 +	金 -
8×3	10×5	6×1	7×2	9×4

土 -	水 +	火 -	金 +	木 -
木 +	土 -	水 +	火 -	金 +
8×3	10×5	6×1	7×2	9×4

土 -	水 +	火 -	金 +	木 -
木 +	土 -	水 +	火 -	金 +
8×3	10×5	6×1	7×2	9×4

土 +	水 -	火 +	金 -	木 +
木 -	土 +	水 -	火 +	金 -
8×3	10×5	6×1	7×2	9×4

太極手印

無極手印

제3장

장부운화(臟腑運化) 수련

3.1 장부운화 수련법

장부운화(臟腑運化)를 만들게 된 동기는 필자가 중국에 유학할 때 도교의 핵심 사상인 단도(丹道)를 용문파(龍門派)에서 배운 데 있다. 단도(丹道)의 수련도 유위법(有爲法)과 무위법(無爲法)으로 나누어져 있는데 우리 불교계에서 간화선(看話禪)을 하는 이들은 관법(觀法)이나 위빠사나를 수행하는 사람들을 사마외도라 배척하는 것처럼 유위법을 수련하는 사람은 무위법을 수련하는 사람들을 무시하고 무위법을 수련하는 사람들은 유위법을 수련하는 사람들을 낮은 단계의 수행을 한다고 하찮게 본다. 필자는 그 당시 완벽한 성명쌍수(性命雙修)의 공부를 찾고자 고심하던 터라 이 두 가지 공부법을 다 익히게 되었다.

유위법의 단도(丹道) 수련에 오장운화 하는 방법이 있는데 체질과 관계없이 천편일률적으로 어떤 사람이나 똑같이 수련하는 것을 보고, 이건 잘못된 방법이라고 회의를 느끼고 각자의 체질에 맞게 새로 개발해낸 것이 지금의 장부운화의 방법이다.

아래에 20체질별로 오행(五行)과 음양(陰陽)에 따라 오장(五臟)과 오부(五腑)를 표시해 놓았다. 위에 써놓은 장부(藏腑)에서 아래에 써놓은 장부로 기운을 보내는 방법이다. 숨을 들이마실 때 위에 써놓은 장부를 수축시키고, 숨을 내쉴 때 그 기운을 아래에 써놓은 장부로 보낸다. 오장(五臟)과 오부(五腑) 간의 교구(交媾)는 의념(意念)으로 한다.

오장(五臟)과 오부(五腑)의 짝은 土(脾비장 - 胃위장), 金(肺폐 - 大腸대장), 水(腎신장 - 膀胱방광), 木(肝간 - 膽담), 火(心臟심장 - 小腸소장)이다. 비장(脾臟)·폐(肺)·신장(腎臟)·간(肝)·심장(心臟)은 陰(-)에 속하는 장(臟)이고, 위장(胃腸)·대장(大腸)·방광(膀胱)·담(膽)·소장(小腸)은 陽(+)에 속하는 부(腑)이다. 수련표의 오행에 ' + '라고 표시한 것은 양(陽)인 부(腑)를 수축하여 음(陰)인 장(臟)으로 기운을 보내고, ' - '라고 표시한 것은 음(陰)인 장(臟)을 수축하여 양(陽)인 부(腑)로 보낸다. 순서를 잘 보면 규칙이 있으므로 쉽게 익힐 수 있다. 장(臟)과 부(腑)가 짝하는 관계는 암기하여 숙지하여야 한다.

장부운화(臟腑運化)의 수련 과정은 역시 눈을 감고 한다. 두 손은 자연스럽게 무릎 위에 엎어서 올려놓고 한다(평안식[平安式]이라고 한다).

끝나면 태극수인(太極手印)과 무극수인(無極手印)을 이어서 한 후 합장(合掌)하고 마친다. 수인(手印)은 반절 항에서 설명한 것과 같다.

횟수는 짝이 되는 장부마다 5회씩 반복하는 데서 시작한다. 수련이 진전하면 10회로 늘리면 된다. 더 익숙해지면 20회로 늘려도 무방하다.

3.2 체질별 장부운화 수련표

○ 水 - 相生 體質 장부운화표

水 -	金 +	土 -	火 +	木 -
土 +	火 -	木 +	水 -	金 +
위장胃腸	심장心臟	담膽	신장腎臟	대장大腸
비장脾臟	소장小腸	간肝	방광膀胱	폐肺

水 +	金 -	土 +	火 -	木 +
土 -	火 +	木 -	水 +	金 -
비장脾臟	소장小腸	간肝	방광膀胱	폐肺
위장胃腸	심장心臟	담膽	신장腎臟	대장大腸

水 +	金 -	土 +	火 -	木 +
土 -	火 +	木 -	水 +	金 -
비장脾臟	소장小腸	간肝	방광膀胱	폐肺
위장胃腸	심장心臟	담膽	신장腎臟	대장大腸

水 -	金 +	土 -	火 +	木 -
土 +	火 -	木 +	水 -	金 +
위장胃腸	심장心臟	담膽	신장腎臟	대장大腸
비장脾臟	소장小腸	간肝	방광膀胱	폐肺

太極手印

無極手印

○ 水 - 相剋 體質 장부운화표

水 -	土 +	木 -	金 +	火 -
土 +	木 -	金 +	火 -	水 +
위장胃腸	간肝	대장大腸	심장心臟	방광膀胱
비장脾臟	담膽	폐肺	소장小腸	신장腎臟

水 +	土 -	木 +	金 -	火 +
土 -	木 +	金 -	火 +	水 -
비장脾臟	담膽	폐肺	소장小腸	신장腎臟
위장胃腸	간肝	대장大腸	심장心臟	방광膀胱

水 +	土 -	木 +	金 -	火 +
土 -	木 +	金 -	火 +	水 -
비장脾臟	담膽	폐肺	소장小腸	신장腎臟
위장胃腸	간肝	대장大腸	심장心臟	방광膀胱

水 -	土 +	木 -	金 +	火 -
土 +	木 -	金 +	火 -	水 +
위장胃腸	간肝	대장大腸	심장心臟	방광膀胱
비장脾臟	담膽	폐肺	소장小腸	신장腎臟

太極手印

無極手印

○ 水 + 相生 體質 장부운화표

水 +	木 -	火 +	土 -	金 +
土 -	金 +	水 -	木 +	火 -
비장脾臟	대장大腸	신장腎臟	담膽	심장心臟
위장胃腸	폐肺	방광膀胱	간肝	소장小腸

水 -	木 +	火 -	土 +	金 -
土 +	金 -	水 +	木 -	火 +
위장胃腸	폐肺	방광膀胱	간肝	소장小腸
비장脾臟	대장大腸	신장腎臟	담膽	심장心臟

水 -	木 +	火 -	土 +	金 -
土 +	金 -	水 +	木 -	火 +
위장胃腸	폐肺	방광膀胱	간肝	소장小腸
비장脾臟	대장大腸	신장腎臟	담膽	심장心臟

水 +	木 -	火 +	土 -	金 +
土 -	金 +	水 -	木 +	火 -
비장脾臟	대장大腸	신장腎臟	담膽	심장心臟
위장胃腸	폐肺	방광膀胱	간肝	소장小腸

太極手印

無極手印

○ 水＋相剋 體質 장부운화표

水＋	火－	金＋	木－	土＋
土－	水＋	火－	金＋	木－
비장脾臟	방광膀胱	심장心臟	대장大腸	간肝
위장胃腸	신장腎臟	소장小腸	폐肺	담膽

水－	火＋	金－	木＋	土－
土＋	水－	火＋	金－	木＋
위장胃腸	신장腎臟	소장小腸	폐肺	담膽
비장脾臟	방광膀胱	심장心臟	대장大腸	간肝

水－	火＋	金－	木＋	土－
土＋	水－	火＋	金－	木＋
위장胃腸	신장腎臟	소장小腸	폐肺	담膽
비장脾臟	방광膀胱	심장心臟	대장大腸	간肝

水＋	火－	金＋	木－	土＋
土－	水＋	火－	金＋	木－
비장脾臟	방광膀胱	심장心臟	대장大腸	간肝
위장胃腸	신장腎臟	소장小腸	폐肺	담膽

太極手印

無極手印

○ 火 - 相生 體質 장부운화표

火 -	木 +	水 -	金 +	土 -
水 +	金 -	土 +	火 -	木 +
방광膀胱	폐肺	위장胃腸	심장心臟	담膽
신장腎臟	대장大腸	비장脾臟	소장小腸	간肝

火 +	木 -	水 +	金 -	土 +
水 -	金 +	土 -	火 +	木 -
신장腎臟	대장大腸	비장脾臟	소장小腸	간肝
방광膀胱	폐肺	위장胃腸	심장心臟	담膽

火 +	木 -	水 +	金 -	土 +
水 -	金 +	土 -	火 +	木 -
신장腎臟	대장大腸	비장脾臟	소장小腸	간肝
방광膀胱	폐肺	위장胃腸	심장心臟	담膽

火 -	木 +	水 -	金 +	土 -
水 +	金 -	土 +	火 -	木 +
방광膀胱	폐肺	위장胃腸	심장心臟	담膽
신장腎臟	대장大腸	비장脾臟	소장小腸	간肝

太極手印

無極手印

○ 火 - 相剋 體質 장부운화표

火 -	水 +	土 -	木 +	金 -
水 +	土 -	木 +	金 -	火 +
방광膀胱	비장脾臟	담膽	폐肺	소장小腸
신장腎臟	위장胃腸	간肝	대장大腸	심장心臟

火 +	水 -	土 +	木 -	金 +
水 -	土 +	木 -	金 +	火 -
신장腎臟	위장胃腸	간肝	대장大腸	심장心臟
방광膀胱	비장脾臟	담膽	폐肺	소장小腸

火 +	水 -	土 +	木 -	金 +
水 -	土 +	木 -	金 +	火 -
신장腎臟	위장胃腸	간肝	대장大腸	심장心臟
방광膀胱	비장脾臟	담膽	폐肺	소장小腸

火 -	水 +	土 -	木 +	金 -
水 +	土 -	木 +	金 -	火 +
방광膀胱	비장脾臟	담膽	폐肺	소장小腸
신장腎臟	위장胃腸	간肝	대장大腸	심장心臟

太極手印

無極手印

○ 火 + 相生 體質 장부운화표

火 +	土 -	金 +	水 -	木 +
水 -	木 +	火 -	土 +	金 -
신장腎臟	담膽	심장心臟	위장胃腸	폐肺
방광膀胱	간肝	소장小腸	비장脾臟	대장大腸

火 -	土 +	金 -	水 +	木 -
水 +	木 -	火 +	土 -	金 +
방광膀胱	간肝	소장小腸	비장脾臟	대장大腸
신장腎臟	담膽	심장心臟	위장胃腸	폐肺

火 -	土 +	金 -	水 +	木 -
水 +	木 -	火 +	土 -	金 +
방광膀胱	간肝	소장小腸	비장脾臟	대장大腸
신장腎臟	담膽	심장心臟	위장胃腸	폐肺

火 +	土 -	金 +	水 -	木 +
水 -	木 +	火 -	土 +	金 -
신장腎臟	담膽	심장心臟	위장胃腸	폐肺
방광膀胱	간肝	소장小腸	비장脾臟	대장大腸

太極手印

無極手印

○ 火 + 相剋 體質 장부운화표

火 +	金 -	木 +	土 -	水 +
水 -	火 +	金 -	木 +	土 -
신장腎臟	소장小腸	폐肺	담膽	비장脾臟
방광膀胱	심장心臟	대장大腸	간肝	위장胃腸

火 -	金 +	木 -	土 +	水 -
水 +	火 -	金 +	木 -	土 +
방광膀胱	심장心臟	대장大腸	간肝	위장胃腸
신장腎臟	소장小腸	폐肺	담膽	비장脾臟

火 -	金 +	木 -	土 +	水 -
水 +	火 -	金 +	木 -	土 +
방광膀胱	심장心臟	대장大腸	간肝	위장胃腸
신장腎臟	소장小腸	폐肺	담膽	비장脾臟

火 +	金 -	木 +	土 -	水 +
水 -	火 +	金 -	木 +	土 -
신장腎臟	소장小腸	폐肺	담膽	비장脾臟
방광膀胱	심장心臟	대장大腸	간肝	위장胃腸

太極手印

無極手印

○ 木 - 相生 體質 장부운화표

木 -	水 +	金 -	土 +	火 -
金 +	土 -	火 +	木 -	水 +
대장大腸	비장脾臟	소장小腸	간肝	방광膀胱
폐肺	위장胃腸	심장心臟	담膽	신장腎臟

木 +	水 -	金 +	土 -	火 +
金 -	土 +	火 -	木 +	水 -
폐肺	위장胃腸	심장心臟	담膽	신장腎臟
대장大腸	비장脾臟	소장小腸	간肝	방광膀胱

木 +	水 -	金 +	土 -	火 +
金 -	土 +	火 -	木 +	水 -
폐肺	위장胃腸	심장心臟	담膽	신장腎臟
대장大腸	비장脾臟	소장小腸	간肝	방광膀胱

木 -	水 +	金 -	土 +	火 -
金 +	土 -	火 +	木 -	水 +
대장大腸	비장脾臟	소장小腸	간肝	방광膀胱
폐肺	위장胃腸	심장心臟	담膽	신장腎臟

太極手印

無極手印

○ 木 - 相剋 體質 장부운화표

木 -	金 +	火 -	水 +	土 -
金 +	火 -	水 +	土 -	木 +
대장大腸	심장心臟	방광膀胱	비장脾臟	담膽
폐肺	소장小腸	신장腎臟	위장胃腸	간肝

木 +	金 -	火 +	水 -	土 +
金 -	火 +	水 -	土 +	木 -
폐肺	소장小腸	신장腎臟	위장胃腸	간肝
대장大腸	심장心臟	방광膀胱	비장脾臟	담膽

木 +	金 -	火 +	水 -	土 +
金 -	火 +	水 -	土 +	木 -
폐肺	소장小腸	신장腎臟	위장胃腸	간肝
대장大腸	심장心臟	방광膀胱	비장脾臟	담膽

木 -	金 +	火 -	水 +	土 -
金 +	火 -	水 +	土 -	木 +
대장大腸	심장心臟	방광膀胱	비장脾臟	담膽
폐肺	소장小腸	신장腎臟	위장胃腸	간肝

太極手印

無極手印

○ 木＋相生 體質 장부운화표

木＋	火－	土＋	金－	水＋
金－	水＋	木－	火＋	土－
폐肺	방광膀胱	간肝	소장小腸	비장脾臟
대장大腸	신장腎臟	담膽	심장心臟	위장胃腸

木－	火＋	土－	金＋	水－
金＋	水－	木＋	火－	土＋
대장大腸	신장腎臟	담膽	심장心臟	위장胃腸
폐肺	방광膀胱	간肝	소장小腸	비장脾臟

木－	火＋	土－	金＋	水－
金＋	水－	木＋	火－	土＋
대장大腸	신장腎臟	담膽	심장心臟	위장胃腸
폐肺	방광膀胱	간肝	소장小腸	비장脾臟

木＋	火－	土＋	金－	水＋
金－	水＋	木－	火＋	土－
폐肺	방광膀胱	간肝	소장小腸	비장脾臟
대장大腸	신장腎臟	담膽	심장心臟	위장胃腸

太極手印

無極手印

○ 木+相剋 體質 장부운화표

木+	土-	水+	火-	金+
金-	木+	土-	水+	火-
폐肺	담膽	비장脾臟	방광膀胱	심장心臟
대장大腸	간肝	위장胃腸	신장腎臟	소장小腸

木-	土+	水-	火+	金-
金+	木-	土+	水-	火+
대장大腸	간肝	위장胃腸	신장腎臟	소장小腸
폐肺	담膽	비장脾臟	방광膀胱	심장心臟

木-	土+	水-	火+	金-
金+	木-	土+	水-	火+
대장大腸	간肝	위장胃腸	신장腎臟	소장小腸
폐肺	담膽	비장脾臟	방광膀胱	심장心臟

木+	土-	水+	火-	金+
金-	木+	土-	水+	火-
폐肺	담膽	비장脾臟	방광膀胱	심장心臟
대장大腸	간肝	위장胃腸	신장腎臟	소장小腸

太極手印

無極手印

○ 金 - 相生 體質 장부운화표

金 -	土 +	火 -	木 +	水 -
火 +	木 -	水 +	金 -	土 +
소장小腸	간肝	방광膀胱	폐肺	위장胃腸
심장心臟	담膽	신장腎臟	대장大腸	비장脾臟

金 +	土 -	火 +	木 -	水 +
火 -	木 +	水 -	金 +	土 -
심장心臟	담膽	신장腎臟	대장大腸	비장脾臟
소장小腸	간肝	방광膀胱	폐肺	위장胃腸

金 +	土 -	火 +	木 -	水 +
火 -	木 +	水 -	金 +	土 -
심장心臟	담膽	신장腎臟	대장大腸	비장脾臟
소장小腸	간肝	방광膀胱	폐肺	위장胃腸

金 -	土 +	火 -	木 +	水 -
火 +	木 -	水 +	金 -	土 +
소장小腸	간肝	방광膀胱	폐肺	위장胃腸
심장心臟	담膽	신장腎臟	대장大腸	비장脾臟

太極手印

無極手印

○ 金 - 相剋 體質 장부운화표

金 -	火 +	水 -	土 +	木 -
火 +	水 -	土 +	木 -	金 +
소장小腸	신장腎臟	위장胃腸	간肝	대장大腸
심장心臟	방광膀胱	비장脾臟	담膽	폐肺

金 +	火 -	水 +	土 -	木 +
火 -	水 +	土 -	木 +	金 -
심장心臟	방광膀胱	비장脾臟	담膽	폐肺
소장小腸	신장腎臟	위장胃腸	간肝	대장大腸

金 +	火 -	水 +	土 -	木 +
火 -	水 +	土 -	木 +	金 -
심장心臟	방광膀胱	비장脾臟	담膽	폐肺
소장小腸	신장腎臟	위장胃腸	간肝	대장大腸

金 -	火 +	水 -	土 +	木 -
火 +	水 -	土 +	木 -	金 +
소장小腸	신장腎臟	위장胃腸	간肝	대장大腸
심장心臟	방광膀胱	비장脾臟	담膽	폐肺

太極手印

無極手印

○ 金+相生 體質 장부운화표

金＋	水－	木＋	火－	土＋
火－	土＋	金－	水＋	木－
심장心臟	위장胃腸	폐肺	방광膀胱	간肝
소장小腸	비장脾臟	대장大腸	신장腎臟	담膽

金－	水＋	木－	火＋	土－
火＋	土－	金＋	水－	木＋
소장小腸	비장脾臟	대장大腸	신장腎臟	담膽
심장心臟	위장胃腸	폐肺	방광膀胱	간肝

金－	水＋	木－	火＋	土－
火＋	土－	金＋	水－	木＋
소장小腸	비장脾臟	대장大腸	신장腎臟	담膽
심장心臟	위장胃腸	폐肺	방광膀胱	간肝

金＋	水－	木＋	火－	土＋
火－	土＋	金－	水＋	木－
심장心臟	위장胃腸	폐肺	방광膀胱	간肝
소장小腸	비장脾臟	대장大腸	신장腎臟	담膽

太極手印

無極手印

○ 金 + 相剋 體質 장부운화표

金 +	木 -	土 +	水 -	火 +
火 -	金 +	木 -	土 +	水 -
심장心臟	대장大腸	간肝	위장胃腸	신장腎臟
소장小腸	폐肺	담膽	비장脾臟	방광膀胱

金 -	木 +	土 -	水 +	火 -
火 +	金 -	木 +	土 -	水 +
소장小腸	폐肺	담膽	비장脾臟	방광膀胱
심장心臟	대장大腸	간肝	위장胃腸	신장腎臟

金 -	木 +	土 -	水 +	火 -
火 +	金 -	木 +	土 -	水 +
소장小腸	폐肺	담膽	비장脾臟	방광膀胱
심장心臟	대장大腸	간肝	위장胃腸	신장腎臟

金 +	木 -	土 +	水 -	火 +
火 -	金 +	木 -	土 +	水 -
심장心臟	대장大腸	간肝	위장胃腸	신장腎臟
소장小腸	폐肺	담膽	비장脾臟	방광膀胱

太極手印

無極手印

○ 土 - 相生 體質 장부운화표

土 -	火 +	木 -	水 +	金 -
木 +	水 -	金 +	土 -	火 +
담膽	신장腎臟	대장大腸	비장脾臟	소장小腸
간肝	방광膀胱	폐肺	위장胃腸	심장心臟

土 +	火 -	木 +	水 -	金 +
木 -	水 +	金 -	土 +	火 -
간肝	방광膀胱	폐肺	위장胃腸	심장心臟
담膽	신장腎臟	대장大腸	비장脾臟	소장小腸

土 +	火 -	木 +	水 -	金 +
木 -	水 +	金 -	土 +	火 -
간肝	방광膀胱	폐肺	위장胃腸	심장心臟
담膽	신장腎臟	대장大腸	비장脾臟	소장小腸

土 -	火 +	木 -	水 +	金 -
木 +	水 -	金 +	土 -	火 +
담膽	신장腎臟	대장大腸	비장脾臟	소장小腸
간肝	방광膀胱	폐肺	위장胃腸	심장心臟

太極手印

無極手印

○ 土 - 相剋 體質 장부운화표

土 -	木 +	金 -	火 +	水 -
木 +	金 -	火 +	水 -	土 +
담膽	폐肺	소장小腸	신장腎臟	위장胃腸
간肝	대장大腸	심장心臟	방광膀胱	비장脾臟

土 +	木 -	金 +	火 -	水 +
木 -	金 +	火 -	水 +	土 -
간肝	대장大腸	심장心臟	방광膀胱	비장脾臟
담膽	폐肺	소장小腸	신장腎臟	위장胃腸

土 +	木 -	金 +	火 -	水 +
木 -	金 +	火 -	水 +	土 -
간肝	대장大腸	심장心臟	방광膀胱	비장脾臟
담膽	폐肺	소장小腸	신장腎臟	위장胃腸

土 -	木 +	金 -	火 +	水 -
木 +	金 -	火 +	水 -	土 +
담膽	폐肺	소장小腸	신장腎臟	위장胃腸
간肝	대장大腸	심장心臟	방광膀胱	비장脾臟

太極手印
無極手印

○ 土+相生 體質 장부운화표

土+	金-	水+	木-	火+
木-	火+	土-	金+	水-
간肝	소장小腸	비장脾臟	대장大腸	신장腎臟
담膽	심장心臟	위장胃腸	폐肺	방광膀胱

土-	金+	水-	木+	火-
木+	火-	土+	金-	水+
담膽	심장心臟	위장胃腸	폐肺	방광膀胱
간肝	소장小腸	비장脾臟	대장大腸	신장腎臟

土-	金+	水-	木+	火-
木+	火-	土+	金-	水+
담膽	심장心臟	위장胃腸	폐肺	방광膀胱
간肝	소장小腸	비장脾臟	대장大腸	신장腎臟

土+	金-	水+	木-	火+
木-	火+	土-	金+	水-
간肝	소장小腸	비장脾臟	대장大腸	신장腎臟
담膽	심장心臟	위장胃腸	폐肺	방광膀胱

太極手印

無極手印

○ 土 + 相剋 體質 장부운화표

土 +	水 -	火 +	金 -	木 +
木 -	土 +	水 -	火 +	金 -
간肝	위장胃腸	신장腎臟	소장小腸	폐肺
담膽	비장脾臟	방광膀胱	심장心臟	대장大腸

土 -	水 +	火 -	金 +	木 -
木 +	土 -	水 +	火 -	金 +
담膽	비장脾臟	방광膀胱	심장心臟	대장大腸
간肝	위장胃腸	신장腎臟	소장小腸	폐肺

土 -	水 +	火 -	金 +	木 -
木 +	土 -	水 +	火 -	金 +
담膽	비장脾臟	방광膀胱	심장心臟	대장大腸
간肝	위장胃腸	신장腎臟	소장小腸	폐肺

土 +	水 -	火 +	金 -	木 +
木 -	土 +	水 -	火 +	金 -
간肝	위장胃腸	신장腎臟	소장小腸	폐肺
담膽	비장脾臟	방광膀胱	심장心臟	대장大腸

太極手印

無極手印

제4장

골격교구(骨格交媾) 수련

4.1 골격교구 수련법

추나, 카이로프락틱 등으로 뼈를 교정해도 계속해서 반복적으로 본래의 잘못된 구조로 회귀해 통증은 계속된다. 그 원인은 뭘까? 바로 사기(邪氣) 때문이다.

자세를 아무리 교정을 해주어도 그때뿐이지 며칠만 지나면 다시 재발하기에 그들은 계속해 장기간 치료할 것을 요한다. 인체에 질병을 유발하는 사기(邪氣)가 그 부위에 진입함에 따라 기혈이 순조롭게 순환하지 못하고 근골(筋骨)들이 영양을 흡수하지 못해 경직되고 변형이 되어 신경계를 압박하게 되어 통증이 생기는 걸 모르고 계속 교정만을 한다고 되는 일이 아니다. 교정을 하고 난 뒤 후속 조치로 반드시 사기를 배출시켜 몸을 정화(淨化)해야만 질병에서 벗어날 수가 있다. 골격교구의 방법은 이러한 완전하지 못한 치료법을 보완해 인체를 근본에서 해결 방법을 찾아 질병에서 벗어나게 하는 것이다.

골격교구(骨格交媾)는 우리 몸의 뼈를 튼튼하게 해주는 매우 귀한 수련 방법이다. 골격에도 음(陰)과 양(陽)의 구별이 있다. 음(陰)·양(陽)으로 짝지어 놓은 대로 교구(交媾)시키면 된다.

처음 하는 사람은 위에 써놓은 골격에서 아래에 써놓은 골격을 비추어준다고 생각하면 음(陰)·양(陽)에 속한 골격의 기운이 교구된다. 진전되면 두 곳을 동시에 관(觀 : 본다)한다.

골격교구 또한 음양오행의 배열 방식은 장부운화와 동일하다. 아래에 20체질별로 오행(五行)과 음양(陰陽)에 따라 골격을 표시해 놓았다. 맨 윗줄의 오행(五行) 배열은 반절표나 장부운화표와 마찬가지로 자기 체질의 오행(五行)구조이므로 같다. 그 아래 줄에 이를 극(剋)해 주는 오행(五行) 표시도 반절이나 장부운화의 경우와 같다.

골격의 음양이 짝하는 관계는 다음과 같다. 土(側頭骨측두골-腸骨장골), 金(手腕손목-肩어깨), 水(股關節고관절-脚腕발목), 木(膝무릎-肘팔꿈치), 火(後頭骨후두골-薦骨천골)이다. 측두골(側頭骨)·손목(手腕)·고관절(股關節)·무릎(膝)·후두골(後頭骨)은 양(陽·＋)에 속하고, 장골(腸骨)·어깨(肩)·발목(脚腕)·팔꿈치(肘)·천골(薦骨)은 음(陰·－)에 속한다.

위·아래의 두 골격을 동시에 관(觀)하고 있으면 교구(交媾)가 된다. 20체질별로 만들어 놓은 수련표대로 하면 된다.[3]

신체의 양쪽에 있는 골격은 같은 쪽에 있는 것끼리 교구하는 경우도 있고, 반대쪽의 것과 교차해서 교구하는 경우도 있다. 교차해서 교구해야 하는 곳은 '교차'라고 표시해 두었다. 예컨

---

3) 짝지어 표시해 둔 두 골격을 동시에 관(觀)하지 못하는 사람은 위에 적힌 골격이 아래에 적힌 골격을 비추어준다고 생각하면 된다. 차차로 잘 되면 두 곳을 동시에 볼 수 있다.

대 土에 속하는 측두골(側頭骨)과 장골(腸骨)의 경우 왼쪽 측두골(側頭骨)과 오른쪽 장골(腸骨)을 교구시키고, 오른쪽의 측두골(側頭骨)과 왼쪽의 장골(腸骨)을 교구시키는 것이다.

골격교구의 전체 수련 과정은 역시 눈을 감고 한다. 두 손은 자연스럽게 무릎 위에 엎어서 올려놓고 한다.(평안식[平安式]이라고 한다.)

끝나면 태극수인(太極手印)과 무극수인(無極手印)을 이어서 한 후 합장(合掌)하고 마친다. 수인(手印)은 반절 항에서 설명한 것과 같다.

4.2 체질별 골격교구(骨格交媾) 수련표

○ 水 - 相生 體質 골격교구표

| 水 -
土 +
측두골
側頭骨
장골
腸骨 | 교차 | 金 +
火 -
천골
薦骨
후두골
後頭骨 | 土 -
木 +
무릎
膝
팔꿈치
肘 | 교차 | 火 +
水 -
발목
脚腕
고관절
股關節 | 교차 | 木 -
金 +
손목
手腕
어깨
肩 | 교차 |

| 水 +
土 -
장골
腸骨
측두골
側頭骨 | 교차 | 金 -
火 +
후두골
後頭骨
천골
薦骨 | 土 +
木 -
팔꿈치
肘
무릎
膝 | 교차 | 火 -
水 +
고관절
股關節
발목
脚腕 | 교차 | 木 +
金 -
어깨
肩
손목
手腕 | 교차 |

| 水 +
土 -
장골
腸骨
측두골
側頭骨 | 교차 | 金 -
火 +
후두골
後頭骨
천골
薦骨 | 土 +
木 -
팔꿈치
肘
무릎
膝 | 교차 | 火 -
水 +
고관절
股關節
발목
脚腕 | 교차 | 木 +
金 -
어깨
肩
손목
手腕肩 | 교차 |

| 水 -
土 +
측두골
側頭骨
장골
腸骨 | 교차 | 金 +
火 -
천골
薦骨
후두골
後頭骨 | 土 -
木 +
무릎
膝
팔꿈치
肘 | 교차 | 火 +
水 -
발목
脚腕
고관절
股關節 | 교차 | 木 -
金 +
손목
手腕
어깨
肩 | 교차 |

太極手印
無極手印

○ 水-相剋 體質 골격교구표

| 水 -
土 +
측두골
側頭骨
장골
腸骨 | 교차 | 土 +
木 -
팔꿈치
肘
무릎
膝 | 교차 | 木 -
金 +
손목
手腕
어깨
肩 | 교차 | 金 +
火 -
천골
薦骨
후두골
後頭骨 | 교차 | 火 -
水 +
고관절
股關節
발목
脚腕 | 교차 |

| 水 +
土 -
장골
腸骨
측두골
側頭骨 | 교차 | 土 -
木 +
무릎
膝
팔꿈치
肘 | 교차 | 木 +
金 -
어깨
肩
손목
手腕 | 교차 | 金 -
火 +
후두골
後頭骨
천골
薦骨 | 교차 | 火 +
水 -
발목
脚腕
고관절
股關節 | 교차 |

| 水 +
土 -
장골
腸骨
측두골
側頭骨 | 교차 | 土 -
木 +
무릎
膝
팔꿈치
肘 | 교차 | 木 +
金 -
어깨
肩
손목
手腕 | 교차 | 金 -
火 +
후두골
後頭骨
천골
薦骨 | 교차 | 火 +
水 -
발목
脚腕
고관절
股關節 | 교차 |

| 水 -
土 +
측두골
側頭骨
장골
腸骨 | 교차 | 土 +
木 -
팔꿈치
肘
무릎
膝 | 교차 | 木 -
金 +
손목
手腕
어깨
肩 | 교차 | 金 +
火 -
천골
薦骨
후두골
後頭骨 | 교차 | 火 -
水 +
고관절
股關節
발목
脚腕 | 교차 |

太極手印
無極手印

○ 水 + 相生 體質 골격교구표

水 +	木 −	火 +	土 −	金 +
土 −	金 +	水 −	木 +	火 −
장골 腸骨	손목 手腕	발목 脚腕	무릎 膝	천골 薦骨
측두골 側頭骨	어깨 肩	고관절 股關節	팔꿈치 肘	후두골 後頭骨

(교차 between each pair)

水 −	木 +	火 −	土 +	金 −
土 +	金 −	水 +	木 −	火 +
측두골 側頭骨	어깨 肩	고관절 股關節	팔꿈치 肘	후두골 後頭骨
장골 腸骨	손목 手腕	발목 脚腕	무릎 膝	천골 薦骨

水 −	木 +	火 −	土 +	金 −
土 +	金 −	水 +	木 −	火 +
측두골 側頭骨	어깨 肩	고관절 股關節	팔꿈치 肘	후두골 後頭骨
장골 腸骨	손목 手腕	발목 脚腕	무릎 膝	천골 薦骨

水 +	木 −	火 +	土 −	金 +
土 −	金 +	水 −	木 +	火 −
장골 腸骨	손목 手腕	발목 脚腕	무릎 膝	천골 薦骨
측두골 側頭骨	어깨 肩	고관절 股關節	팔꿈치 肘	후두골 後頭骨

太極手印

無極手印

○ 水 + 相剋 體質 골격교구표

| 水 +
土 -
장골
腸骨
측두골
側頭骨 | 교차 | 火 -
水 +
고관절
股關節
발목
脚腕 | 교차 | 金 +
火 -
천골
薦骨
후두골
後頭骨 | 교차 | 木 -
金 +
손목
手腕
어깨
肩 | 교차 | 土 +
木 -
팔꿈치
肘
무릎
膝 | 교차 |

| 水 -
土 +
측두골
側頭骨
장골
腸骨 | 교차 | 火 +
水 -
발목
脚腕
고관절
股關節 | 교차 | 金 -
火 +
후두골
後頭骨
천골
薦骨 | 교차 | 木 +
金 -
어깨
肩
손목
手腕 | 교차 | 土 -
木 +
무릎
膝
팔꿈치
肘 | 교차 |

| 水 -
土 +
측두골
側頭骨
장골
腸骨 | 교차 | 火 +
水 -
발목
脚腕
고관절
股關節 | 교차 | 金 -
火 +
후두골
後頭骨
천골
薦骨 | 교차 | 木 +
金 -
어깨
肩
손목
手腕 | 교차 | 土 -
木 +
무릎
膝
팔꿈치
肘 | 교차 |

| 水 +
土 -
장골
腸骨
측두골
側頭骨 | 교차 | 火 -
水 +
고관절
股關節
발목
脚腕 | 교차 | 金 +
火 -
천골
薦骨
후두골
後頭骨 | 교차 | 木 -
金 +
손목
手腕
어깨
肩 | 교차 | 土 +
木 -
팔꿈치
肘
무릎
膝 | 교차 |

太極手印

無極手印

○ 火-相生 體質 골격교구표

火 - 水 + 고관절 股關節 발목 脚腕 [교차]	木 + 金 - 어깨 肩 손목 手腕 [교차]	水 - 土 + 측두골 側頭骨 장골 腸骨 [교차]	金 + 火 - 천골 薦骨 후두골 後頭骨 [교차]	土 - 木 + 무릎 膝 팔꿈치 肘 [교차]
火 + 水 - 발목 脚腕 고관절 股關節 [교차]	木 - 金 + 손목 手腕 어깨 肩 [교차]	水 + 土 - 장골 腸骨 측두골 側頭骨 [교차]	金 - 火 + 후두골 後頭骨 천골 薦骨 [교차]	土 + 木 - 팔꿈치 肘 무릎 膝 [교차]
火 + 水 - 발목 脚腕 고관절 股關節 [교차]	木 - 金 + 손목 手腕 어깨 肩 [교차]	水 + 土 - 장골 腸骨 측두골 側頭骨 [교차]	金 - 火 + 후두골 後頭骨 천골 薦骨 [교차]	土 + 木 - 팔꿈치 肘 무릎 膝 [교차]
火 - 水 + 고관절 股關節 발목 脚腕 [교차]	木 + 金 - 어깨 肩 손목 手腕 [교차]	水 - 土 + 측두골 側頭骨 장골 腸骨 [교차]	金 + 火 - 천골 薦骨 후두골 後頭骨 [교차]	土 - 木 + 무릎 膝 팔꿈치 肘 [교차]

太極手印

無極手印

○ 火-相剋 體質 골격교구표

火 −	水 +	土 −	木 +	金 −
水 +	土 −	木 +	金 −	火 +
고관절 股關節	장골 腸骨	무릎 膝	어깨 肩	후두골 後頭骨
발목 脚腕	측두골 側頭骨	팔꿈치 肘	손목 手腕	천골 薦骨

(교차)

火 +	水 −	土 +	木 −	金 +
水 −	土 +	木 −	金 +	火 −
발목 脚腕	측두골 側頭骨	팔꿈치 肘	손목 手腕	천골 薦骨
고관절 股關節	장골 腸骨	무릎 膝	어깨 肩	후두골 後頭骨

(교차)

火 +	水 −	土 +	木 −	金 +
水 −	土 +	木 −	金 +	火 −
발목 脚腕	측두골 側頭骨	팔꿈치 肘	손목 手腕	천골 薦骨
고관절 股關節	장골 腸骨	무릎 膝	어깨 肩	후두골 後頭骨

(교차)

火 −	水 +	土 −	木 +	金 −
水 +	土 −	木 +	金 −	火 +
고관절 股關節	장골 腸骨	무릎 膝	어깨 肩	후두골 後頭骨
발목 脚腕	측두골 側頭骨	팔꿈치 肘	손목 手腕	천골 薦骨

(교차)

太極手印

無極手印

○ 火 + 相生 體質 골격교구표

| 火 +
水 -
발목
脚腕
고관절
股關節 | 교차 | 土 -
木 +
무릎
膝
팔꿈치
肘 | 교차 | 金 +
火 -
천골
薦骨
후두골
後頭骨 | 水 -
土 +
측두골
側頭骨
장골
腸骨 | 교차 | 木 +
金 -
어깨
肩
손목
手腕 | 교차 |

| 火 -
水 +
고관절
股關節
발목
脚腕 | 교차 | 土 +
木 -
팔꿈치
肘
무릎
膝 | 교차 | 金 -
火 +
후두골
後頭骨
천골
薦骨 | 水 +
土 -
장골
腸骨
측두골
側頭骨 | 교차 | 木 -
金 +
손목
手腕
어깨
肩 | 교차 |

| 火 -
水 +
고관절
股關節
발목
脚腕 | 교차 | 土 +
木 -
팔꿈치
肘
무릎
膝 | 교차 | 金 -
火 +
후두골
後頭骨
천골
薦骨 | 水 +
土 -
장골
腸骨
측두골
側頭骨 | 교차 | 木 -
金 +
손목
手腕
어깨
肩 | 교차 |

| 火 +
水 -
발목
脚腕
고관절
股關節 | 교차 | 土 -
木 +
무릎
膝
팔꿈치
肘 | 교차 | 金 +
火 -
천골
薦骨
후두골
後頭骨 | 水 -
土 +
측두골
側頭骨
장골
腸骨 | 교차 | 木 +
金 -
어깨
肩
손목
手腕 | 교차 |

太極手印

無極手印

◯ 火+相剋 體質 골격교구표

火+	金-	木+	土-	水+
水-	火+	金-	木+	土-
발목 脚腕	후두골 後頭骨	어깨 肩	무릎 膝	장골 腸骨
고관절 股關節	천골 薦骨	손목 手腕	팔꿈치 肘	측두골 側頭骨

(교차)

火-	金+	木-	土+	水-
水+	火-	金+	木-	土+
고관절 股關節	천골 薦骨	손목 手腕	팔꿈치 肘	측두골 側頭骨
발목 脚腕	후두골 後頭骨	어깨 肩	무릎 膝	장골 腸骨

(교차)

火-	金+	木-	土+	水-
水+	火-	金+	木-	土+
고관절 股關節	천골 薦骨	손목 手腕	팔꿈치 肘	측두골 側頭骨
발목 脚腕	후두골 後頭骨	어깨 肩	무릎 膝	장골 腸骨

(교차)

火+	金-	木+	土-	水+
水-	火+	金-	木+	土-
발목 脚腕	후두골 後頭骨	어깨 肩	무릎 膝	장골 腸骨
고관절 股關節	천골 薦骨	손목 手腕	팔꿈치 肘	측두골 側頭骨

太極手印

無極手印

◯ 木 - 相生 體質 골격교구표

木 - 金 + 손목 手腕 어깨 肩	水 + 土 - 장골 腸骨 측두골 側頭骨	金 - 火 + 후두골 後頭骨 천골 薦骨	土 + 木 - 팔꿈치 肘 무릎 膝	火 - 水 + 고관절 股關節 발목 脚腕

교차 / 교차 / 교차 / 교차

木 + 金 - 어깨 肩 손목 手腕	水 - 土 + 측두골 側頭骨 장골 腸骨	金 + 火 - 천골 薦骨 후두골 後頭骨	土 - 木 + 무릎 膝 팔꿈치 肘	火 + 水 - 발목 脚腕 고관절 股關節

교차 / 교차 / 교차 / 교차

木 + 金 - 어깨 肩 손목 手腕	水 - 土 + 측두골 側頭骨 장골 腸骨	金 + 火 - 천골 薦骨 후두골 後頭骨	土 - 木 + 무릎 膝 팔꿈치 肘	火 + 水 - 발목 脚腕 고관절 股關節

교차 / 교차 / 교차 / 교차

木 - 金 + 손목 手腕 어깨 肩	水 + 土 - 장골 腸骨 측두골 側頭骨	金 - 火 + 후두골 後頭骨 천골 薦骨	土 + 木 - 팔꿈치 肘 무릎 膝	火 - 水 + 고관절 股關節 발목 脚腕

교차 / 교차 / 교차 / 교차

太極手印

無極手印

○ 木 - 相剋 體質 골격교구표

木 - 金 + 손목 手腕 어깨 肩	교차	金 + 火 - 천골 薦骨 후두골 後頭骨	火 - 水 + 고관절 股關節 발목 脚腕	교차	水 + 土 - 장골 腸骨 측두골 側頭骨	교차	土 - 木 + 무릎 膝 팔꿈치 肘	교차
木 + 金 - 어깨 肩 손목 手腕	교차	金 - 火 + 후두골 後頭骨 천골 薦骨	火 + 水 - 발목 脚腕 고관절 股關節	교차	水 - 土 + 측두골 側頭骨 장골 腸骨	교차	土 + 木 - 팔꿈치 肘 무릎 膝	교차
木 + 金 - 어깨 肩 손목 手腕	교차	金 - 火 + 후두골 後頭骨 천골 薦骨	火 + 水 - 발목 脚腕 고관절 股關節	교차	水 - 土 + 측두골 側頭骨 장골 腸骨	교차	土 + 木 - 팔꿈치 肘 무릎 膝	교차
木 - 金 + 손목 手腕 어깨 肩	교차	金 + 火 - 천골 薦骨 후두골 後頭骨	火 - 水 + 고관절 股關節 발목 脚腕	교차	水 + 土 - 장골 腸骨 측두골 側頭骨	교차	土 - 木 + 무릎 膝 팔꿈치 肘	교차

太極手印

無極手印

○ 木 + 相生 體質 골격교구표

木 + 金 - 어깨 肩 손목 手腕	교차	火 - 水 + 고관절 股關節 발목 脚腕	교차	土 - 木 + 무릎 膝 팔꿈치 肘	교차	金 - 火 + 후두골 後頭骨 천골 薦骨	교차	水 + 土 - 장골 腸骨 측두골 側頭骨	교차
木 - 金 + 손목 手腕 어깨 肩	교차	火 + 水 - 발목 脚腕 고관절 股關節	교차	土 + 木 - 팔꿈치 肘 무릎 膝	교차	金 + 火 - 천골 薦骨 후두골 後頭骨	교차	水 - 土 + 측두골 側頭骨 장골 腸骨	교차
木 - 金 + 손목 手腕 어깨 肩	교차	火 + 水 - 발목 脚腕 고관절 股關節	교차	土 + 木 - 팔꿈치 肘 무릎 膝	교차	金 + 火 - 천골 薦骨 후두골 後頭骨	교차	水 - 土 + 측두골 側頭骨 장골 腸骨	교차
木 + 金 - 어깨 肩 손목 手腕	교차	火 - 水 + 고관절 股關節 발목 脚腕	교차	土 - 木 + 무릎 膝 팔꿈치 肘	교차	金 - 火 + 후두골 後頭骨 천골 薦骨	교차	水 + 土 - 장골 腸骨 측두골 側頭骨	교차

太極手印

無極手印

○ 木+相剋 體質 골격교구표

木+ 金- 어깨 肩 손목 手腕	교차	土- 木+ 무릎 膝 팔꿈치 肘	교차	水+ 土- 장골 腸骨 측두골 側頭骨	교차	火- 水+ 고관절 股關節 발목 脚腕	교차	金+ 火- 천골 薦骨 후두골 後頭骨
木- 金+ 손목 手腕 어깨 肩	교차	土+ 木- 팔꿈치 肘 무릎 膝	교차	水- 土+ 측두골 側頭骨 장골 腸骨	교차	火+ 水- 발목 脚腕 고관절 股關節	교차	金- 火+ 후두골 後頭骨 천골 薦骨
木- 金+ 손목 手腕 어깨 肩	교차	土+ 木- 팔꿈치 肘 무릎 膝	교차	水- 土+ 측두골 側頭骨 장골 腸骨	교차	火+ 水- 발목 脚腕 고관절 股關節	교차	金- 火+ 후두골 後頭骨 천골 薦骨
木+ 金- 어깨 肩 손목 手腕	교차	土- 木+ 무릎 膝 팔꿈치 肘	교차	水+ 土- 장골 腸骨 측두골 側頭骨	교차	火- 水+ 고관절 股關節 발목 脚腕	교차	金+ 火- 천골 薦骨 후두골 後頭骨

太極手印

無極手印

○ 金-相生 體質 골격교구표

金- 火+	土+ 木-	火- 水+	木+ 金-	水- 土+
후두골 後頭骨	팔꿈치 肘	고관절 股關節	어깨 肩	측두골 側頭骨
천골 薦骨	무릎 膝	발목 脚腕	손목 手腕	장골 腸骨

(교차 / 교차 / 교차 / 교차)

金+ 火-	土- 木+	火+ 水-	木- 金+	水+ 土-
천골 薦骨	무릎 膝	발목 脚腕	손목 手腕	장골 腸骨
후두골 後頭骨	팔꿈치 肘	고관절 股關節	어깨 肩	측두골 側頭骨

(교차 / 교차 / 교차 / 교차)

金+ 火-	土- 木+	火+ 水-	木- 金+	水+ 土-
천골 薦骨	무릎 膝	발목 脚腕	손목 手腕	장골 腸骨
후두골 後頭骨	팔꿈치 肘	고관절 股關節	어깨 肩	측두골 側頭骨

(교차 / 교차 / 교차 / 교차)

金- 火+	土+ 木-	火- 水+	木+ 金-	水- 土+
후두골 後頭骨	팔꿈치 肘	고관절 股關節	어깨 肩	측두골 側頭骨
천골 薦骨	무릎 膝	발목 脚腕	손목 手腕	장골 腸骨

(교차 / 교차 / 교차 / 교차)

太極手印

無極手印

○ 金 - 相剋 體質 골격교구표

金 - 火 + 후두골 後頭骨 천골 薦骨	火 + 水 - 발목 脚腕 고관절 股關節 [교차]	水 - 土 + 측두골 側頭骨 장골 腸骨 [교차]	土 + 木 - 팔꿈치 肘 무릎 膝 [교차]	木 - 金 + 손목 手腕 어깨 肩 [교차]
金 + 火 - 천골 薦骨 후두골 後頭骨	火 - 水 + 고관절 股關節 발목 脚腕 [교차]	水 + 土 - 장골 腸骨 측두골 側頭骨 [교차]	土 - 木 + 무릎 膝 팔꿈치 肘 [교차]	木 + 金 - 어깨 肩 손목 手腕 [교차]
金 + 火 - 천골 薦骨 후두골 後頭骨	火 - 水 + 고관절 股關節 [교차] 발목 脚腕	水 + 土 - 장골 腸骨 [교차] 측두골 側頭骨	土 - 木 + 무릎 膝 [교차] 팔꿈치 肘	木 + 金 - 어깨 肩 [교차] 손목 手腕
金 - 火 + 후두골 後頭骨 천골 薦骨	火 + 水 - 발목 脚腕 [교차] 고관절 股關節	水 - 土 + 측두골 側頭骨 [교차] 장골 腸骨	土 + 木 - 팔꿈치 肘 [교차] 무릎 膝	木 - 金 + 손목 手腕 [교차] 어깨 肩

太極手印

無極手印

○ 金＋相生 體質 골격교구표

| 金＋
火－
천골
薦骨
후두골
後頭骨 | 水－
土＋
측두골
側頭骨
장골
腸骨 | 교차 | 木＋
金－
어깨
肩
손목
手腕 | 교차 | 火－
水＋
고관절
股關節
발목
脚腕 | 교차 | 土＋
木－
팔꿈치
肘
무릎
膝 | 교차 |

| 金－
火＋
후두골
後頭骨
천골
薦骨 | 水＋
土－
장골
腸骨
측두골
側頭骨 | 교차 | 木－
金＋
손목
手腕
어깨
肩 | 교차 | 火＋
水－
발목
脚腕
고관절
股關節 | 교차 | 土－
木＋
무릎
膝
팔꿈치
肘 | 교차 |

| 金－
火＋
후두골
後頭骨
천골
薦骨 | 水＋
土－
장골
腸骨
측두골
側頭骨 | 교차 | 木－
金＋
손목
手腕
어깨
肩 | 교차 | 火＋
水－
발목
脚腕
고관절
股關節 | 교차 | 土－
木＋
무릎
膝
팔꿈치
肘 | 교차 |

| 金＋
火－
천골
薦骨
후두골
後頭骨 | 水－
土＋
측두골
側頭骨
장골
腸骨 | 교차 | 木＋
金－
어깨
肩
손목
手腕 | 교차 | 火－
水＋
고관절
股關節
발목
脚腕 | 교차 | 土＋
木－
팔꿈치
肘
무릎
膝 | 교차 |

太極手印

無極手印

○ 金＋相剋 體質 골격교구표

| 金＋
火－
천골
薦骨
후두골
後頭骨 | 木－
金＋
손목
手腕
어깨
肩 | 교차 | 土＋
木－
팔꿈치
肘
무릎
膝 | 교차 | 水－
土＋
측두골
側頭骨
장골
腸骨 | 교차 | 火＋
水－
발목
脚腕
고관절
股關節 | 교차 |

| 金－
火＋
후두골
後頭骨
천골
薦骨 | 木＋
金－
어깨
肩
손목
手腕 | 교차 | 土－
木＋
무릎
膝
팔꿈치
肘 | 교차 | 水＋
土－
장골
腸骨
측두골
側頭骨 | 교차 | 火－
水＋
고관절
股關節
발목
脚腕 | 교차 |

| 金－
火＋
후두골
後頭骨
천골
薦骨 | 木＋
金－
어깨
肩
손목
手腕 | 교차 | 土－
木＋
무릎
膝
팔꿈치
肘 | 교차 | 水＋
土－
장골
腸骨
측두골
側頭骨 | 교차 | 火－
水＋
고관절
股關節
발목
脚腕 | 교차 |

| 金＋
火－
천골
薦骨
후두골
後頭骨 | 木－
金＋
손목
手腕
어깨
肩 | 교차 | 土＋
木－
팔꿈치
肘
무릎
膝 | 교차 | 水－
土＋
측두골
側頭骨
장골
腸骨 | 교차 | 火＋
水－
발목
脚腕
고관절
股關節 | 교차 |

太極手印

無極手印

○ 土 - 相生 體質 골격교구표

土 -	火 +	木 -	水 +	金 -
木 +	水 -	金 +	土 -	火 +
무릎 膝	발목 脚腕	손목 手腕	장골 腸骨	후두골 後頭骨
팔꿈치 肘	고관절 股關節	어깨 肩	측두골 側頭骨	천골 薦骨

(교차) (교차) (교차) (교차)

土 +	火 -	木 +	水 -	金 +
木 -	水 +	金 -	土 +	火 -
팔꿈치 肘	고관절 股關節	어깨 肩	측두골 側頭骨	천골 薦骨
무릎 膝	발목 脚腕	손목 手腕	장골 腸骨	후두골 後頭骨

(교차) (교차) (교차) (교차)

土 +	火 -	木 +	水 -	金 +
木 -	水 +	金 -	土 +	火 -
팔꿈치 肘	고관절 股關節	어깨 肩	측두골 側頭骨	천골 薦骨
무릎 膝	발목 脚腕	손목 手腕	장골 腸骨	후두골 後頭骨

(교차) (교차) (교차) (교차)

土 -	火 +	木 -	水 +	金 -
木 +	水 -	金 +	土 -	火 +
무릎 膝	발목 脚腕	손목 手腕	장골 腸骨	후두골 後頭骨
팔꿈치 肘	고관절 股關節	어깨 肩	측두골 側頭骨	천골 薦骨

(교차) (교차) (교차) (교차)

太極手印

無極手印

○ 土 - 相剋 體質 골격교구표

土 -	木 +	金 -	火 +	水 -
木 +	金 -	火 +	水 -	土 +
무릎 膝	어깨 肩	후두골 後頭骨	발목 脚腕	측두골 側頭骨
팔꿈치 肘 [교차]	손목 手腕 [교차]	천골 薦骨 [교차]	고관절 股關節 [교차]	장골 腸骨 [교차]

土 +	木 -	金 +	火 -	水 +
木 -	金 +	火 -	水 +	土 -
팔꿈치 肘	손목 手腕	천골 薦骨	고관절 股關節	장골 腸骨
무릎 膝 [교차]	어깨 肩 [교차]	후두골 後頭骨 [교차]	발목 脚腕 [교차]	측두골 側頭骨 [교차]

土 +	木 -	金 +	火 -	水 +
木 -	金 +	火 -	水 +	土 -
팔꿈치 肘	손목 手腕	천골 薦骨	고관절 股關節	장골 腸骨
무릎 膝 [교차]	어깨 肩 [교차]	후두골 後頭骨 [교차]	발목 脚腕 [교차]	측두골 側頭骨 [교차]

土 -	木 +	金 -	火 +	水 -
木 +	金 -	火 +	水 -	土 +
무릎 膝	어깨 肩	후두골 後頭骨	발목 脚腕	측두골 側頭骨
팔꿈치 肘 [교차]	손목 手腕 [교차]	천골 薦骨 [교차]	고관절 股關節 [교차]	장골 腸骨 [교차]

太極手印

無極手印

○ 土+相生 體質 골격교구표

土+ 木- 팔꿈치 肘 무릎 膝	교차	金- 火+ 후두골 後頭骨 천골 薦骨	교차	水+ 土- 장골 腸骨 측두골 側頭骨	교차	木- 金+ 손목 手腕 어깨 肩	교차	火+ 水- 발목 脚腕 고관절 股關節	교차
土- 木+ 무릎 膝 팔꿈치 肘	교차	金+ 火- 천골 薦骨 후두골 後頭骨	교차	水- 土+ 측두골 側頭骨 장골 腸骨	교차	木+ 金- 어깨 肩 손목 手腕	교차	火- 水+ 고관절 股關節 발목 脚腕	교차
土- 木+ 무릎 膝 팔꿈치 肘	교차	金+ 火- 천골 薦骨 후두골 後頭骨	교차	水- 土+ 측두골 側頭骨 장골 腸骨	교차	木+ 金- 어깨 肩 손목 手腕	교차	火- 水+ 고관절 股關節 발목 脚腕	교차
土+ 木- 팔꿈치 肘 무릎 膝	교차	金- 火+ 후두골 後頭骨 천골 薦骨	교차	水+ 土- 장골 腸骨 측두골 側頭骨	교차	木- 金+ 손목 手腕 어깨 肩	교차	火+ 水- 발목 脚腕 고관절 股關節	교차

太極手印

無極手印

○ 土 + 相剋 體質 골격교구표

土 +	水 -	火 +	金 -	木 +
木 -	土 +	水 -	火 +	金 -
팔꿈치 肘	측두골 側頭骨	발목 脚腕	후두골 後頭骨	어깨 肩
무릎 膝	장골 腸骨	고관절 股關節	천골 薦骨	손목 手腕

(교차)

土 -	水 +	火 -	金 +	木 -
木 +	土 -	水 +	火 -	金 +
무릎 膝	장골 腸骨	고관절 股關節	천골 薦骨	손목 手腕
팔꿈치 肘	측두골 側頭骨	발목 脚腕	후두골 後頭骨	어깨 肩

(교차)

土 -	水 +	火 -	金 +	木 -
木 +	土 -	水 +	火 -	金 +
무릎 膝	장골 腸骨	고관절 股關節	천골 薦骨	손목 手腕
팔꿈치 肘	측두골 側頭骨	발목 脚腕	후두골 後頭骨	어깨 肩

(교차)

土 +	水 -	火 +	金 -	木 +
木 -	土 +	水 -	火 +	金 -
팔꿈치 肘	측두골 側頭骨	발목 脚腕	후두골 後頭骨	어깨 肩
무릎 膝	장골 腸骨	고관절 股關節	천골 薦骨	손목 手腕

(교차)

太極手印

無極手印

제5장

수인과 혈위교구를 결합한 병증별 치유

5.1 수인(手印) 수련법

앞서 언급한 대로 질병을 일으키는 요인인 사기(邪氣)도 오행의 구조로 짜여 있고 그 운기방향(運氣方向)은 수렴형인 '-' 아니면 발산형인 '+'로 되어 있다. 질병을 없애고자 한다면 내 몸의 정기(正氣) 가운데서 해당되는 사기에 상극(相剋)이 되는 기운을 가해주면 되는 것이다.

그럼 내 몸의 정기(正氣)에 어떠한 방법으로 사기(邪氣)와 상극이 되는 기운을 만들어낼까? 그 방법은 참으로 간단하다. 바로 수인(手印)을 짓는 것으로 각기 오행의 기운을 만들어낼 수가 있는 것이다.

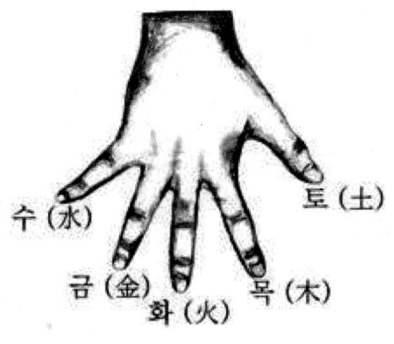

○ 각 손가락에 해당하는 오행

위 그림과 같이 손가락에 따라 오행이 각기 다르다. 엄지손가락은 土, 집게손가락은 木, 가운데손가락은 火, 넷째 손가락은 金, 새끼손가락은 水이다. 각기 한 가지씩의 수인을 만들 때는 木, 火, 金, 水에 해당하는 손가락의 손톱이 있는 끝마디에 엄지손가락을 올려놓으면 각각 木·火·金·水 수인이 지어지고, 土는 엄지손가락을 먼저 접은 다음에 나머지 네 손가락으로 주먹 쥐듯이 감싸면 土 수인이 지어진다. 그런데 본 책에 밝혀 놓은 수인은 동시에 두 가지씩을 겸하는 수인이다. 만드는 요령은 같다. 木·火·金·水 중에서 둘씩을 선택해서 엄지를 동시에 올려놓으면 되고, 土가 포함되어 있을 때는 엄지로 木·火·金·水를 먼저 만든 다음에 나머지 손가락으로 엄지를 감싸면 된다. 이렇게 만든 수인을 어느 수인(手印)이든 손등을 하늘로 향하게 하면 '+'인 '양(陽)'이고 손바닥이 하늘을 보게 하면 '-'인 '음(陰)'의 수인이 되는 것이다. 이렇게 수인(手印)으로 각기 오행(五行) 성질의 정기(正氣)를 만든 다음 질병을 치료하는 해당 혈자리를 의념(意念)으로 교구(交媾)를 시키면(이를 혈위교구[穴位交媾]라고 한다) 몸속의 사기(邪氣)가 본신의 정기(正氣)의 힘에 눌려 빠져나가게 되는 것이다. 혈위교구와 오행수인을 동시에 하는 단계를 마치면 이어서 음양수인(陰陽手印), 태극수인(太極手印), 무극수인(無極手印)을 차례대로 한 다음 합장하고 마치면 된다.

* "5.2 혈위교구와 수인을 결합한 병증별 치유"편에서 주요

병증별로 치료 처방을 밝혀 놓는다. 각기 교구할 혈자리와 수인에 따라 해당 치료 항목 밑에 혈자리 그림을 첨부하고 혈자리를 설명하여 쉽게 실행할 수 있도록 했다.

'교구시킨다' 함은 두 곳의 기운을 섞는다는 뜻이다. 시작할 때 눈을 감고 두 곳을 연결하여 의념하면 두 곳의 기운이 섞여 정기(正氣)가 만들어진다. 교구할 혈자리는 각기 두 벌씩이다.

몸의 정 중앙에 있는 혈자리를 제외하고는 모두 좌우 두 곳에 혈이 있다. 중앙에 있는 한 곳과 좌우에 대칭으로 있는 두 곳을 교구시킬 때는 그 한 곳과 두 곳을 마음속으로 동시에 연결한 다음 연결된 세 혈자리만 동시에 관(觀 : 본다)하고 있으면 된다.

두 곳씩이면서 한 쪽은 두부(頭部 : 목의 위쪽)에 있고 다른 한 쪽은 목의 아래에 있으면, 각각 반대편 쪽에 있는 혈자리와 좌우 대각선(교차)으로 연결하여 교구시킨다. 각 수련표의 맨 앞 총표의 해당되는 두 혈자리 명칭 밑에 [교차]라고 표시해 두었다. 이 원리에 의거해서 해당되는 혈자리는 좌우 대각선으로 교차해서 관(觀 : 본다)하기 바란다.

상호 교구시키는 혈자리는 계속해서 보고 있는 것이 아니라 처음에 연결하여 입력해 두고 고요히 앉아 있으면 교구된다. 교구는 오행수인을 할 때만 한다. 오행수인을 잡은 채로 ①번의 혈자리를 교구시켜서 사기가 어느 정도 빠져나갔다 싶으면 ②번의 혈자리를 교구시킨다. 또 어느 정도 사기가 빠져나가면 교구와 수인을 마치고, 이때부터는 음양수인, 태극수인, 무극수인만 차례로 한다. 각 단계의 수인을 충분히 한 다음에 합장하고 마친다.

수인(手印)은 네 가지를 단계별로 한다.

오행수인→ 음양수인 → 태극수인 → 무극수인
(五行手印) (陰陽手印) (太極手印) (無極手印)

'이명·이롱Ⅰ[耳鳴·耳聾Ⅰ]'의 병증을 예로 들어 혈위교구와 수인법 처방을 소개하면 다음과 같다.

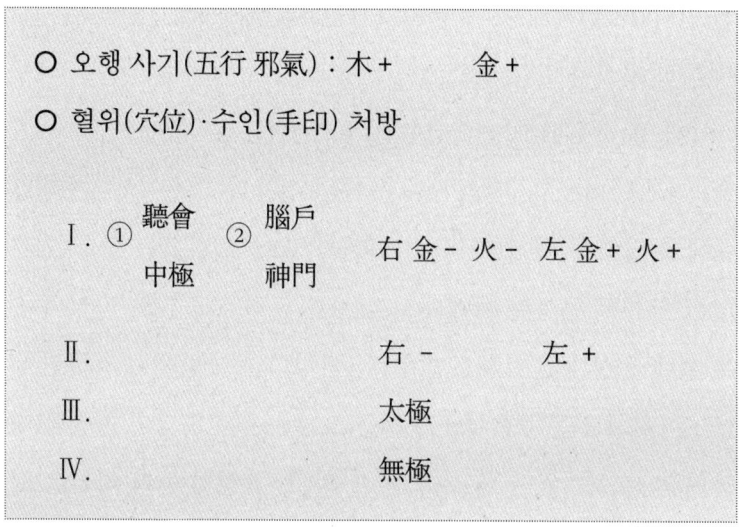

'이명·이롱Ⅰ[耳鳴·耳聾Ⅰ]'에 해당하는 오행(五行) 사기(邪氣)는 '〈木+ 金+〉'이다. 이를 제거하는 데 사용하는 혈위는 ① 청회(聽會)·중극(中極), ②뇌호(腦戶)·신문(神門)이고, 사기를 극해주는 수인은 '〈右 金- 火-, 左 金+ 火+〉'이다.

내 몸에 '〈木+ 金+〉' 사기(邪氣)가 들어와 '이명·이롱Ⅰ[耳鳴·耳聾Ⅰ]'의 병증이 생겨난 것이므로 이 사기와 상극이 되는 바른 기운을 만들어주면 병이 치료된다.

이 사기와 상극이 되는 내 몸의 정기를 만들어내기 위해서 먼저 Ⅰ단계의 오행수인(五行手印) '〈右 金 - 火 -, 左 金 + 火 +〉'를 잡고 눈을 감은 채로 ①번에 있는 혈자리를 교구시킨다. 사기(邪氣)가 어느 정도 머리 위로 빠져나갔다고 느껴지면 이어서 ②번 혈자리를 교구시킨다. 사기가 빠져나가는 위치는 사람마다 다르나 초보자는 주로 정수리나 목 뒤의 견정혈로 사기의 빠져나감을 인지(認知)하게 된다. 빠져나가는 시간과 느끼는 방식은 사람에 따라 차이가 있다.

이때 동시에 행하는 오행수인(五行手印)은 〈右 金 - 火 -, 左 金 + 火 +〉이므로 '〈金, 火〉' 수인을 만든다. '〈金, 火〉' 수인은 金에 해당하는 약지(넷째 손가락)와 火에 해당하는 중지(가운뎃손가락)를 구부린 상태에서 엄지를 굽혀서 중지와 약지의 손톱 위에 동시에 올려놓으면 된다.(처방마다 그림을 참조하면 된다.) 이렇게 만든 〈金, 火〉 수인을 오른손은 손바닥이 하늘을 향하게 해서 〈右 金 - 火 -〉가 되게 하고, 왼손 손등이 하늘을 향하게 해서 〈左 金 + 火 +〉가 되게 한다. 오행수인을 한 상태에서 혈자리 교구를 통해 사기가 빠져나갔다고 느껴지면, Ⅱ단계의 음양수인(陰陽手印) '〈右 - 左 +〉'로 바꾼다. 음양수인부터 혈위교구는 하지 않고 수인만 한다. 기감(氣感)이 좋은 사람은 이동 시기를 잡기가 용이하지만, 느낌이 약한 사람은 충분하다고 느껴지는 만큼 시간을 조절해서 하고 다음 단계로 넘어가면 된다.

같은 요령으로 Ⅲ단계의 태극수인(太極手印)과 Ⅳ단계의 무극수인(無極手印)을 차례로 한 다음 가슴 앞에 두 손을 모으고(合掌) 끝낸다.

'이명·이롱Ⅰ[耳鳴·耳聾Ⅰ]' 병증 처방 수인에 필요한 오행수인(五行手印) → 음양수인(陰陽手印) → 태극수인(太極手印) → 무극수인(無極手印)은 아래 사진과 같다.

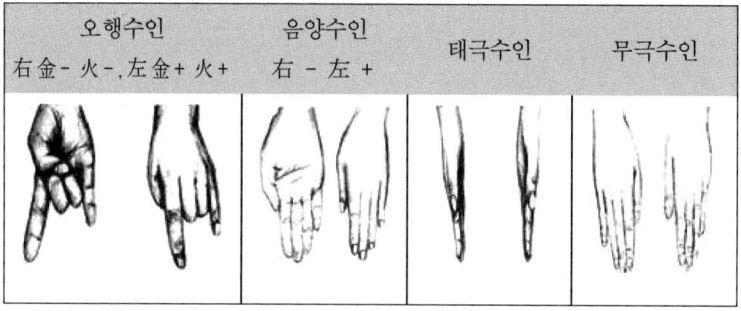

| 오행수인
右金- 火-, 左金+ 火+ | 음양수인
右 - 左 + | 태극수인 | 무극수인 |

오행수인이든 음양수인이든 수인은 항상 오른손을 기준 삼고 왼손은 오른손과 음양만 다르게 한다. 즉, 오른손이 음이면 왼손은 양으로 하고, 오른손이 양이면 왼손은 음으로 한다. 바뀌지 않도록 조심해야 한다. 틀리게 하면 도움이 안 되거나 다른 사기가 생길 수 있기 때문이다. 수련표에 오른손은 '右'(우), 왼손은 '左'(좌)로 표기하였다.

5.2 혈위교구와 수인을 결합한 병증별 치유에 주로 나오는 오행수인법은 아래와 같다.

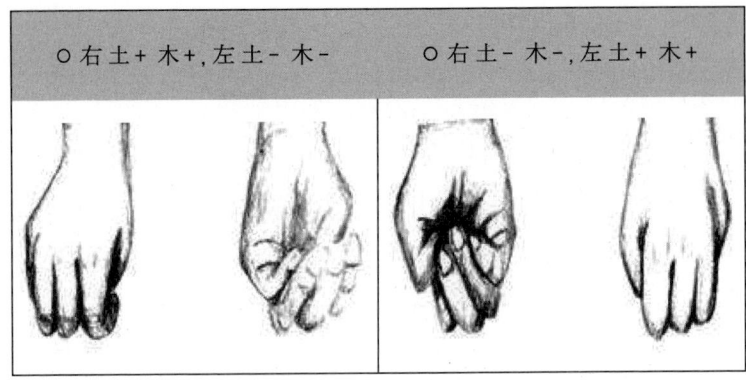

○ 右土＋木＋, 左土－木－　　○ 右土－木－, 左土＋木＋

　병증을 치료하는 수인이 〈右 土＋ 木＋, 左 土－ 木－〉이든 〈右 土－ 木－, 左 土＋ 木＋〉이든 모두 먼저 〈土, 木〉 수인을 만든다. 〈土 木〉 수인은 먼저 오행의 木에 해당하는 검지(집게)손가락을 구부린 상태에서 엄지를 굽혀서 검지의 손톱 위에 올려놓은 다음, 나머지 세 손가락(중지·약지·새끼손가락)으로 엄지를 감싼 채로 주먹을 쥔다. 손등이 하늘을 향하게 하면 陽(＋ : 발산형)이고, 반대로 손바닥이 하늘을 향하게 하면 陰(－ : 수렴형)이 된다.

　오른손 손등이 하늘을 향하게 하면 〈右 土＋ 木＋〉가 되고, 반대로 손바닥이 하늘을 향하게 하면 〈右 土－ 木－〉가 된다. 똑같은 수인을 짓되 왼손 손바닥이 하늘을 향하게 하면 〈左 土－ 木－〉가 되고, 반대로 왼손 손등이 하늘을 향하게 하면 〈左 土＋ 木＋〉가 되는 것이다.

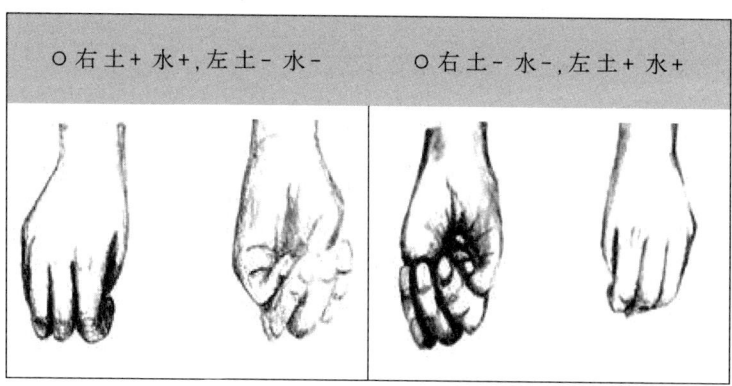

○ 右土＋ 水＋, 左土－ 水－　　○ 右土－ 水－, 左土＋ 水＋

　병증을 치료하는 수인이 〈右 土＋ 水＋, 左 土－ 水－〉이든 〈右 土－ 水－, 左 土＋ 水＋〉이든 모두 먼저 〈土, 水〉 수인을 만든다.

　〈土, 水〉 수인은 먼저 오행의 水에 해당하는 새끼손가락을 구부린 상태에서 엄지를 굽혀서 새끼손가락의 손톱 위에 올려놓은 다음 나머지 세 손가락(검지·중지·약지손가락)을 모아 엄지를 감싸 쥔다. 이렇게 해서 만든 수인을 손등이 하늘을 향하게 하면 陽(＋ : 발산형)이고, 반대로 손바닥이 하늘을 향하게 하면 陰(－ : 수렴형)이 된다.

　오른손 손등이 하늘을 향하게 하면 〈右 土＋ 水＋〉가 되고, 반대로 오른손 손바닥이 하늘을 향하게 하면 〈右 土－ 水－〉가 된다. 똑같은 수인을 짓되 왼손 손바닥이 하늘을 향하게 하면 〈左 土－ 水－〉가 되고, 반대로 왼손 손등이 하늘을 향하게 하면 〈左 土＋ 水＋〉가 된다.

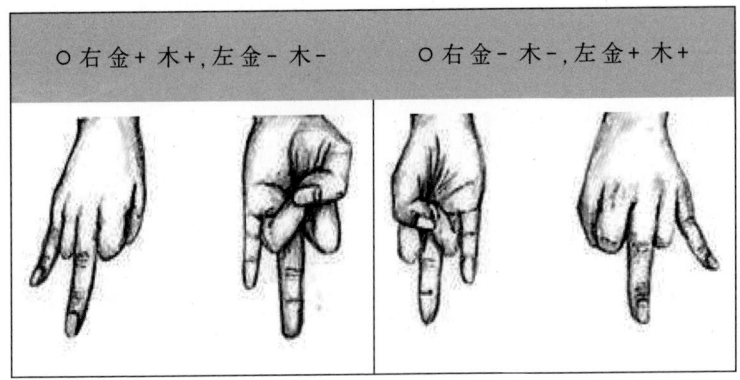

○ 右金+ 木+, 左金- 木-   ○ 右金- 木-, 左金+ 木+

병증을 치료하는 수인이 〈右 金+ 木+, 左 金- 木-〉이든 〈右 金- 木-, 左 金+ 木+〉이든 모두 먼저 〈金, 木〉 수인을 만든다.

〈金, 木〉 수인은 먼저 오행의 金에 해당하는 약지와 오행의 木에 해당하는 검지를 구부린 상태에서 엄지를 굽혀서 약지(넷째 손가락)와 검지(집게)손가락의 손톱 위에 올려놓고 나머지 손가락은 쪽 편다. 손등이 하늘을 향하게 하면 陽(+ : 발산형)이고, 반대로 손바닥이 하늘을 향하게 하면 陰(- : 수렴형)이 된다.

오른손 손등이 하늘을 향하게 하면 〈右 金+ 木+〉가 되고, 반대로 오른손 손바닥이 하늘을 향하게 하면 〈右 金- 木-〉가 된다. 똑같은 수인을 짓되 왼손 손바닥이 하늘을 향하게 하면 〈左 金- 木-〉가 되고, 반대로 왼손 손등이 하늘을 향하게 하면 〈左 金+ 木+〉가 된다.

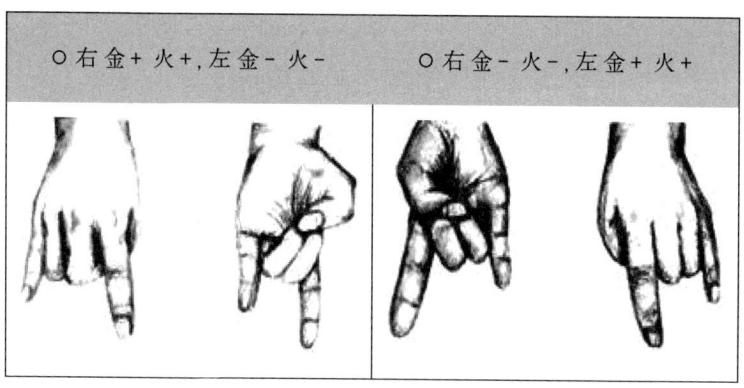

○ 右金＋火＋, 左金－火－　　　○ 右金－火－, 左金＋火＋

  병증을 치료하는 수인이 〈右金＋火＋, 左金－火－〉이든 〈右金－火－, 左金＋火＋〉이든 모두 먼저 〈金, 火〉수인을 만든다.

  〈金, 火〉수인은 먼저 오행의 金에 해당하는 약지(넷째 손가락)와 오행의 火에 해당하는 중지(가운뎃손가락)를 구부린 상태에서 엄지를 굽혀서 중지와 약지의 손톱 위에 올려놓는다. 이것을 손등이 하늘을 향하게 하면 陽(＋: 발산형)이고, 반대로 손바닥이 하늘을 향하게 하면 陰(－: 수렴형)이 된다.

  오른손 손등이 하늘을 향하게 하면 〈右金＋火＋〉가 되고, 반대로 오른손 손바닥이 하늘을 향하게 하면 〈右金－火－〉가 된다. 똑같은 수인을 짓되 왼손 손바닥이 하늘을 향하게 하면 〈左金－火－〉가 되고 반대로 왼손 손등이 하늘을 향하게 하면 〈左金＋火＋〉가 된다.

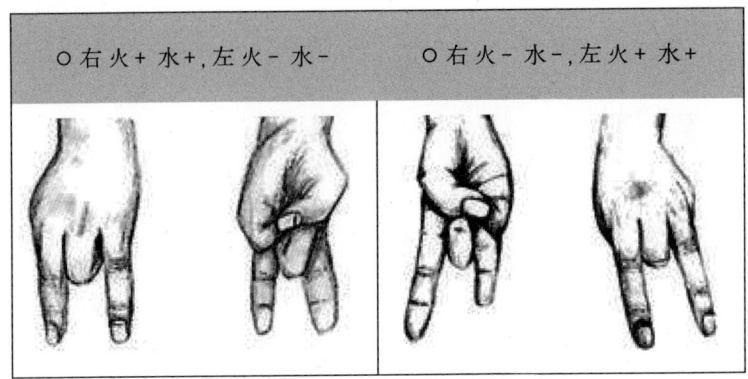

병증을 치료하는 수인이 〈右 火 + 水 +, 左 火 - 水 -〉이든 〈右 火 - 水 -, 左 火 + 水 +〉이든 모두 먼저 〈火, 水〉 수인을 만든다.

〈火, 水〉 수인은 먼저 오행의 火에 해당하는 중지(가운뎃손가락)와 오행의 水에 해당하는 새끼손가락을 구부린 상태에서 엄지를 굽혀서 중지와 약지의 손톱 위에 올려놓는다. 그리고 손등이 하늘을 향하게 하면 陽(+ : 발산형)이고, 반대로 손바닥이 하늘을 향하게 하면 陰(- : 수렴형)이 된다.

오른손 손등이 하늘을 향하게 하면 〈右 火 + 水 +〉가 되고, 반대로 오른손 손바닥이 하늘을 향하게 하면 〈右 火 - 水 -〉가 된다. 똑같은 수인을 짓되 왼손 손바닥이 하늘을 향하게 하면 〈左 火 - 水 -〉가 되고 반대로 왼손 손등이 하늘을 향하게 하면 〈左 火 + 水 +〉가 된다.

○ 음양수인(陰陽手印)·태극수인(太極手印)·무극수인(無極手印)

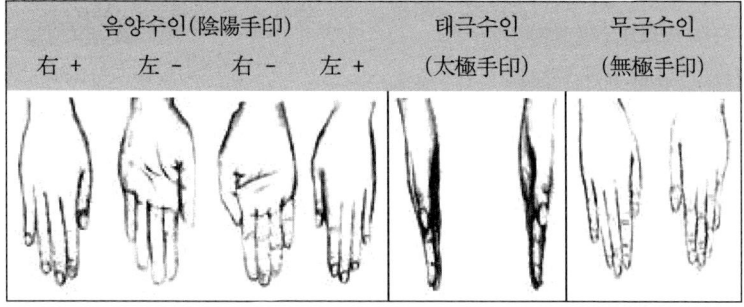

음양수인은 손가락을 쭉 펴서 나란히 모으면 된다. 모아 펴서 무릎 위에 올려놓고 손등이 하늘을 향하게 하면 陽(+)이 되고, 손바닥이 하늘을 향하게 하면 陰(-)이 된다.

태극수인은 쭉 펴서 나란히 모은 손바닥을 각각 양쪽 무릎 위에 세워서 두 손바닥을 서로 마주 보게 하는 것이다.

무극수인은 쭉 편 두 손바닥을 모두 엎어서 각각 양쪽 무릎 위에 올려놓는 것이다.

5.2 혈위교구와 수인을 결합한 병증별 치유

※ 동일한 질병임에도 각기 다른 처방전이 두세 개 있는 경우에는 '운기방향 테스트'를 해서 Ⅰ, Ⅱ나 Ⅰ, Ⅱ, Ⅲ 가운데 어느 것에 해당하는지를 가려서 선택한다(오른손 바닥을 수련표 위에 올려놓고 테스트 한다).

1. 이명·이롱 Ⅰ [耳鳴·耳聾 Ⅰ]

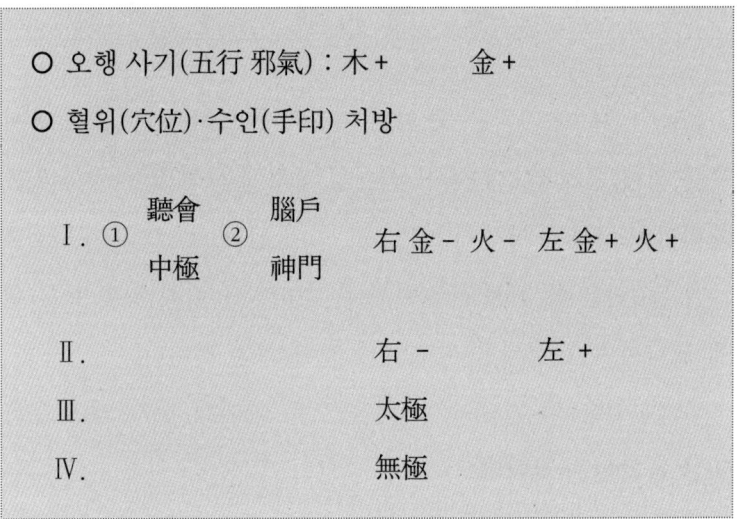

○ 혈위 Ⅰ (穴位 : 혈자리)

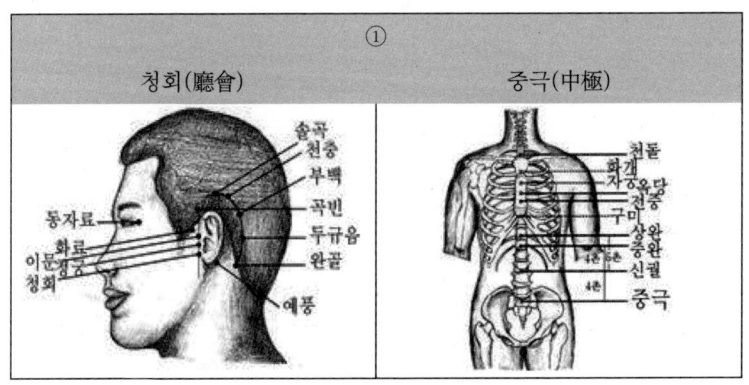

- 청회(聽會) : 입을 벌리면 귀젖이 밑으로 끊기는 곳의 바깥쪽에 우묵한 곳이 생긴다. 여기가 청회(聽會)이다. 담경(膽經)에 속함.
- 중극(中極) : 배꼽 아래 4촌(寸) 거리에 있다. 곡골(曲骨) 위 1촌 거리이다. 임맥(任脈)에 속함.

  ※ 촌(寸)과 치는 길이의 단위로 '촌(寸)'은 한자어이고 '치'는 한글이다. 1촌(寸), 즉 1치의 길이는 사람의 몸의 크기와 신체 각 부위의 길이에 따라 다르지만 2.2cm를 기준으로 삼아 증감하면 된다.

○ 혈위Ⅱ(穴位 : 혈자리)

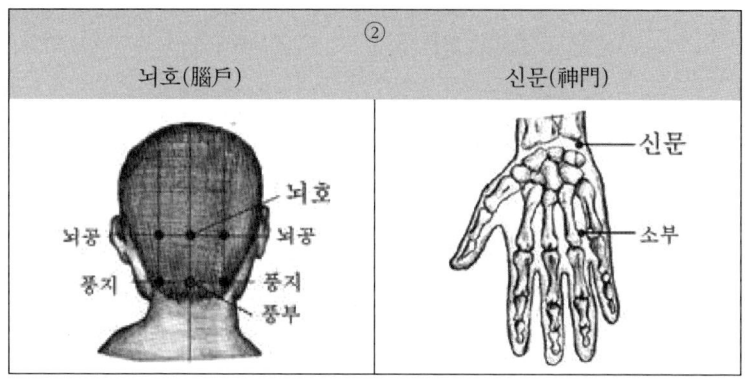

- 뇌호(腦戶) : 풍부(風府)혈의 바로 위 1.5촌. 풍부(風府)는 후발제(後髮際 : 목 뒤 머리털이 끝나는 부분을 말함)의 정중앙 바로 위 1촌 거리에 있다. 후발제(後髮際)로부터는 2.5촌이 된다. 뒤통수 울퉁불퉁한 뼈의 위쪽 중심에 해당한다. 독맥(督脈)에 속함.

• 신문(神門) : 손바닥을 위로 하였을 때 손목에 생기는 가로무늬의 안쪽(새끼손가락 안쪽 선을 타고 올라가서 만나는 곳)에 있다. 손목에 가로무늬가 두 줄 있는데 위쪽 것에 있다. 심경(心經)에 속함.

2. 이명·이롱Ⅱ [耳鳴·耳聾Ⅱ]

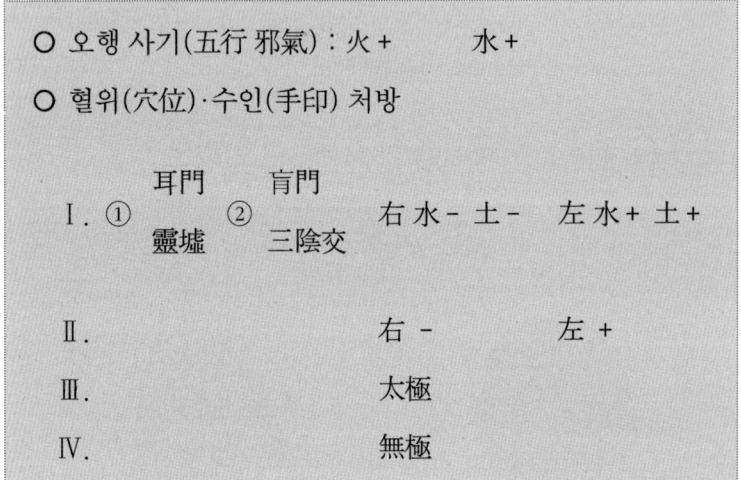

○ 혈위Ⅰ(穴位 : 혈자리)

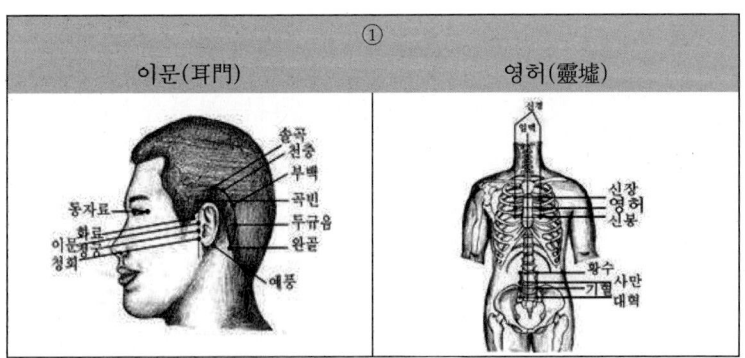

- 이문(耳門) : 귀젖 앞 위쪽에 있다. 입을 딱 벌렸을 때 귀불이 위쪽으로 끊기는 곳 바깥쪽에 나타나는 오목한 곳(함요처[陷要處])이다. 삼초경(三焦經)에 속함.
- 영허(靈墟) : 가슴의 흉골 정중선 양옆 2촌 거리의 제3, 4 갈비뼈 사이에 있다. 신경(腎經)에 속함.

○ 혈위 Ⅱ(穴位 : 혈자리)

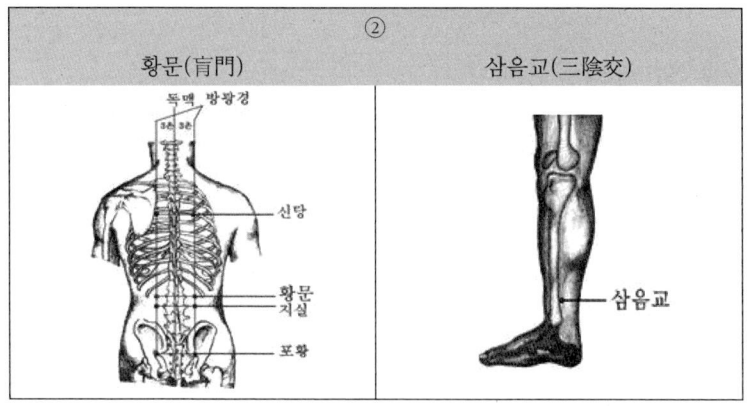

- 황문(肓門) : 제1요추 극돌기 아래(제1, 2요추 사이)에 있는 현추(懸樞)혈의 양옆 3촌 거리에 있다. 방광경(膀胱經)에 속함.
- 삼음교(三陰交) : 다리의 안쪽 복숭아뼈 중앙으로부터 곧게 3촌 위(뼈 뒤)에 있다. 이때 3촌은 자기의 엄지손가락을 제외한 네 손가락을 붙인 폭에 해당한다. 비경(脾經)에 속함.

3. 이명·이롱Ⅲ [耳鳴·耳聾Ⅲ]

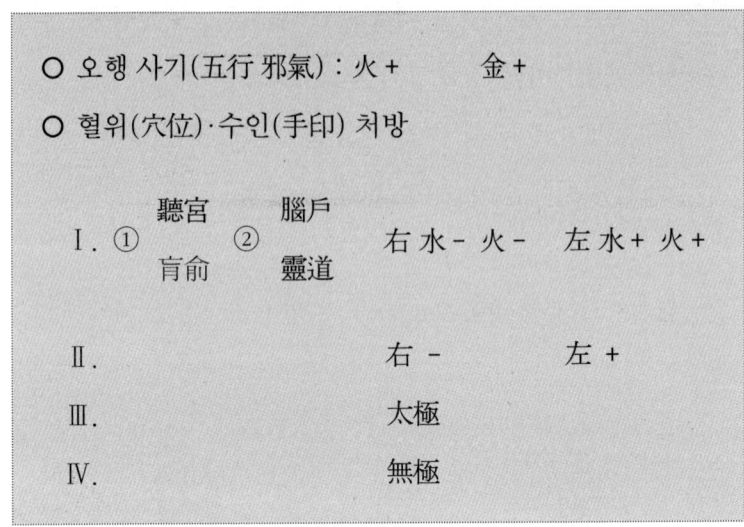

○ 혈위Ⅰ(穴位 : 혈자리)

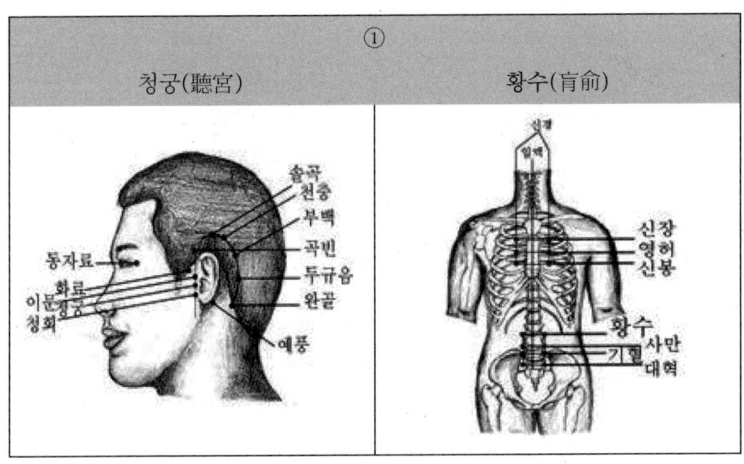

- 청궁(聽宮) : 입을 쫙 벌렸을 때 귀젖의 가운데 앞쪽의 오목한 곳이다. 소장경(小腸經)에 속함.

- 황수(肓俞)[4] : 배꼽 양옆 1촌 거리에 있다. 신경(腎經)에 속함.

O 혈위Ⅱ(穴位 : 혈자리)

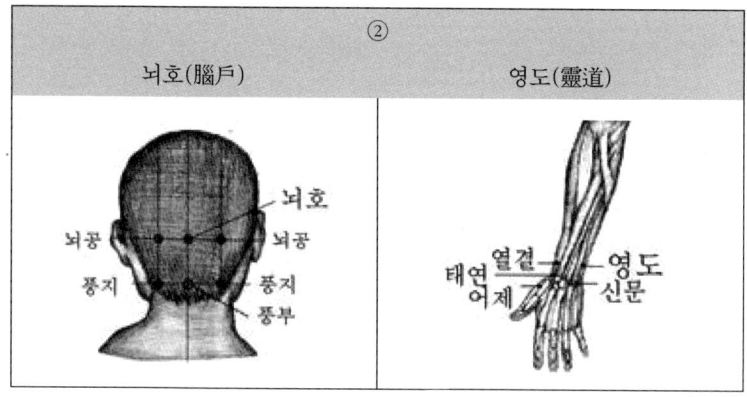

- 뇌호(腦戶) : 풍부(風府)혈의 바로 위 1.5촌. 풍부(風府)는 후발제(後髮際 : 목 뒤 머리털이 끝나는 부분을 말함)의 정중앙 바로 위 1촌 거리에 있다. 후발제(後髮際)로부터는 2.5촌이 된다. 뒤통수 울퉁불퉁한 뼈의 위쪽 중심에 해당한다. 독맥(督脈)에 속함.
- 영도(靈道) : 신문(神門)으로부터 바로 1.5촌 거리에 있다. 심경(心經)에 속함.

---

4) 혈위(穴位 : 혈자리)에 관한 학문은 '俞穴學'이라 하고 '수혈학'이라고 읽는다. 혈위 명칭 가운데 있는 '俞'자도 당연히 '수'라고 읽어야 옳다. 예컨대 '肓俞'·'腎俞' 등은 '황수'·'신수'로 읽어야 한다. 그런데 '俞'가 들어 있는 글자에 '수'로 읽는 것과 '유'로 읽는 것이 있는 관계로 한국에서 '俞'를 '유'로 잘못 읽고 있는 것 같다. 본 책에서는 모두 '수'로 바로 잡는다.

4. 중이염 [中耳炎]

○ 오행 사기(五行 邪氣) : 火 +   水 +

○ 혈위(穴位)·수인(手印) 처방

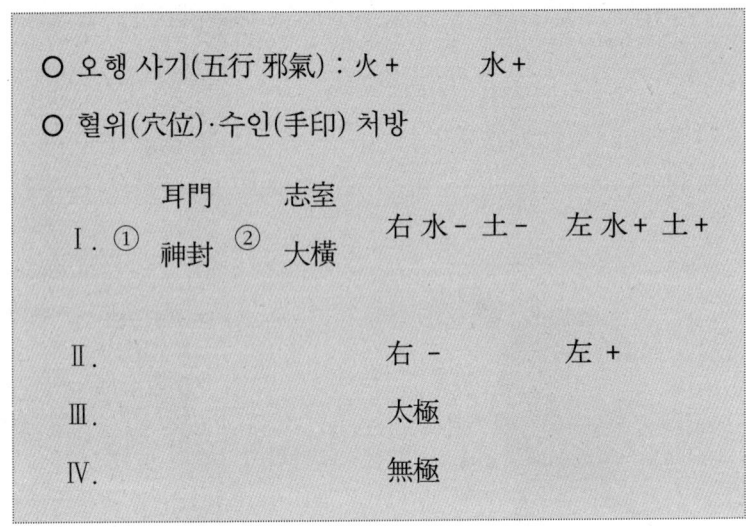

○ 혈위 I (穴位 : 혈자리)

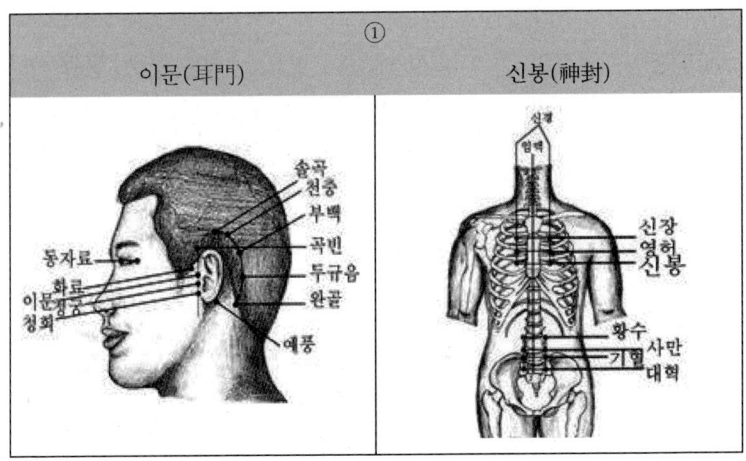

• 이문(耳門) : 귀젖 앞 위쪽에 있다. 입을 딱 벌렸을 때 귀불이 위쪽으로 끊기는 곳 바깥쪽에 나타나는 오목한 곳(함요

처[陷要處])이다. 삼초경(三焦經)에 속함.

- 신봉(神封) : 전중(膻中)으로부터 양쪽 2촌 거리에 있다. 즉, 전중(膻中)과 유두(乳頭 : 젖꼭지) 사이에 있다. 신경(腎經)에 속함.

○ 혈위Ⅱ(穴位 : 혈자리)

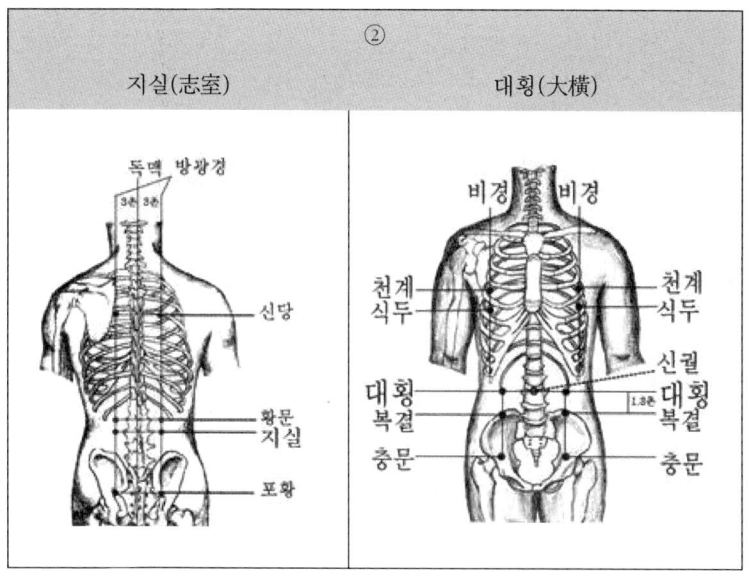

- 지실(志室) : 제2요추 극돌기 아래(=명문[命門])에서 수평으로 양쪽 3촌 거리에 있다. 방광경(膀胱經)에 속함.
- 대횡(大橫) : 배꼽 양옆 4촌 거리에 있다. 비경(脾經)에 속함.

5. 메니에르 증후군 [內耳眩暈症(美尼爾氏 綜合症)]

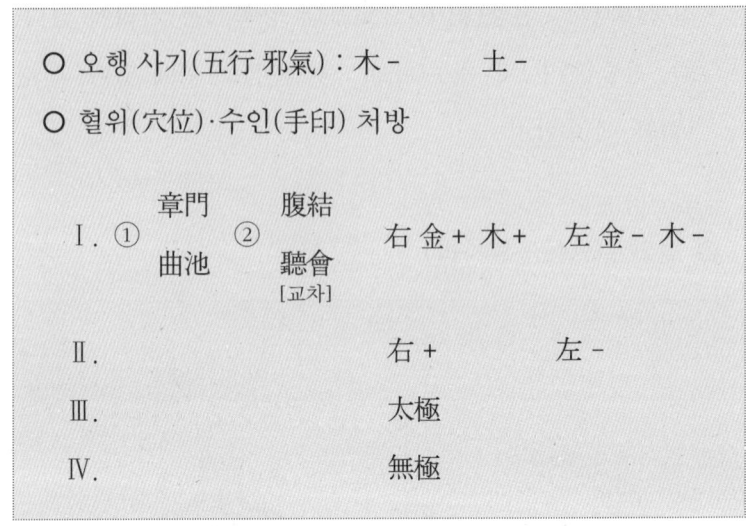

○ 혈위 I (穴位 : 혈자리)

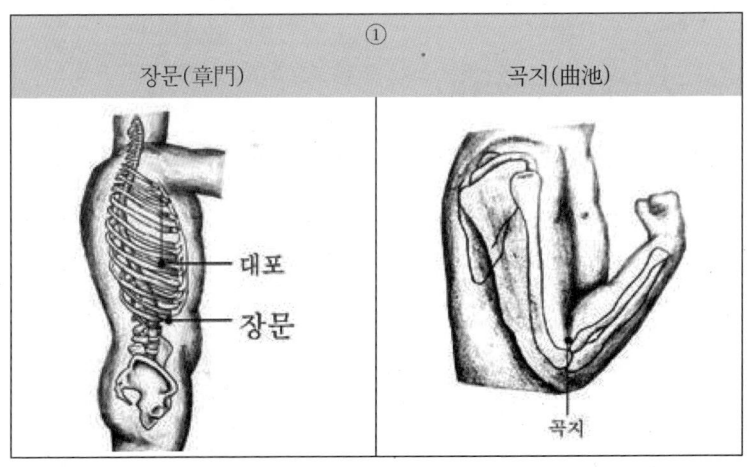

• 장문(章門) : 제11늑골(갈비뼈)의 끝에 있다. 간경(肝經))에 속함.

- 곡지(曲池) : 팔꿈치를 구부리고 손바닥을 반대편 젖가슴에 댄 자세에서 팔목에 생기는 가로무늬 바깥쪽의 끝이다. 대장경(大腸經)에 속함.

○ 혈위Ⅱ(穴位 : 혈자리)

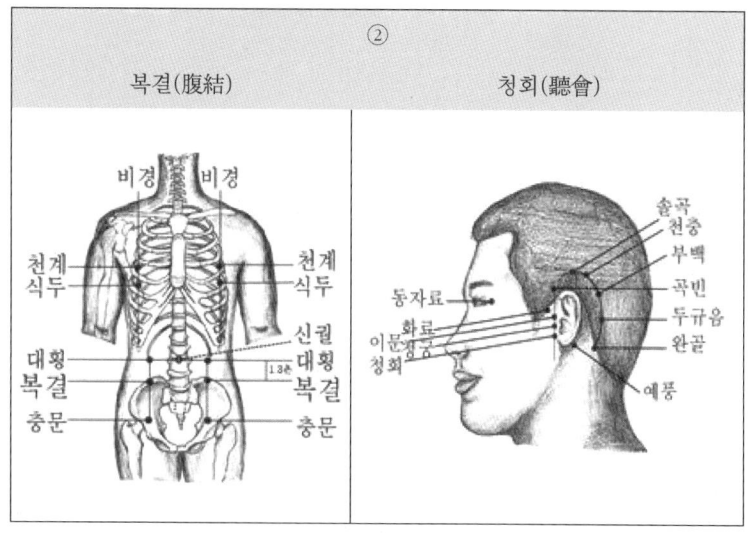

- 복결(腹結) : 대횡(大橫)의 바로 아래 1.3촌 거리에 있다. 비경(脾經)에 속함.
- 청회(聽會) : 입을 벌리면 귀젖이 밑으로 끊기는 곳의 바깥쪽에 우묵한 곳이 생긴다. 여기가 청회(聽會)이다. 담경(膽經)에 속함.

6. 어지럼증 [眩暈]

○ 오행 사기(五行 邪氣) : 水 -   土 -
○ 혈위(穴位)·수인(手印) 처방

Ⅰ. ① 神封   ② 血海   右土 + 木 +   左土 - 木 -
   　 天樞   　 頭窺陰

Ⅱ.   右 +   左 -
Ⅲ.   太極
Ⅳ.   無極

○ 혈위 Ⅰ (穴位 : 혈자리)

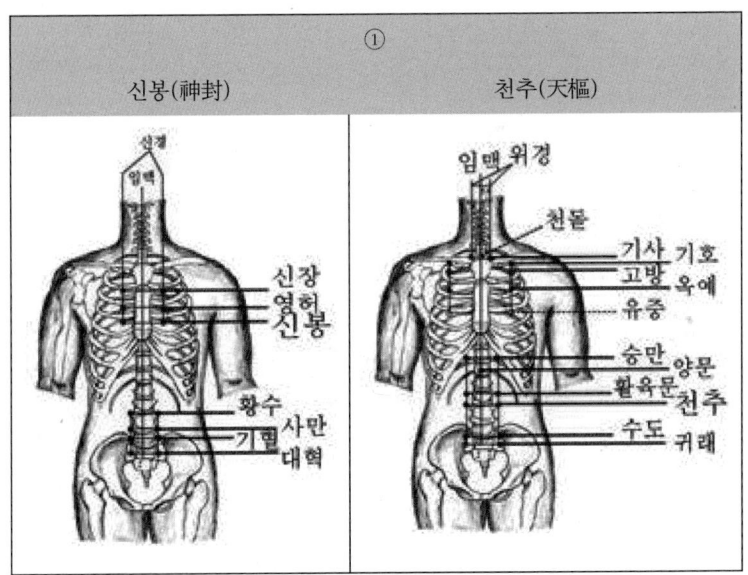

① 신봉(神封)   천추(天樞)

- 신봉(神封) : 전중(膻中)으로부터 양쪽 2촌 거리에 있다. 즉, 전중(膻中)과 유두(乳頭 : 젖꼭지) 사이에 있다. 신경(腎經)에 속함.
- 천추(天樞) : 배꼽 양쪽 2촌 거리에 있다. 위경(胃經)에 속함.

○ 혈위Ⅱ(穴位 : 혈자리)

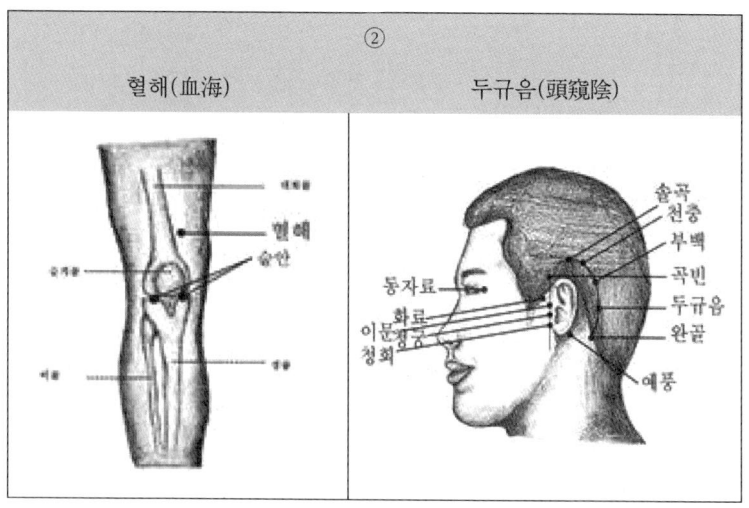

- 혈해(血海) : 반듯하게 앉아 무릎을 구부린 자세에서 슬개골(膝蓋骨 : 무릎뼈) 안쪽 선의 위로 2촌 거리에 있다. 비경(脾經)에 속함.
- 두규음(頭竅陰) : 부백(浮白) 밑으로 1촌 거리에 있다. 완골(完骨)의 0.7촌 위이다. 귀 뒤쪽의 툭 튀어나온 뼈 바로 뒤에 있다.

7. 후두 통증(머리) [後頭痛]

○ 오행 사기(五行 邪氣) : 水 +　　　火 +

○ 혈위(穴位)·수인(手印) 처방

Ⅰ. ① 玉枕 / 腹結 [교차]	② 勞宮 / 肓俞	右 土 - 水 -	左 土 + 水 +
Ⅱ.		右 -	左 +
Ⅲ.		太極	
Ⅳ.		無極	

○ 혈위 Ⅰ (穴位 : 혈자리)

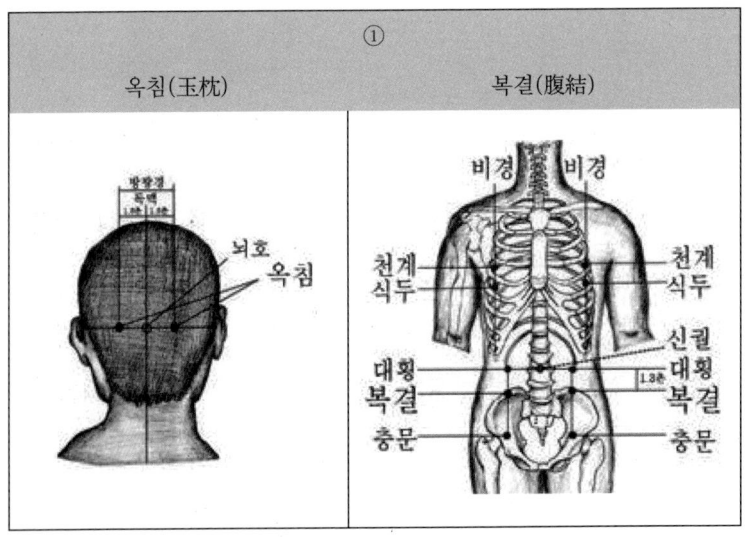

①
옥침(玉枕)　　　　복결(腹結)

- 옥침(玉枕) : 뇌호(腦戶)의 양옆 1.3촌 거리에 있다. 방광경(膀胱經)에 속함.
- 복결(腹結) : 대횡(大橫)의 바로 아래 1.3촌 거리에 있다. 비경(脾經)에 속함.

O 혈위Ⅱ(穴位 : 혈자리)

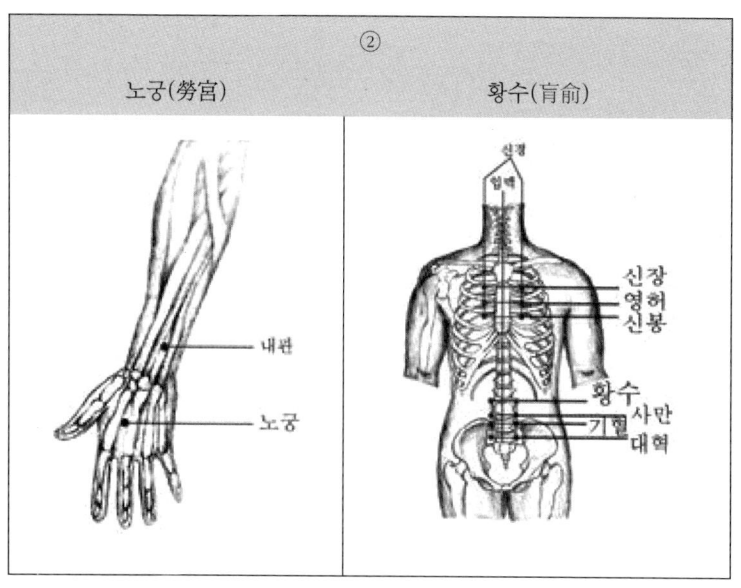

- 노궁(勞宮) : 주먹을 쥐었을 때 손바닥에 가운뎃손가락 끝이 닿는 곳이다. 심포경(心包經)에 속함.
- 황수(肓俞) : 배꼽 양옆 1촌 거리에 있다. 위경(腎經)에 속함.

8. 불면증 I [失眠症 I]

○ 오행 사기(五行 邪氣) : 木 -   土 -

○ 혈위(穴位)·수인(手印) 처방

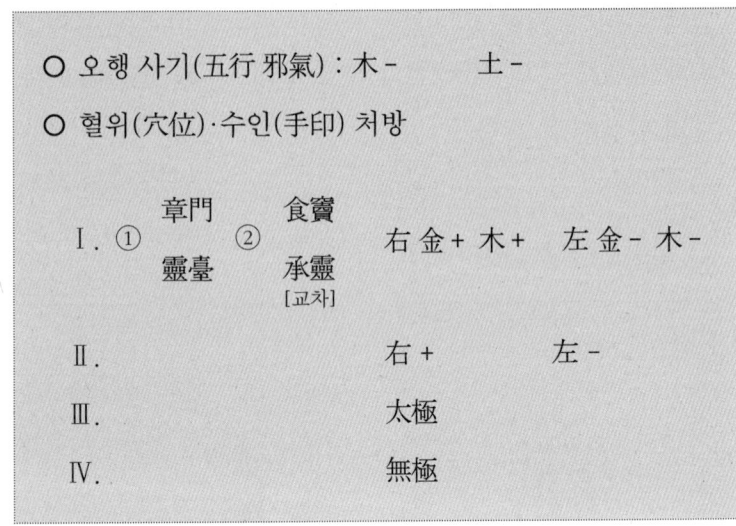

○ 혈위 I (穴位 : 혈자리)

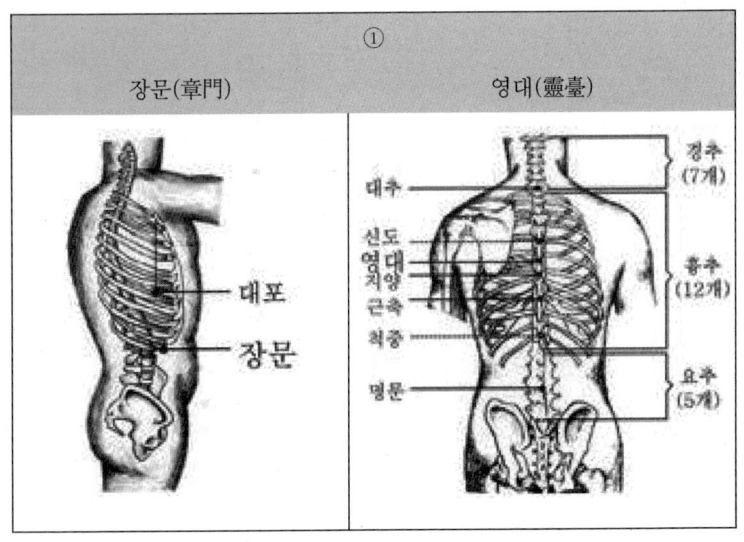

- 장문(章門) : 제11늑골(갈비뼈)의 끝에 있다. 간경(肝經))에 속함.
- 영대(靈臺) : 제6, 7흉추 사이(제6흉추 극돌기 아래)에 있다. 독맥(督脈)에 속함.

○ 혈위Ⅱ(穴位 : 혈자리)

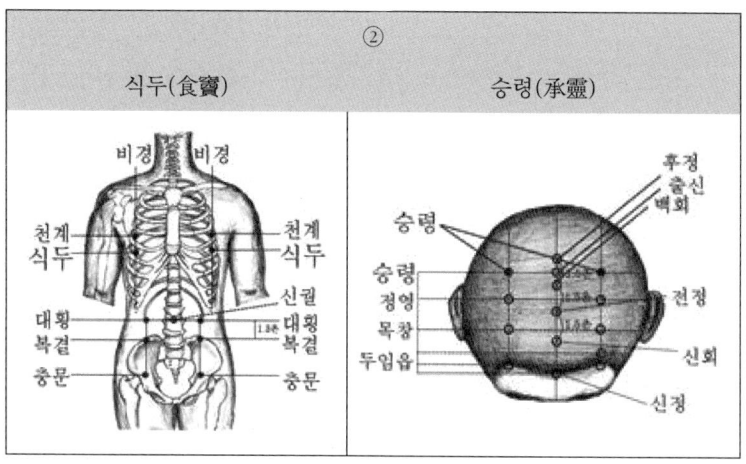

- 식두(食寶) : 임맥(任脈) 양옆으로 6촌 거리이며 제5, 6갈비뼈 사이에 있다. 여기에서의 좌우 거리는 유두(乳頭)와 임맥(任脈) 간의 거리를 4촌으로 삼는다. 유두에서 2촌 밖이니 여기에서 다시 바깥쪽으로 그 절반인 2촌을 더 나간 거리이다. 비경(脾經)에 속함.
- 승령(承靈) : 두 눈동자 한가운데서 곧장 위로 올라가서 이마 위의 머리털 끝(전발제[前髮際] : 이마와 머리털의 경계를 말함)과 만나는 곳으로부터 0.5촌 위에 두임읍(頭臨

泣)이라는 혈(穴)이 있고, 두임읍(頭臨泣)으로부터 다시 똑바로 1촌 더 올라가면 목창(目窓)이라는 혈(穴)이 있으며, 목창(目窓)으로부터 다시 1촌 위에 정영(正營)이라는 혈(穴)이 있다. 정영(正營)으로부터 1.5촌 뒤가 바로 승령(承靈)이다. 전발제(前髮際)로부터 4촌 거리이다. 눌러보면 약간 말랑말랑하다. 백회의 1.5촌 뒤에 후정이 있다. 이들 두 혈 사이 한가운데를 기준으로 하여 좌우 양쪽의 방광경 상에 오목한 곳이 만져진다. 이곳이 승령이다. 출신(出神) 양옆, 즉 백회 양쪽으로부터 조금 뒤에 있다. 담경(膽經)에 속함.

9. 불면증 II [失眠症 II]

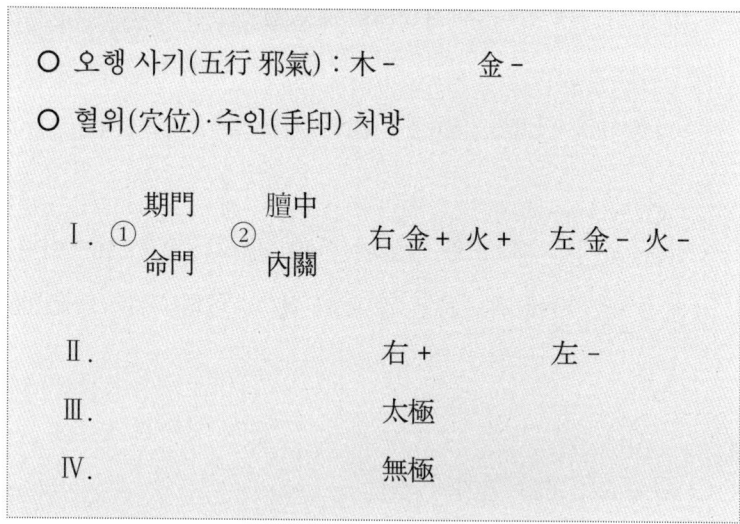

○ 혈위 I (穴位 : 혈자리)

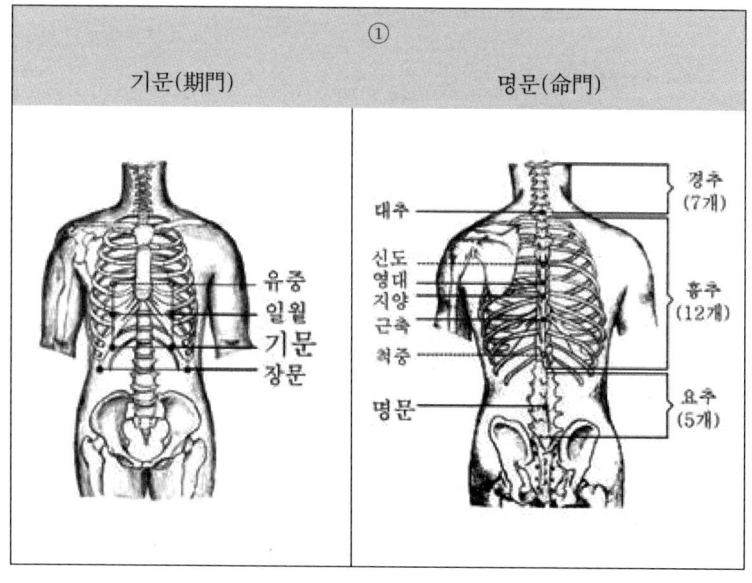

- 기문(期門) : 유두(乳頭)에서 직선으로 내려가서 제8, 9 갈비뼈 사이에 있다. 간경(肝經)에 속함.

※ 다른 책들에서 설명한 기문(期門) 위치와는 다르므로 주의를 요한다.

- 명문(命門) : 제2요추 극돌기 아래, 즉 2, 3요추 사이이다. 배꼽 맞은편에 해당하는 등 쪽의 혈(穴)이다. 독맥(督脈)에 속함.

○ 혈위Ⅱ(穴位 : 혈자리)

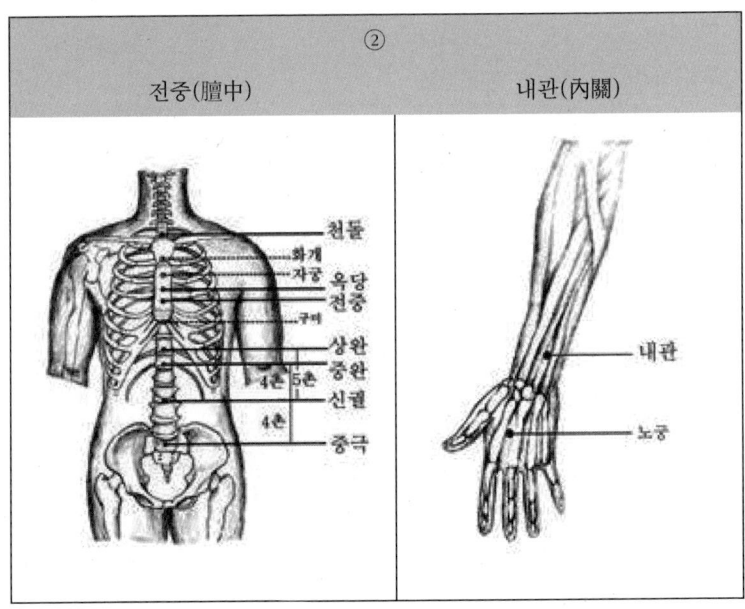

- 전중(膻中) : 전중(膻中)은 '단중'이라고도 읽는다. 양쪽 유두(젖꼭지)를 연결한 선과 가슴의 정중선이 만나는 곳이다. 즉, 제4, 5흉골 사이다. 임맥(任脈)에 속함.
- 내관(內關) : 손목 안쪽 가로무늬 한가운데에서 위쪽으로 2촌 거리에 있다. 심포경(心包經)에 속함.

10. 우울증 [憂鬱症]

○ 오행 사기(五行 邪氣) : 木 -   金 -
○ 혈위(穴位)·수인(手印) 처방

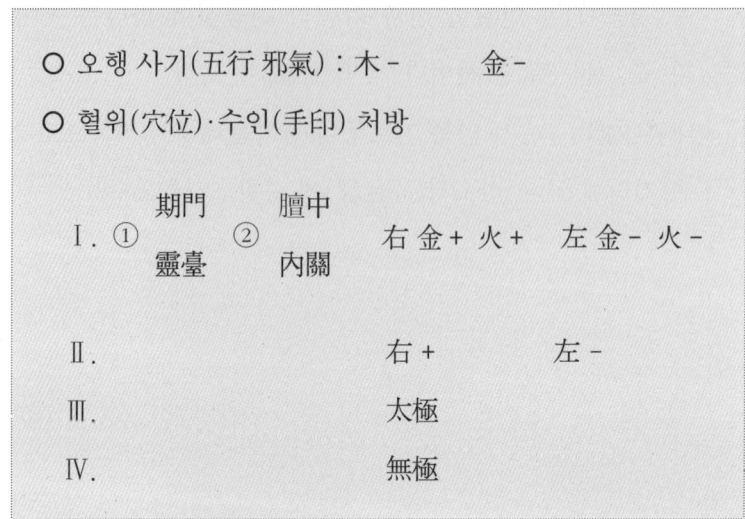

○ 혈위 I (穴位 : 혈자리)

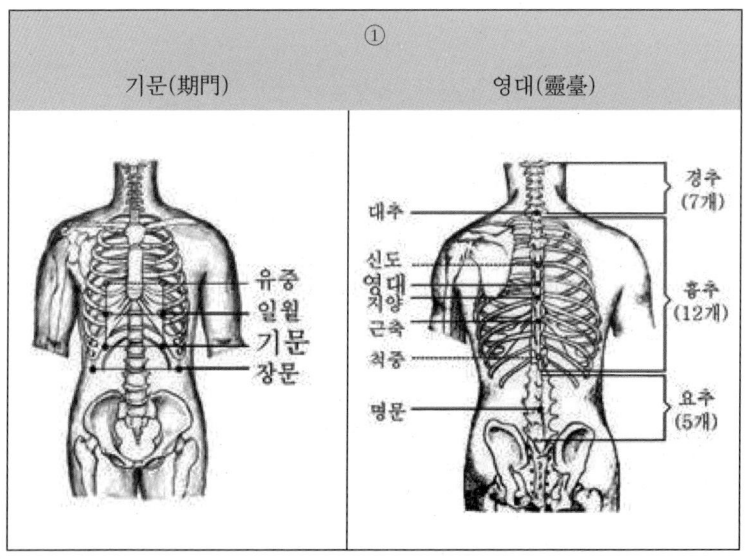

- 기문(期門) : 유두(乳頭)에서 직선으로 내려가서 제8, 9 갈비뼈 사이에 있다. 간경(肝經)에 속함.
- 영대(靈臺) : 제6, 7흉추 사이(제6흉추 극돌기 아래)에 있다. 독맥(督脈)에 속함.

○ 혈위 Ⅱ (穴位 : 혈자리)

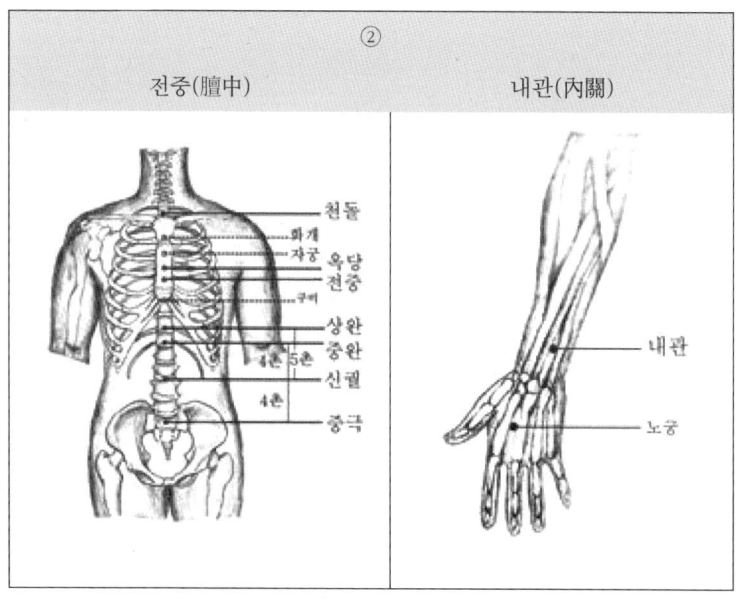

- 전중(膻中) : 양쪽 유두(젖꼭지)를 연결한 선과 가슴의 정중선이 만나는 곳이다. 즉, 제4, 5흉골 사이다. 임맥(任脈)에 속함.
- 내관(內關) : 손목 안쪽 가로무늬 한가운데에서 위쪽으로 2촌 거리에 있다. 심포경(心包經)에 속함.

11. 공황장애 [恐慌障礙]

○ 오행 사기(五行 邪氣) : 木 +   土 +
○ 혈위(穴位)·수인(手印) 처방

Ⅰ. ① 頭窺陰 ② 滑肉門   右 金 - 木 -   左 金 + 木 +
   中極   太衝

Ⅱ.   右 -   左 +
Ⅲ.   太極
Ⅳ.   無極

○ 혈위 Ⅰ(穴位 : 혈자리)

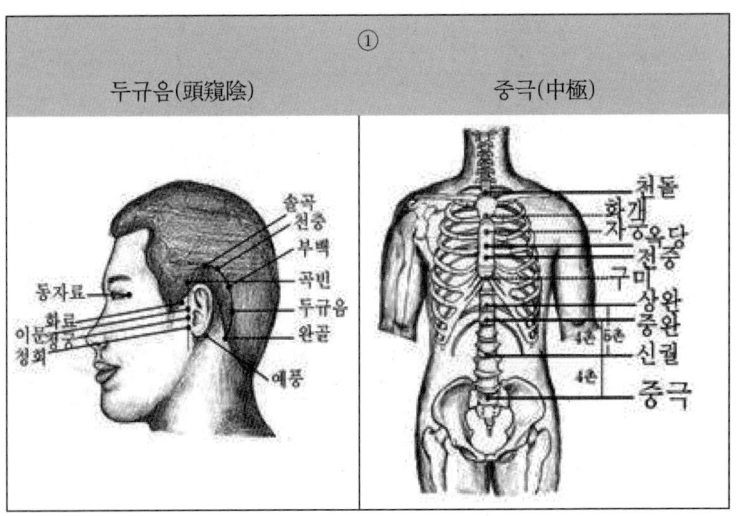

① 두규음(頭窺陰)   중극(中極)

• 두규음(頭竅陰) : 부백(浮白) 밑으로 1촌 거리에 있다. 완

골(完骨)의 0.7촌 위이다. 귀 뒤쪽의 툭 튀어나온 뼈 바로 뒤에 있다.

- 중극(中極) : 배꼽 아래 4촌 거리에 있다. 곡골(曲骨) 위 1촌 거리이다. 임맥(任脈)에 속함.

○ 혈위 Ⅱ (穴位 : 혈자리)

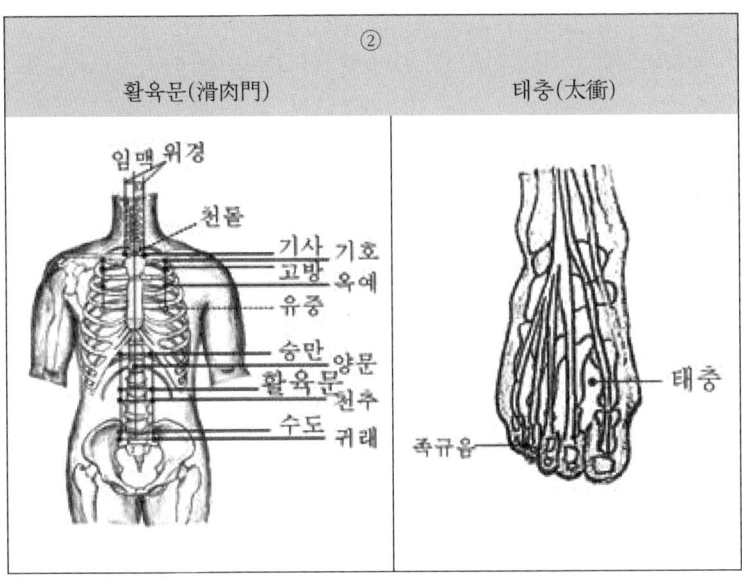

- 활육문(滑肉門) : 임맥(任脈)에 속하는 수분(水分) 옆 2촌 거리에 있다. 위경(胃經)에 속함. 수분(水分)은 배꼽 위 1촌 거리에 있다. 임맥(任脈)에 속함.

- 태충(太衝) : 엄지발가락과 검지(집게)발가락이 만나는 곳에서 발등 쪽으로 1.5~2촌 거리에 있다. 손가락 끝으로 지그시 눌러 보면 맥박이 느껴지고 약간 아프다. 간경(肝經)에 속함.

12. 가슴이 아픈 병 [胸痺(冠心病)]

○ 오행 사기(五行 邪氣) : 火 -   水 -
○ 혈위(穴位)·수인(手印) 처방

Ⅰ. ①	少海 神堂	②	靈墟 天樞	右 水＋ 土＋ 左 水－ 土－
Ⅱ.				右 ＋ 左 －
Ⅲ.				太極
Ⅳ.				無極

○ 혈위 Ⅰ(穴位 : 혈자리)

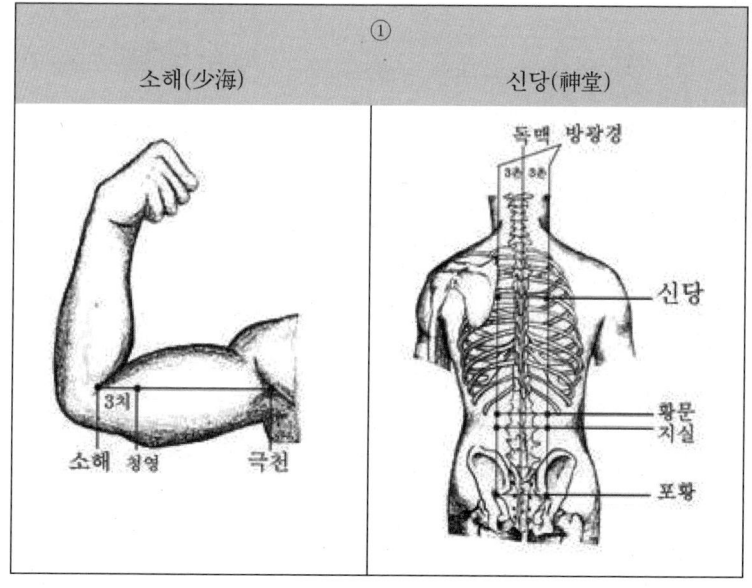

- 소해(少海) : 팔을 굽혔을 때 생기는 팔목 가로무늬의 안쪽 끝에 있다. 튀어나온 뼈의 안쪽에 생기는 우묵한 곳이다. 심경(心經)에 속함.
- 신당(神堂) : 제5, 6흉추 사이(제5흉추 극돌기 아래)에 독맥(督脈)의 신도(神道)가 있고, 양옆 3촌 거리에 신당(神堂)이 있다. 신도(神道)로부터 좌우 1.5촌 거리에는 심수(心俞)가 있다. 방광경(膀胱經)에 속함.

○ 혈위Ⅱ(穴位 : 혈자리)

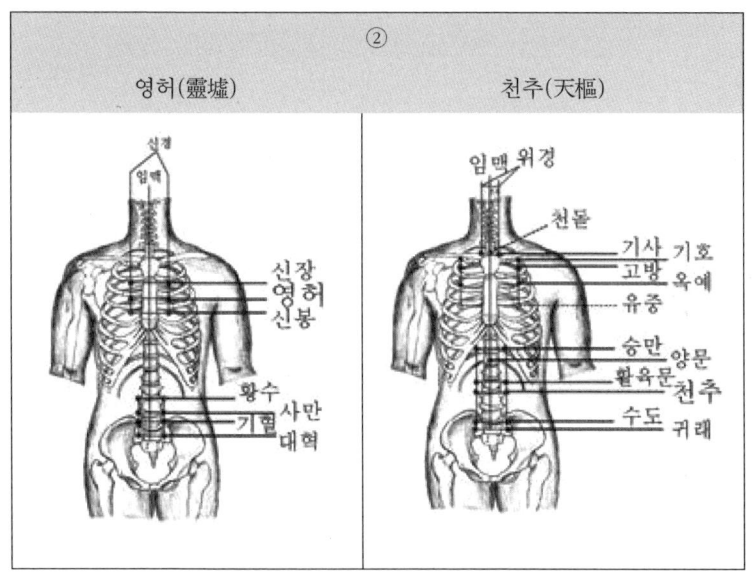

- 영허(靈墟) : 가슴의 흉골 정중선 양옆 2촌 거리의 제3, 4 갈비뼈 사이. 신경(腎經)에 속함.
- 천추(天樞) : 배꼽 양쪽 2촌 거리에 있다. 위경(胃經)에 속함.

13. 협심증 [心紋痛(挾心痛)]

○ 오행 사기(五行 邪氣) : 火 -   水 -
○ 혈위(穴位)·수인(手印) 처방

```
        靈道      靈墟
Ⅰ. ①          ②           右 水+ 土+    左 水- 土-
        心俞      天樞

Ⅱ.                          右 +          左 -
Ⅲ.                          太極
Ⅳ.                          無極
```

○ 혈위 Ⅰ(穴位 : 혈자리)

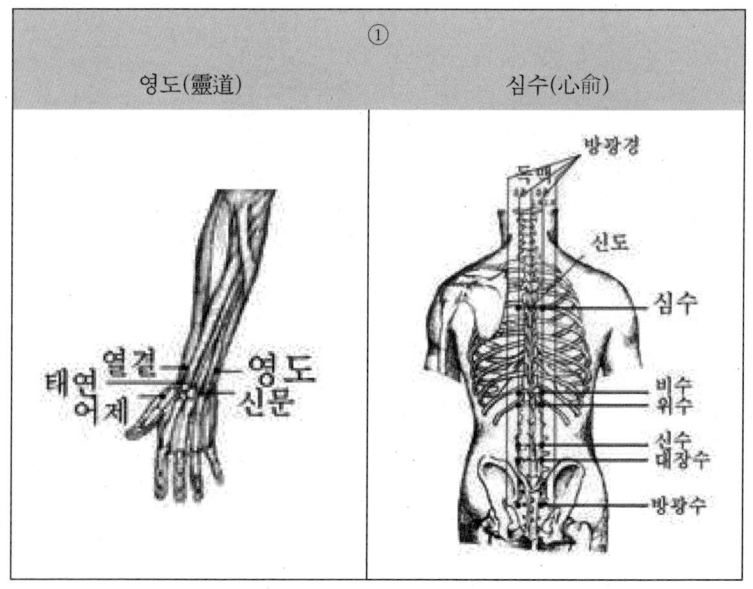

①
영도(靈道)   심수(心俞)

- 영도(靈道) : 신문(神門)으로부터 바로 1.5촌 거리에 있다. 심경(心經)에 속함.
- 심수(心俞) : 제5, 6흉추 사이(제5흉추 극돌기 아래)에 독맥(督脈)의 신도(神道)가 있고, 양옆 1.5촌 거리에 심수(心俞)가 있다. 방광경(膀胱經)에 속함.

○ 혈위 Ⅱ (穴位 : 혈자리)

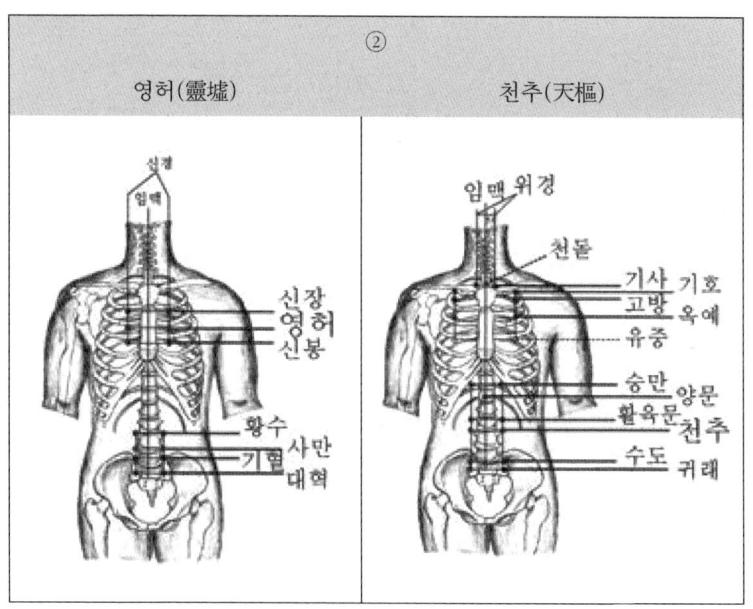

- 영허(靈墟) : 가슴의 흉골 정중선 양옆 2촌 거리의 제3, 4 갈비뼈 사이. 신경(腎經)에 속함.
- 천추(天樞) : 배꼽 양쪽 2촌 거리에 있다. 위경(胃經)에 속함.

14. 빈맥·부정맥 [心動過速]

○ 오행 사기(五行 邪氣) : 火 -   水 -

○ 혈위(穴位)·수인(手印) 처방

　Ⅰ. ① 靈道　② 神藏　　右 水＋ 土＋　　左 水－ 土－
　　　　神堂　　滑肉門

　Ⅱ.　　　　　　　　　　右 ＋　　　　　左 －
　Ⅲ.　　　　　　　　　　　太極
　Ⅳ.　　　　　　　　　　　無極

○ 혈위 Ⅰ (穴位 : 혈자리)

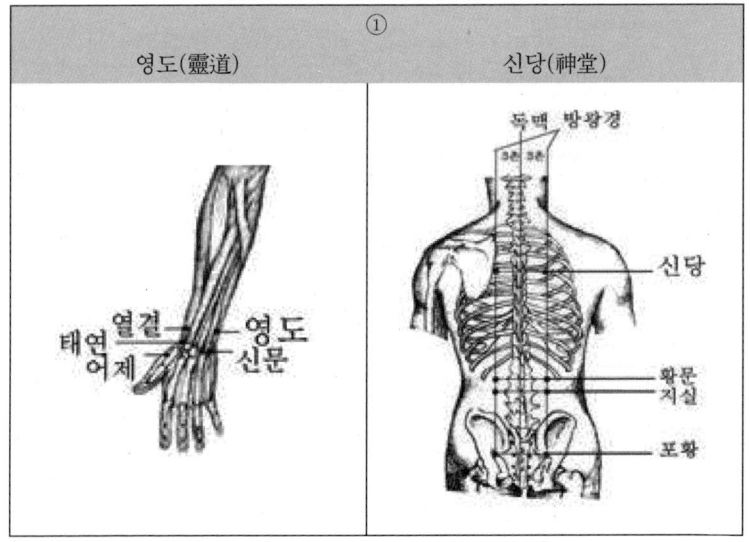

• 영도(靈道) : 신문(神門)으로부터 바로 1.5촌 거리에 있다.

심경(心經)에 속함.

- 신당(神堂) : 제5, 6흉추 사이(제5흉추 극돌기 아래)에 독맥(督脈)의 신도(神道)가 있고, 양옆 3촌 거리에 신당(神堂)이 있다. 신도(神道)로부터 좌우 1.5촌 거리에는 심수(心俞)가 있다. 방광경(膀胱經)에 속함.

○ 혈위Ⅱ(穴位 : 혈자리)

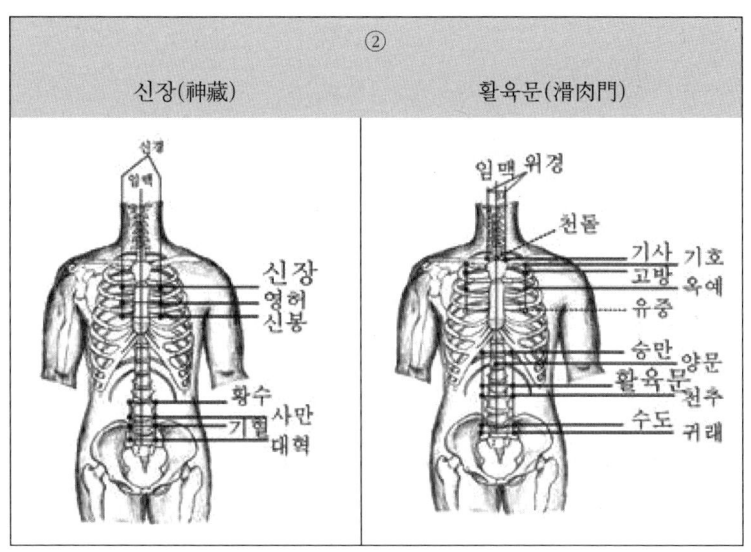

- 신장(神藏) : 흉골(胸骨) 정중선 양쪽 2촌 거리의 제2, 3 갈비뼈 사이에 있다. 임맥(任脈)에 속하는 자궁(紫宮)의 양옆이다. 신경(腎經)에 속함.
- 활육문(滑肉門) : 임맥(任脈)에 속하는 수분(水分) 옆 2촌 거리에 있다. 위경(胃經)에 속함.

15. 중풍 후유증 I [中風後遺症 I]

○ 오행 사기(五行 邪氣) : 土 +　　　水 +
○ 혈위(穴位)·수인(手印) 처방

```
         天樞      肓門
Ⅰ. ①           ②         右 木 - 土 -    左 木 + 土 +
         太衝      大包

Ⅱ.                        右 -            左 +
Ⅲ.                        太極
Ⅳ.                        無極
```

○ 혈위 I (穴位 : 혈자리)

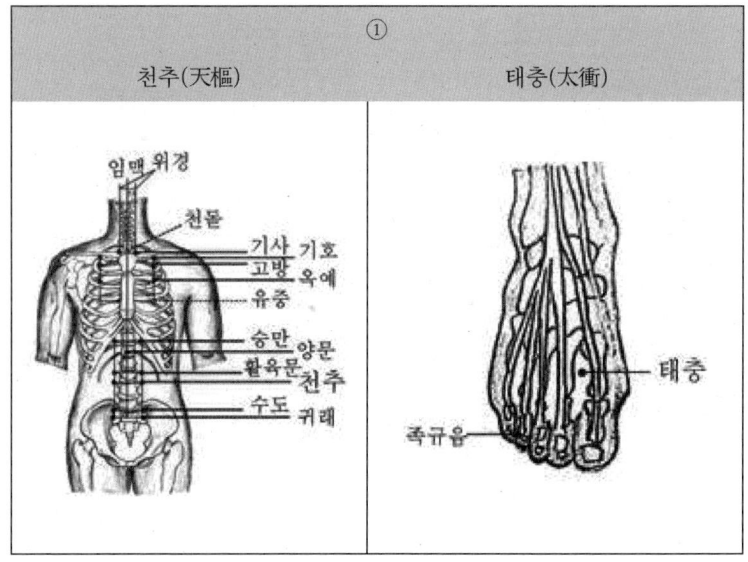

- 천추(天樞) : 배꼽 양쪽 2촌 거리에 있다. 위경(胃經)에 속함.
- 태충(太衝) : 엄지발가락과 검지(집게)발가락이 만나는 곳에서 발등 쪽으로 1.5~2촌 거리에 있다. 손가락 끝으로 지그시 눌러 보면 맥박이 느껴지고 약간 아프다. 간경(肝經)에 속함.

○ 혈위Ⅱ(穴位 : 혈자리)

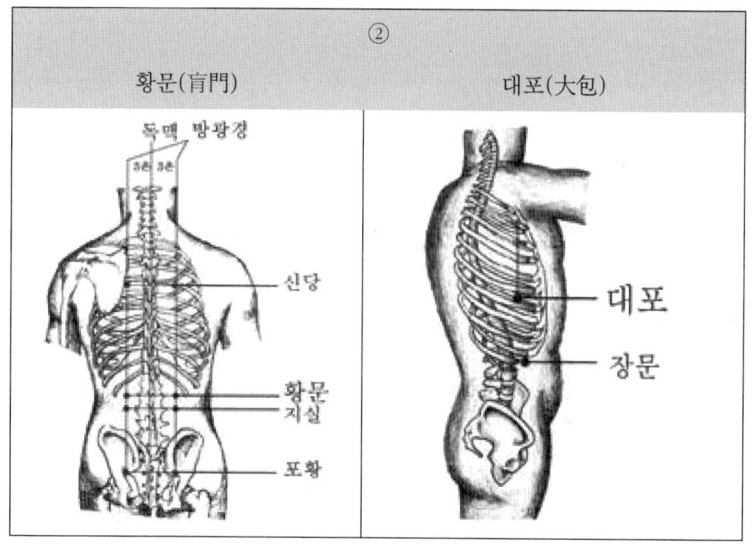

- 황문(肓門) : 제1요추 극돌기 아래(제1, 2요추 사이)에 있는 현추(懸樞)혈의 양옆 3촌 거리. 방광경(膀胱經)에 속함.
- 대포(大包) : 겨드랑이 한가운데서 직선으로 6촌 아래쪽 제6, 7 갈비뼈 사이에 있다. 비경(脾經)에 속함.

16. 중풍 후유증Ⅱ [中風後遺症Ⅱ]

○ 오행 사기(五行 邪氣) : 木＋   金＋
○ 혈위(穴位)·수인(手印) 처방

Ⅰ. ①	完骨 尺澤	②	大椎 靈道	右金－火－ 左金＋火＋
Ⅱ.				右－ 左＋
Ⅲ.				太極
Ⅳ.				無極

○ 혈위Ⅰ(穴位 : 혈자리)

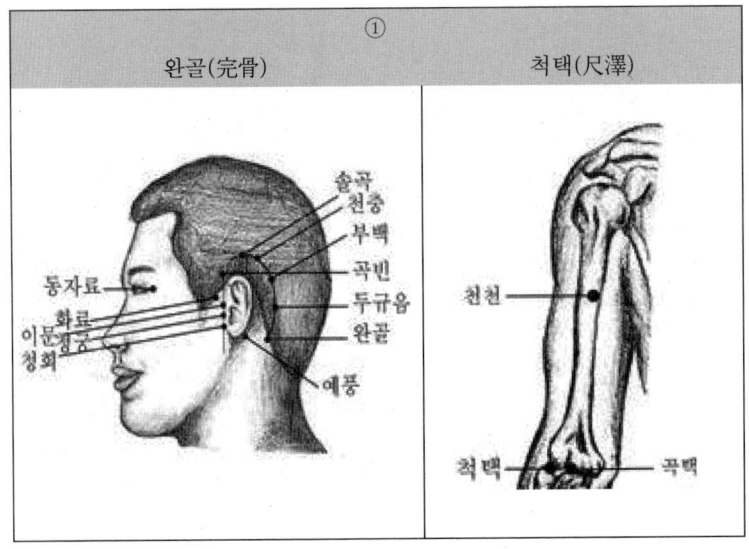

①
완골(完骨)   척택(尺澤)

• 완골(完骨) : 귀의 뒤쪽에 불거져 있는 유양돌기(乳樣突

起) 뒷 선의 중앙 우묵한 곳이다. 독맥(督脈)의 풍부(風府)와 수평을 이루는 선상에 있다. 풍부(風府)는 후발제(後髮際 : 목 뒤 머리털이 끝나는 부분을 말함)의 정중앙 바로 위 1촌 거리에 있다. 담경(膽經)에 속함.

• 척택(尺澤) : 팔뚝을 약간 구부리면 팔목에 가로무늬가 생긴다. 엄지와 검지(집게)로 그곳의 심줄을 잡았을 때 바깥쪽의 움푹한 곳이 척택(尺澤)이다. 폐경(肺經)에 속함.

○ 혈위Ⅱ(穴位 : 혈자리)

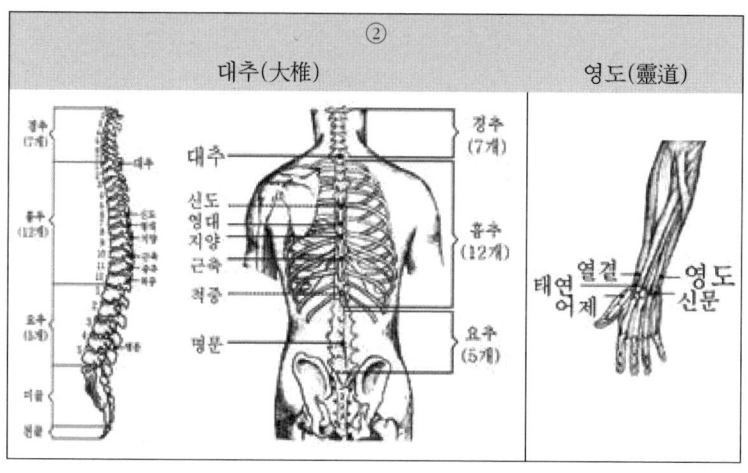

• 대추(大椎) : 제7경추 극돌기 아래, 즉 제7경추와 제1흉추 사이에 있다. 고개를 숙이면 툭 튀어나온 곳이다. 독맥(督脈)에 속함.

• 영도(靈道) : 신문(神門)으로부터 바로 1.5촌 거리에 있다. 심경(心經)에 속함.

17. 노안 I [老眼 I]

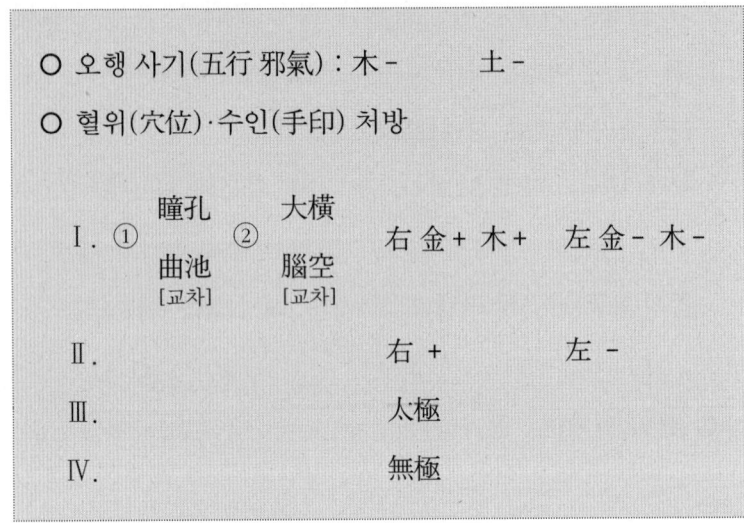

○ 오행 사기(五行 邪氣) : 木 -   土 -
○ 혈위(穴位)·수인(手印) 처방

I. ① 瞳孔 曲池 [교차]	② 大橫 腦空 [교차]	右金 + 木 +	左金 - 木 -
II.		右 +	左 -
III.		太極	
IV.		無極	

○ 혈위 I (穴位 : 혈자리)

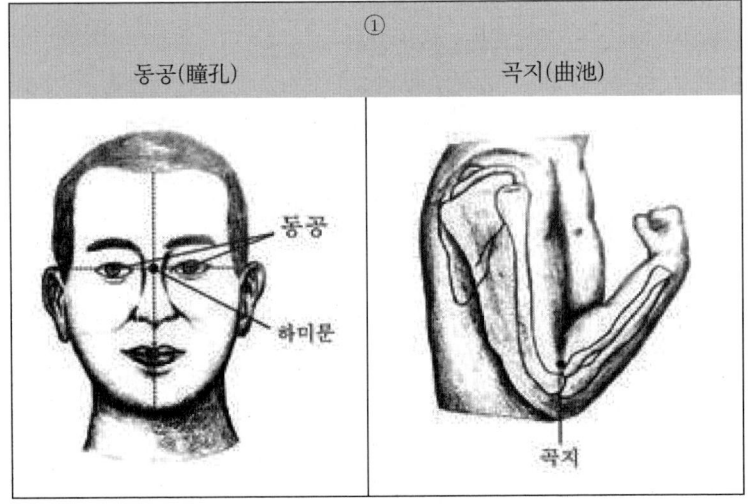

① 동공(瞳孔)   곡지(曲池)

- 동공(瞳孔) : 눈동자를 말한다. 간경(肝經)에 속함.
- 곡지(曲池) : 팔꿈치를 구부리고 손바닥을 반대편 젖가슴에 댄 자세에서 팔목에 생기는 가로무늬 바깥쪽의 끝이다. 대장경(大腸經)에 속함.

○ 혈위Ⅱ(穴位 : 혈자리)

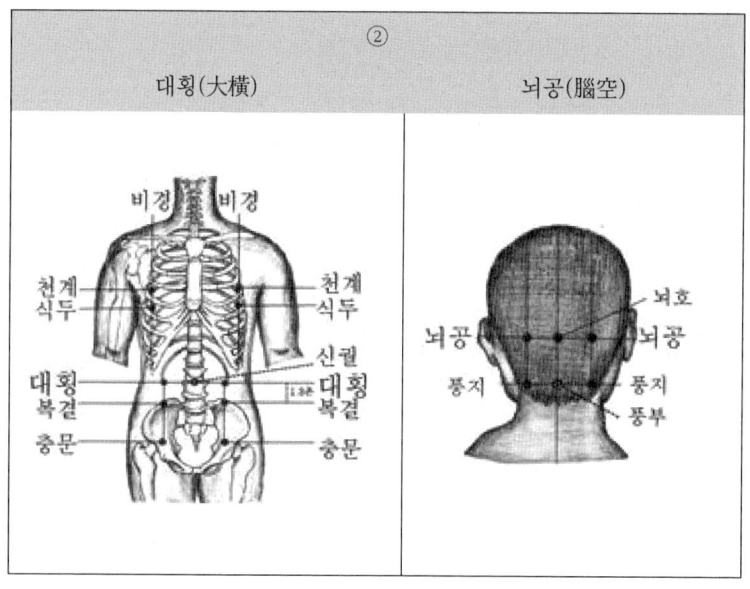

- 대횡(大橫) : 배꼽 양옆 4촌 거리에 있다. 비경(脾經)에 속함.
- 뇌공(腦空) : 뇌호(腦戶)와 수평으로 양옆이며, 풍지(風池)의 바로 위 1.5촌 거리에 있다. 담경(膽經)에 속함.

18. 노안 Ⅱ [老眼 Ⅱ]

○ 오행 사기(五行 邪氣) : 木 -   金 -
○ 혈위(穴位)·수인(手印) 처방

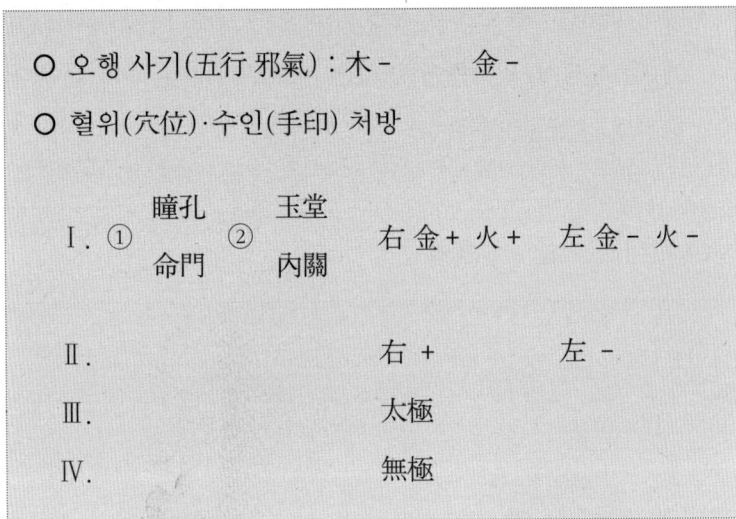

○ 혈위 Ⅰ(穴位 : 혈자리)

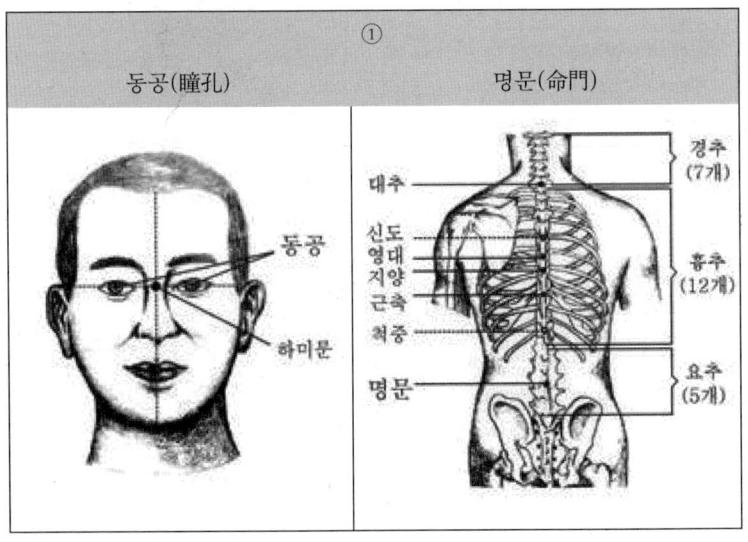

- 동공(瞳孔) : 눈동자를 말한다. 간경(肝經)에 속함.
- 명문(命門) : 제2요추 극돌기 아래, 즉 2, 3요추 사이이다. 독맥(督脈)에 속함.

○ 혈위Ⅱ(穴位 : 혈자리)

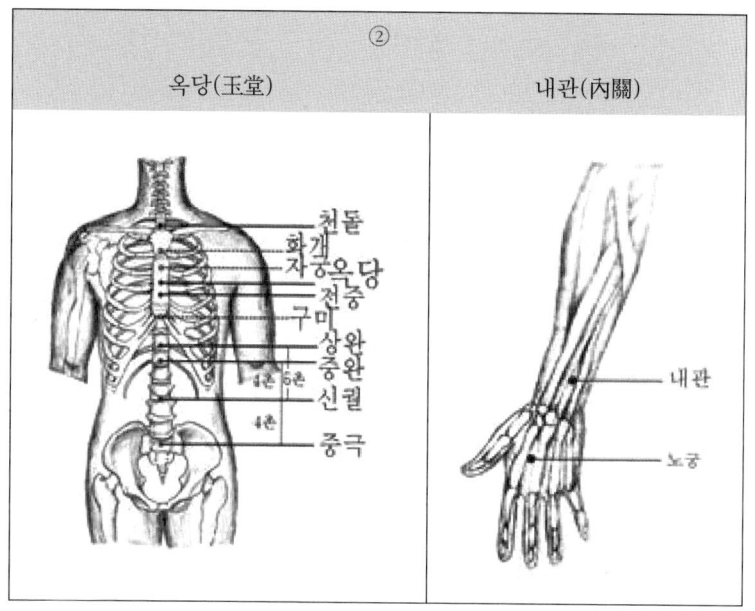

- 옥당(玉堂) : 전중(膻中) 바로 위 1.6촌 거리에 있다. 제3, 4 흉골 사이이다. 임맥(任脈)에 속함.
- 내관(內關) : 손목 안쪽 가로무늬 한가운데에서 위쪽으로 2촌 거리에 있다. 심포경(心包經)에 속함.

19. 까닭 없이 눈물이 나는 병 [眼淚]

○ 오행 사기(五行 邪氣) : 木 -   土 -
○ 혈위(穴位)·수인(手印) 처방

Ⅰ. ① 瞳孔 ② 腹結 曲池 光明 [교차]		右 金 + 木 +	左 金 - 木 -
Ⅱ.		右 +	左 -
Ⅲ.		太極	
Ⅳ.		無極	

○ 혈위 Ⅰ (穴位 : 혈자리)

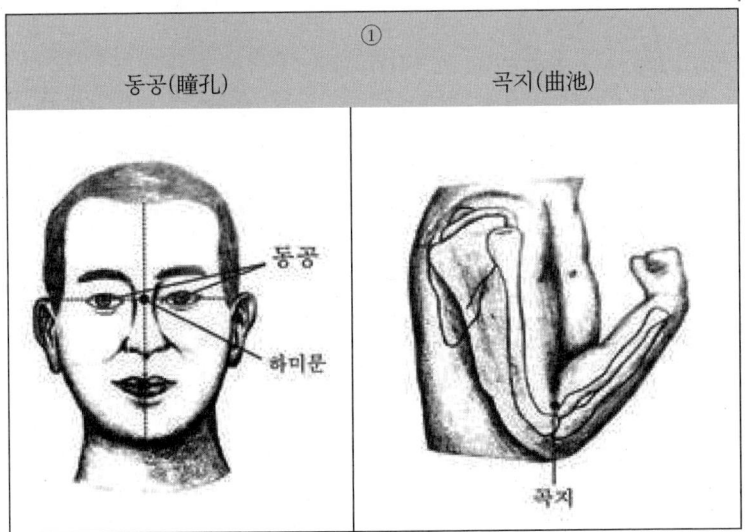

① 동공(瞳孔)   곡지(曲池)

- 동공(瞳孔) : 눈동자를 말한다. 간경(肝經)에 속함.
- 곡지(曲池) : 팔꿈치를 구부리고 손바닥을 반대편 젖가슴에 댄 자세에서 팔목에 생기는 가로무늬 바깥쪽의 끝이다. 대장경(大腸經)에 속함.

○ 혈위Ⅱ(穴位 : 혈자리)

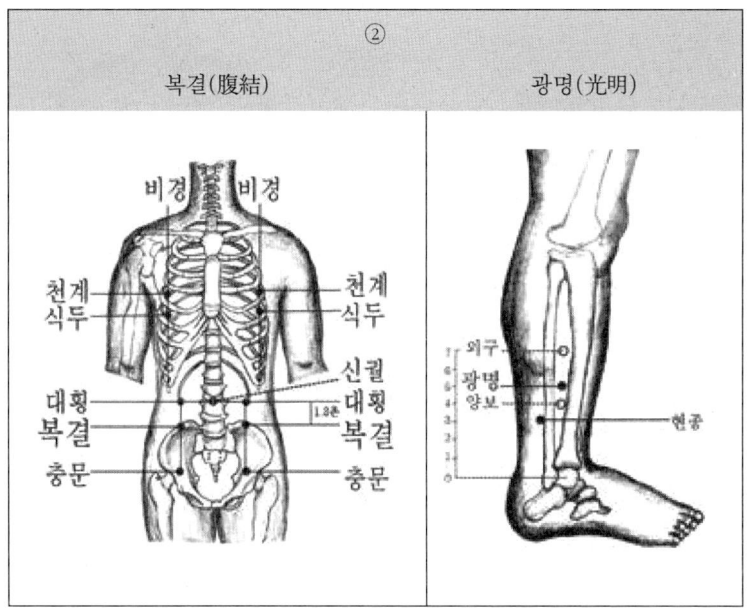

- 복결(腹結) : 대횡(大橫)의 바로 아래 1.3촌 거리에 있다. 비경(脾經)에 속함.
- 광명(光明) : 바깥쪽 복숭아뼈 중앙에서 바로 위쪽으로 5촌 거리에 있다. 담경(膽經)에 속함.

20. 안구 충혈 [眼球充血]

○ 오행 사기(五行 邪氣) : 木 -   　金 -
○ 혈위(穴位)·수인(手印) 처방

```
         瞳孔      玉堂
Ⅰ. ①           ②           右金 + 火 +    左金 - 火 -
         大椎      陽谷

Ⅱ.                          右 +           左 -
Ⅲ.                          太極
Ⅳ.                          無極
```

○ 혈위 Ⅰ(穴位 : 혈자리)

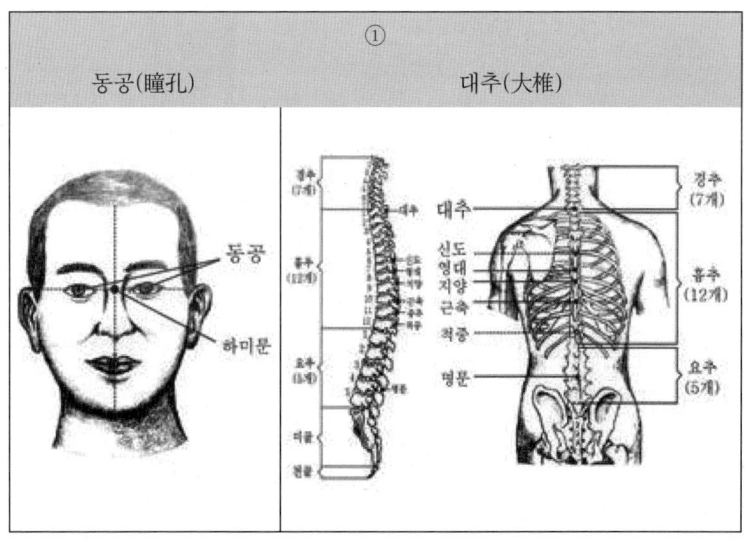

- 동공(瞳孔) : 눈동자를 말한다. 간경(肝經)에 속함.
- 대추(大椎) : 제7경추 극돌기 아래, 즉 제7경추와 제1흉추 사이에 있다. 고개를 숙이면 툭 튀어나온 곳이다. 독맥(督脈)에 속함.

○ 혈위Ⅱ(穴位 : 혈자리)

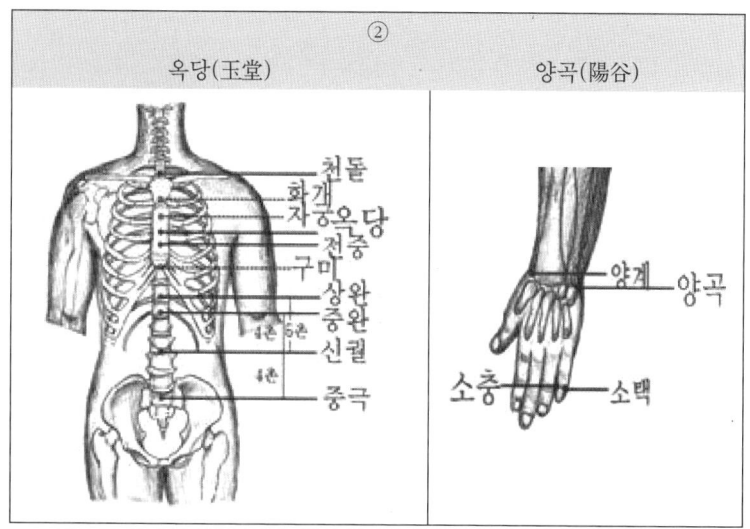

- 옥당(玉堂) : 전중(膻中) 바로 위 1.6촌 거리에 있다. 제3, 4 흉골 사이이다. 임맥(任脈)에 속함.
- 양곡(陽谷) : 손을 뒤로 젖히면 손등 쪽 손목에 가로무늬가 생긴다. 손등 가로무늬가 새끼손가락 등을 따라 올라온 선과 만나는 곳이다. 움푹 들어간 곳이다. 소장경(小腸經)에 속함.

21. 각막염 [角膜炎]

○ 오행 사기(五行 邪氣) : 木 -   金 -

○ 혈위(穴位)·수인(手印) 처방

Ⅰ. ①	瞳孔 陽溪 [교차]	②	中極 後溪	右金 + 火 + 左金 - 火 -
Ⅱ.				右 + 左 -
Ⅲ.				太極
Ⅳ.				無極

○ 혈위 Ⅰ (穴位 : 혈자리)

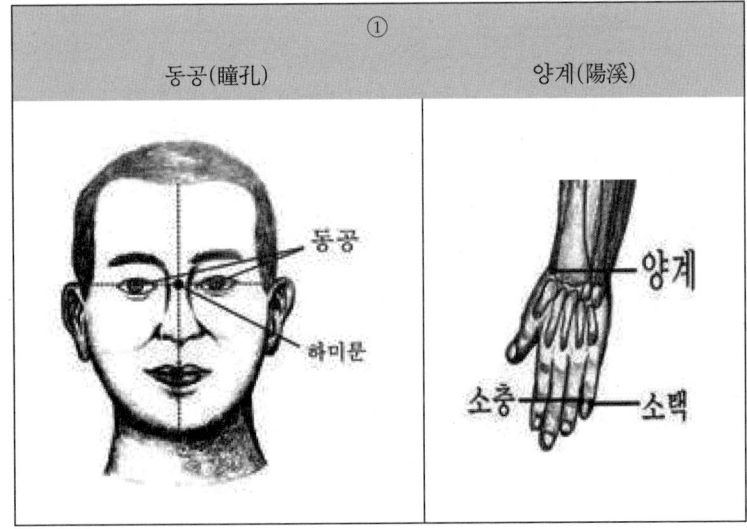

①
동공(瞳孔)   양계(陽溪)

- 동공(瞳孔) : 눈동자를 말한다. 간경(肝經)에 속함.
- 양계(陽溪) : 엄지손가락을 쫙 벌렸을 때 엄지손가락 위로 심줄이 튀어나오면서 그 밑의 손목 위치에 쑥 들어간 곳이 생긴다. 이곳이 양계(陽溪)이다. 대장경(大腸經)에 속함.

○ 혈위Ⅱ(穴位 : 혈자리)

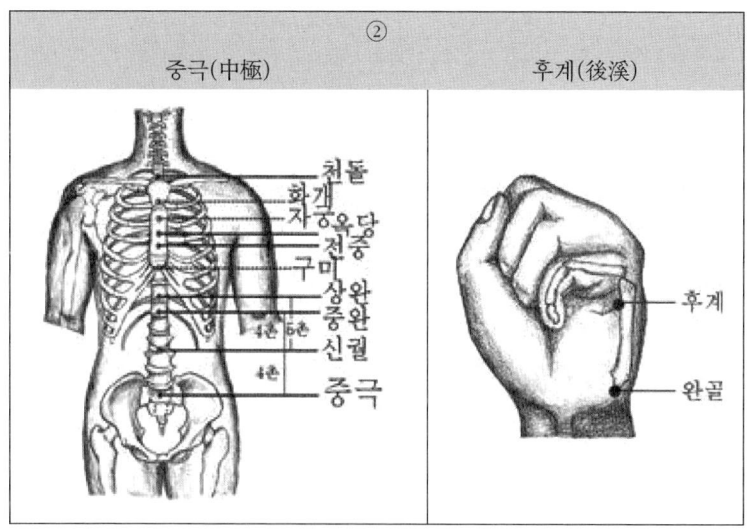

- 중극(中極) : 배꼽 아래 4촌 거리에 있다. 곡골(曲骨) 위 1촌 거리이다. 임맥(任脈)에 속함.
- 후계(後溪) : 주먹을 가볍게 쥐었을 때 새끼손가락과 손바닥이 이어지는 관절의 뒤 바깥쪽에 가로무늬가 생긴다. 그 가로무늬의 끝이 후계(後溪) 자리이다. 즉 손바닥의 새끼손가락 쪽 모서리 상에 있다. 소장경(小腸經)에 속함.

22. 결막염 [結膜炎]

○ 오행 사기(五行 邪氣) : 木 -   土 -

○ 혈위(穴位)·수인(手印) 처방

		瞳孔		腹結		
Ⅰ.	①		②		右 金 + 木 +	左 金 - 木 -
		合谷		瞳子髎		
		[교차]		[교차]		
Ⅱ.					右 +	左 -
Ⅲ.					太極	
Ⅳ.					無極	

○ 혈위 Ⅰ (穴位 : 혈자리)

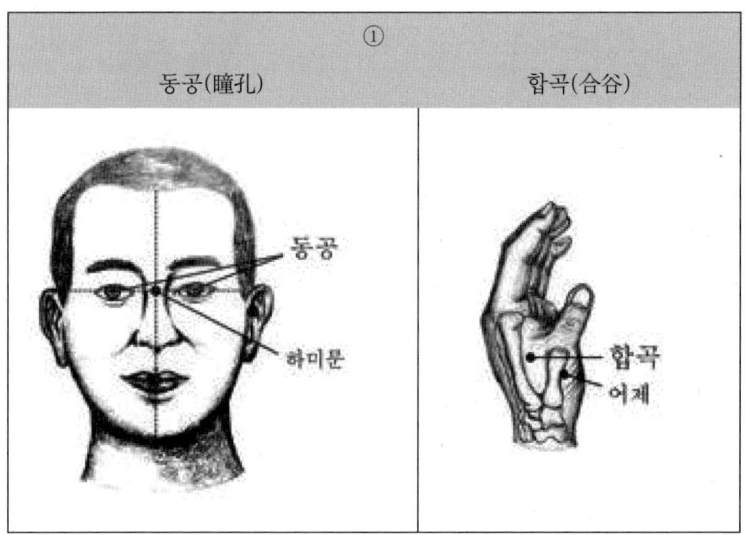

① 동공(瞳孔)   합곡(合谷)

- 동공(瞳孔) : 눈동자를 말한다. 간경(肝經)에 속함.
- 합곡(合谷) : 엄지손가락과 검지(집게)손가락이 만나는 곳에서 골을 따라 손등 쪽으로 올라가다 보면 움푹한 곳이 나온다. 여기에서 약간 옆으로 검지(집게)손가락 위쪽의 뼈(제2중수골[中手骨])에 가까운 곳을 눌러 보면 매우 아프다. 이곳이 합곡(合谷)이다. 대장경(大腸經)에 속함.

○ 혈위Ⅱ(穴位 : 혈자리)

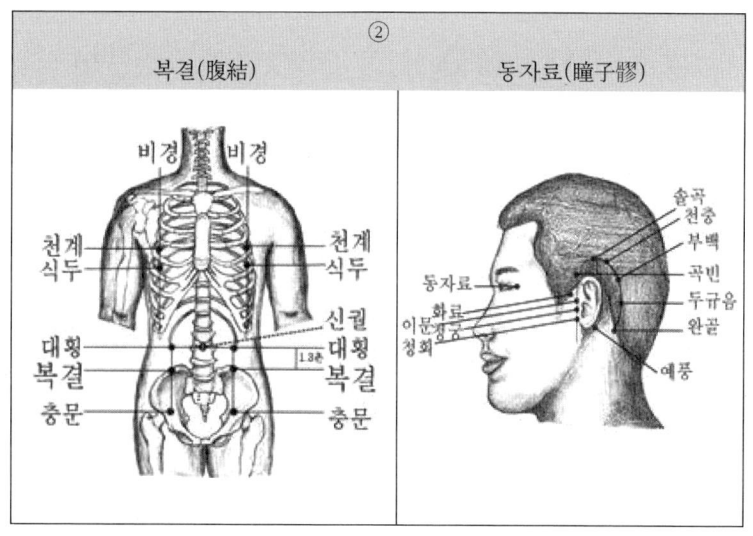

- 복결(腹結) : 대횡(大橫)의 바로 아래 1.3촌 거리에 있다. 비경(脾經)에 속함.
- 동자료(瞳子髎) : 두 눈 바깥쪽 끝(외안각[外眼角 : 눈꼬리]) 밖 0.5촌 거리에 있다. 담경(膽經)에 속함.

23. 눈 다래끼 [麥粒腫]

○ 오행 사기(五行 邪氣) : 木 -   金 -

○ 혈위(穴位)·수인(手印) 처방

```
         瞳孔    尺澤
Ⅰ. ①         ②         右金 + 火 +    左金 - 火 -
         曲池    陽谷
         [교차]

Ⅱ.                       右 +           左 -
Ⅲ.                       太極
Ⅳ.                       無極
```

○ 혈위 Ⅰ (穴位 : 혈자리)

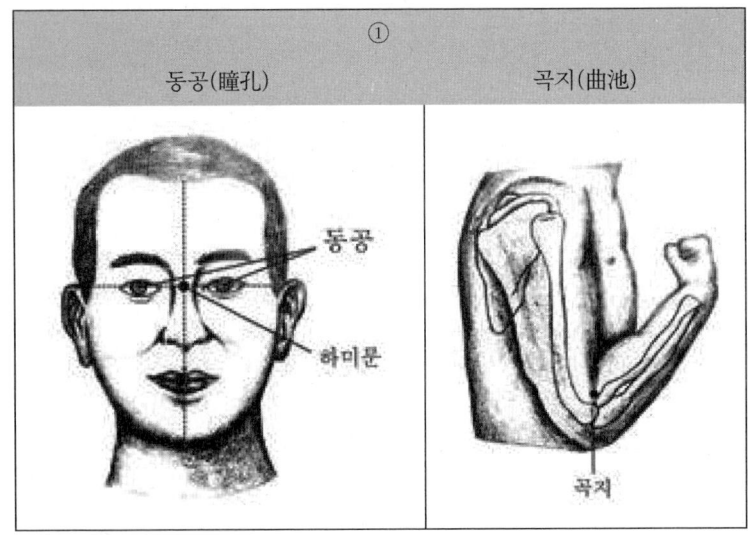

① 동공(瞳孔)   곡지(曲池)

- 동공(瞳孔) : 눈동자를 말한다. 간경(肝經)에 속함.
- 곡지(曲池) : 팔꿈치를 구부리고 손바닥을 반대편 젖가슴에 댄 자세에서 팔목에 생기는 가로무늬 바깥쪽의 끝이다. 대장경(大腸經)에 속함.

○ 혈위Ⅱ(穴位 : 혈자리)

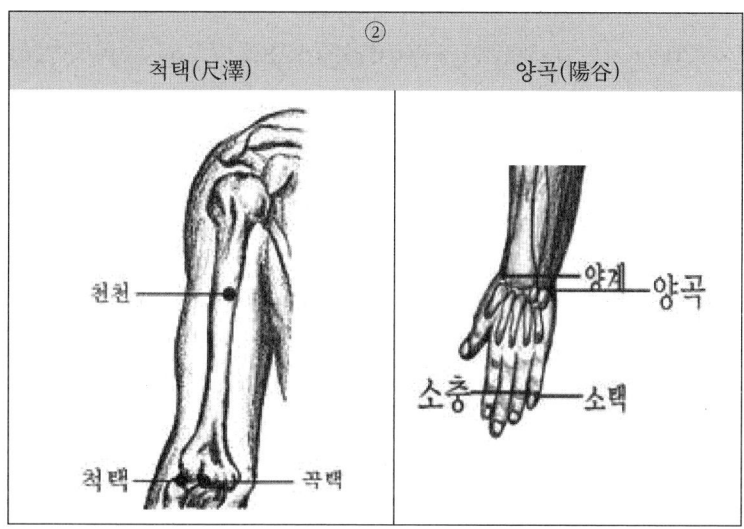

- 척택(尺澤) : 팔뚝을 약간 구부리면 팔목에 가로무늬가 생긴다. 엄지와 검지(집게)로 그곳의 심줄을 잡았을 때 바깥쪽의 움푹한 곳이 척택(尺澤)이다. 폐경(肺經)에 속함.
- 양곡(陽谷) : 손을 뒤로 젖히면 손등 쪽 손목에 가로무늬가 생긴다. 손등 가로무늬가 새끼손가락 등을 따라 올라온 선과 만나는 곳이다. 움푹 들어간 곳이다. 소장경(小腸經)에 속함.

24. 안저출혈 [眼底出血][5]

○ 오행 사기(五行 邪氣) : 木 -   金 -
○ 혈위(穴位)·수인(手印) 처방

```
         章門    神厥
Ⅰ.  ①      ②        右金＋火＋   左金－火－
     陽溪    小海(소장경)

Ⅱ.                   右 ＋        左 －
Ⅲ.                   太極
Ⅳ.                   無極
```

○ 혈위Ⅰ(穴位 : 혈자리)

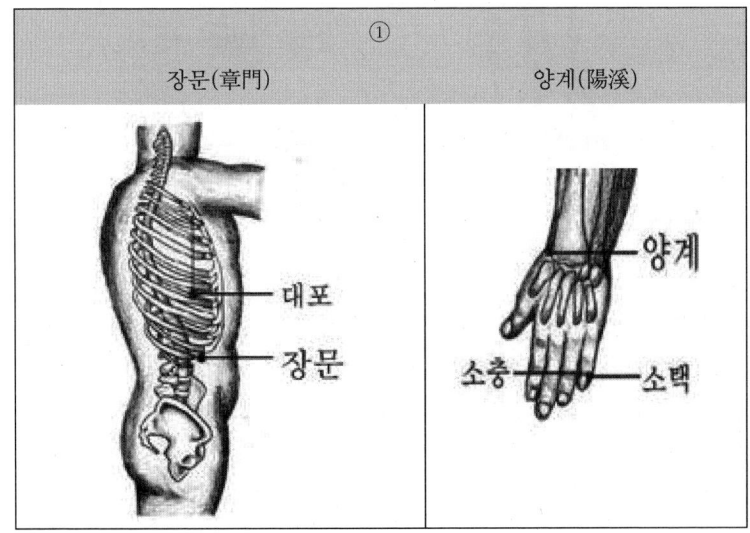

①
장문(章門)   양계(陽溪)

---

5) 망막의 혈관이 터져서 생기는 출혈이다.

- 장문(章門) : 제11늑골(갈비뼈)의 끝에 있다. 간경(肝經))에 속함.
- 양계(陽溪) : 엄지손가락을 쫙 벌렸을 때 엄지손가락 위로 심줄이 튀어나오면서 그 밑의 손목 위치에 쑥 들어간 곳이 생긴다. 이곳이 양계(陽溪)이다. 대장경(大腸經)에 속함.

○ 혈위 Ⅱ (穴位 : 혈자리)

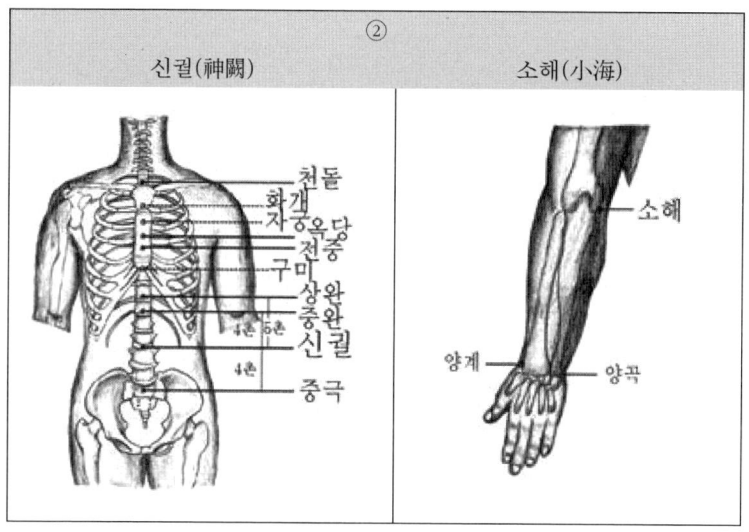

- 신궐(神闕) : 배꼽 한가운데이다. 제중(臍中)이라고도 한다. 임맥(任脈)에 속함.
- 소해(小海) : 팔을 구부렸을 때, 팔꿈치 뒤쪽으로 툭 튀어나온 뼈와 안쪽 옆으로 약간 작게 튀어나온 뼈 사이의 틈에 있다. 소장경(小腸經)에 속함.

25. 시신경 염증 [視神經炎]

○ 오행 사기(五行 邪氣) : 木 -   土 -
○ 혈위(穴位)·수인(手印) 처방

```
         瞳孔    三陰交
 I. ①         ②          右 金 + 木 +    左 金 - 木 -
    合谷    光明
    [교차]

 II.                       右 +           左 -
 III.                      太極
 IV.                       無極
```

○ 혈위 I (穴位 : 혈자리)

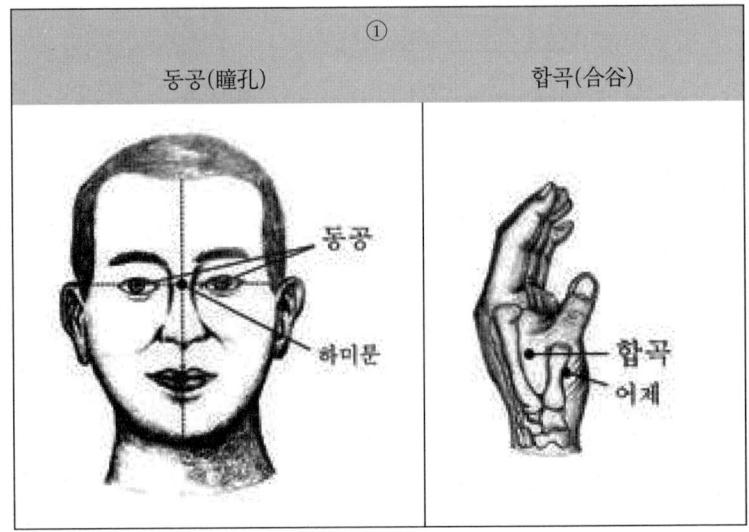

①
동공(瞳孔)   합곡(合谷)

- 동공(瞳孔) : 눈동자를 말한다. 간경(肝經)에 속함.
- 합곡(合谷) : 엄지손가락과 검지(집게)손가락이 만나는 곳에서 골을 따라 손등 쪽으로 올라가다 보면 움푹한 곳이 나온다. 여기에서 약간 옆으로 검지(집게)손가락 위쪽의 뼈(제2중수골[中手骨])에 가까운 곳을 눌러 보면 매우 아프다. 이곳이 합곡(合谷)이다. 대장경(大腸經)에 속함.

○ 혈위Ⅱ(穴位 : 혈자리)

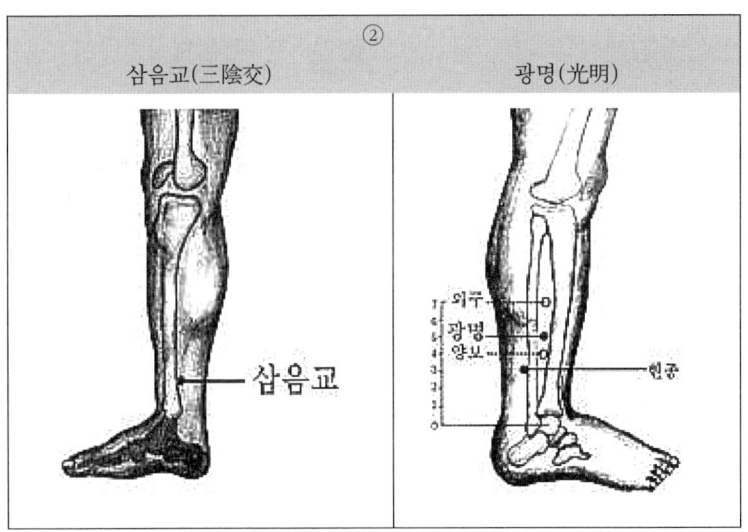

- 삼음교(三陰交) : 다리의 안쪽 복숭아뼈 중앙으로부터 곧게 3촌 위(뼈 뒤)에 있음. 이때 3촌은 자기의 엄지손가락을 제외한 네 손가락을 붙인 폭에 해당함. 비경(脾經)에 속함.
- 광명(光明) : 바깥쪽 복숭아뼈 중앙에서 바로 위쪽으로 5촌 거리에 있다. 담경(膽經)에 속함.

26. 시신경 위축 [視神經萎縮]

○ 오행 사기(五行 邪氣) : 木 -　　土 -
○ 혈위(穴位)·수인(手印) 처방

Ⅰ. ① 瞳孔　② 三陰交　右 金+ 木+　左 金- 木-		
陽溪　　日月		
[교차]		
Ⅱ.　　　　　　　　　右 +　　　　左 -		
Ⅲ.　　　　　　　　　太極		
Ⅳ.　　　　　　　　　無極		

○ 혈위 Ⅰ (穴位 : 혈자리)

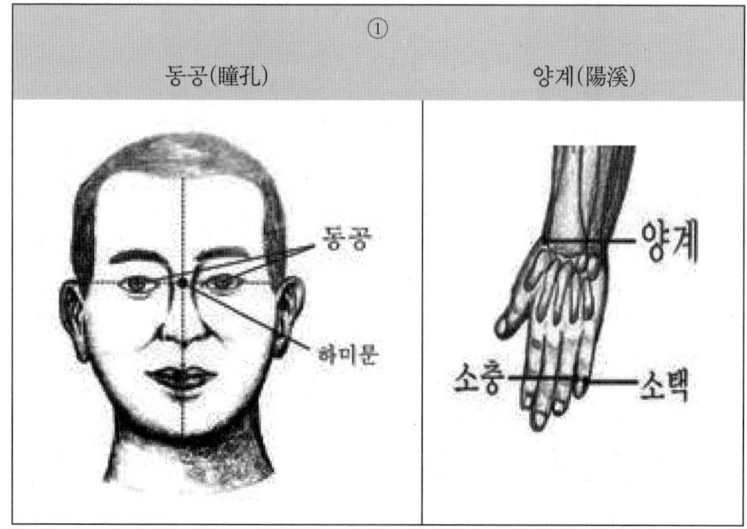

①
동공(瞳孔)　　　양계(陽溪)

- 동공(瞳孔) : 눈동자를 말한다. 간경(肝經)에 속함.
- 양계(陽溪) : 엄지손가락을 쫙 벌렸을 때 엄지손가락 위로 심줄이 튀어나오면서 그 밑의 손목 위치에 쑥 들어간 곳이 생긴다. 이곳이 양계(陽溪)이다. 대장경(大腸經)에 속함.

○ 혈위Ⅱ(穴位 : 혈자리)

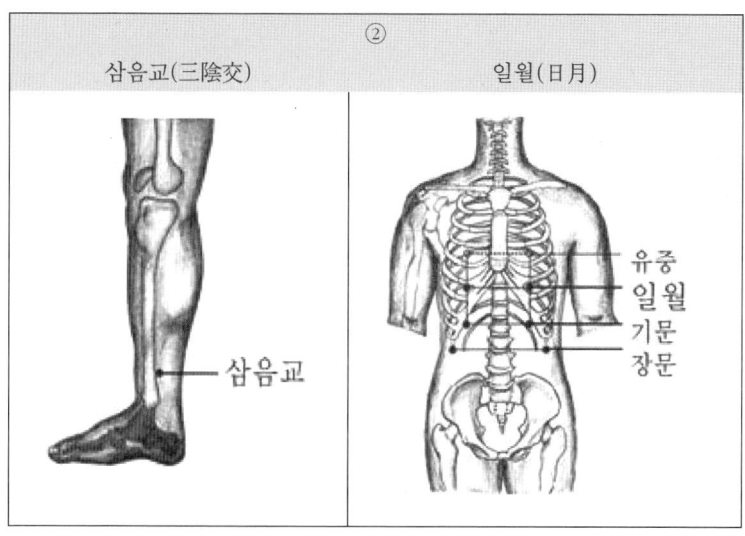

- 삼음교(三陰交) : 다리의 안쪽 복숭아뼈 중앙으로부터 곧게 3촌 위(뼈 뒤)에 있음. 이때 3촌은 자기의 엄지손가락을 제외한 네 손가락을 붙인 폭에 해당함. 비경(脾經)에 속함.
- 일월(日月) : 유두(乳頭)에서 곧게 아래로 6, 7늑골(갈비뼈) 사이에 있다. 담경(膽經)에 속함.

※다른 책에서 설명한 위치와 다르므로 주의를 요한다.

27. 백내장 [白內障]

○ 오행 사기(五行 邪氣) : 木 -   土 -
○ 혈위(穴位)·수인(手印) 처방

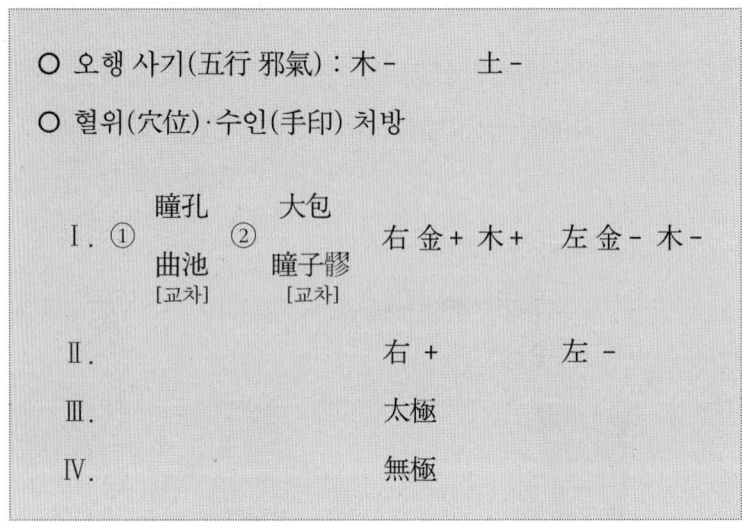

○ 혈위 I (穴位 : 혈자리)

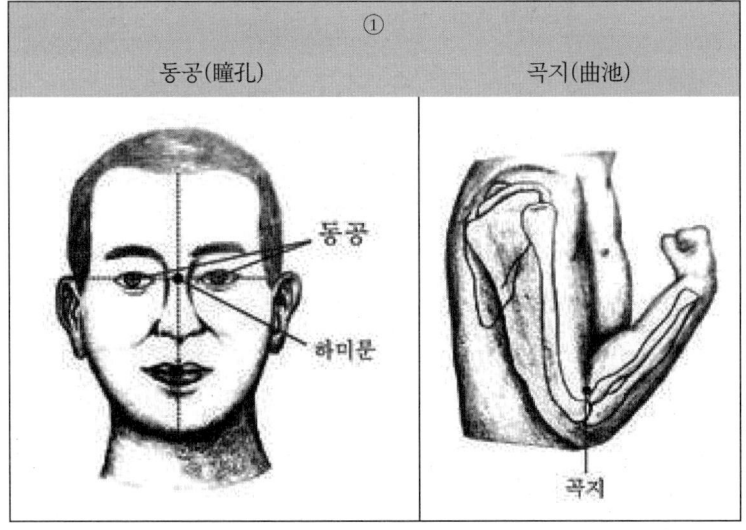

- 동공(瞳孔) : 눈동자를 말한다. 간경(肝經)에 속함.
- 곡지(曲池) : 팔꿈치를 구부리고 손바닥을 반대편 젖가슴에 댄 자세에서 팔목에 생기는 가로무늬 바깥쪽의 끝이다. 대장경(大腸經)에 속함.

○ 혈위Ⅱ(穴位 : 혈자리)

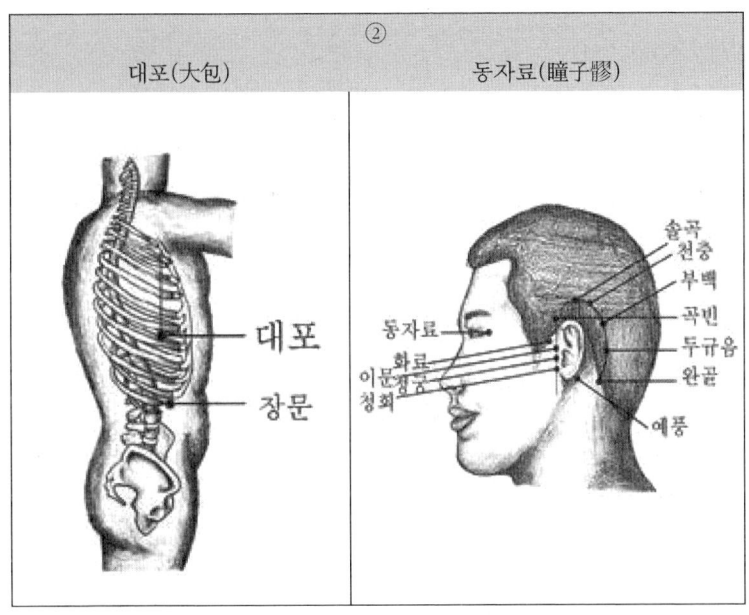

- 대포(大包) : 겨드랑이 한가운데서 직선으로 6촌 아래쪽 제 6, 7 갈비뼈 사이에 있다. 비경(脾經)에 속함.
- 동자료(瞳子髎) : 두 눈 바깥쪽 끝(외안각[外眼角 : 눈꼬리]) 밖 0.5촌 거리에 있다. 담경(膽經)에 속함.

28. 녹내장 [靑光眼(綠內障)]

○ 오행 사기(五行 邪氣) : 木 -   金 -
○ 혈위(穴位)·수인(手印) 처방

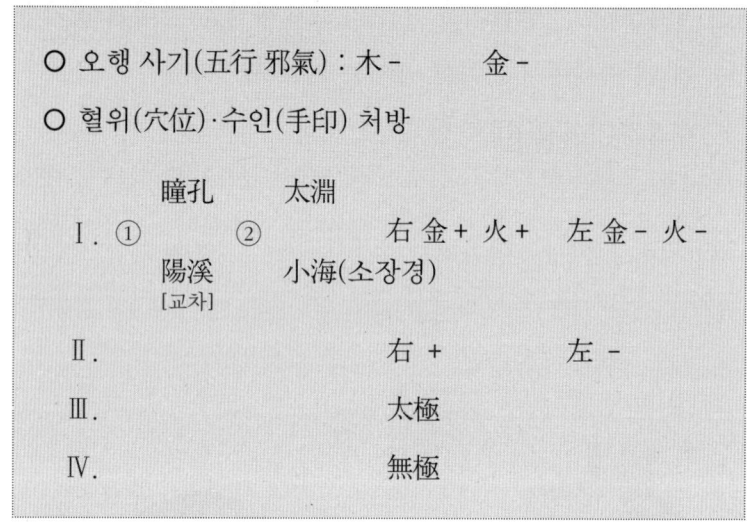

○ 혈위 I (穴位 : 혈자리)

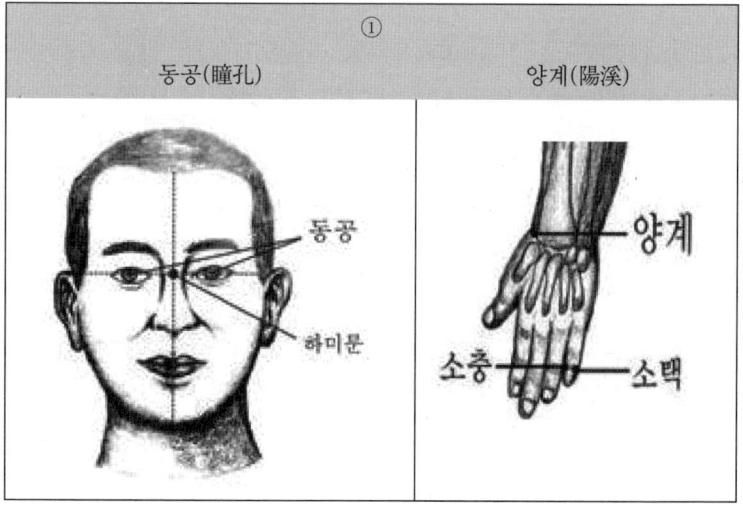

• 동공(瞳孔) : 눈동자를 말한다. 간경(肝經)에 속함.

- 양계(陽溪) : 엄지손가락을 쫙 벌렸을 때 엄지손가락 위로 심줄이 튀어나오면서 그 밑의 손목 위치에 쑥 들어간 곳이 생긴다. 이곳이 양계(陽溪)이다. 대장경(大腸經)에 속함.

○ 혈위Ⅱ(穴位 : 혈자리)

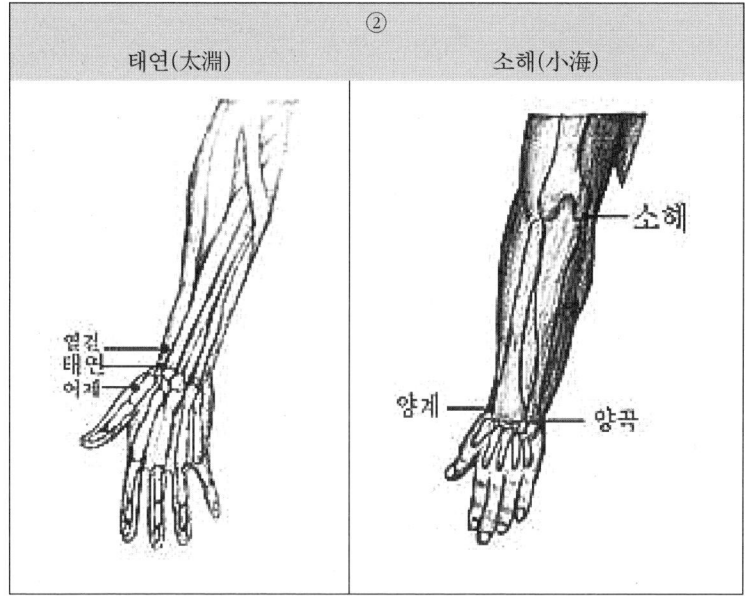

- 태연(太淵) : 엄지손가락 쪽 손목에 툭 튀어나온 뼈가 있는데, 여기에서 팔 쪽으로 조금 위의 오목한 곳에 있다. 맥박이 뛰는 곳 바로 아래이기도 하다. 폐경(肺經)에 속함.
- 소해(小海) : 팔을 구부렸을 때, 팔꿈치 뒤쪽으로 툭 튀어나온 뼈와 안쪽 옆으로 약간 작게 튀어나온 뼈 사이의 틈에 있다. 소장경(小腸經)에 속함.

29. 황반변성 [黃斑變性]

○ 오행 사기(五行 邪氣) : 木 -   金 -
○ 혈위(穴位)·수인(手印) 처방

	瞳孔	膻中		
I.	①	②	右金+火+	左金-火-
	命門	翳風		
II.			右 +	左 -
III.			太極	
IV.			無極	

○ 혈위 I (穴位 : 혈자리)

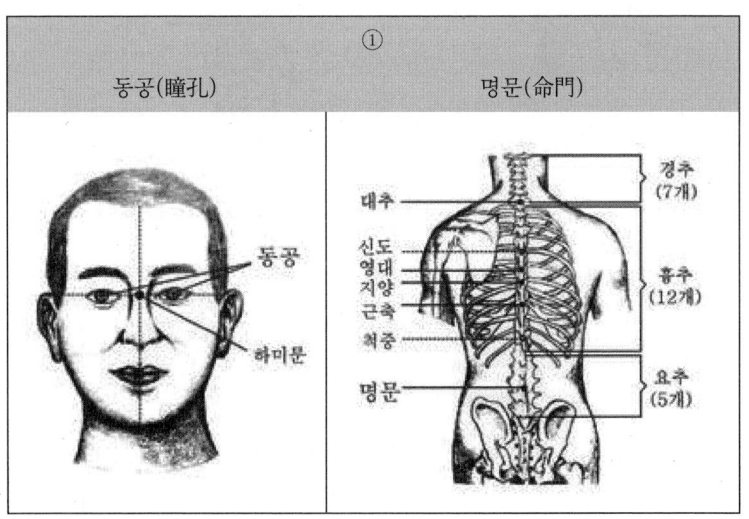

• 동공(瞳孔) : 눈동자를 말한다. 간경(肝經)에 속함.

- 명문(命門) : 제2요추 극돌기 아래, 즉 2, 3요추 사이이다. 배꼽 맞은편에 해당하는 등 쪽의 혈(穴)이다. 독맥(督脈)에 속함.

○ 혈위Ⅱ(穴位 : 혈자리)

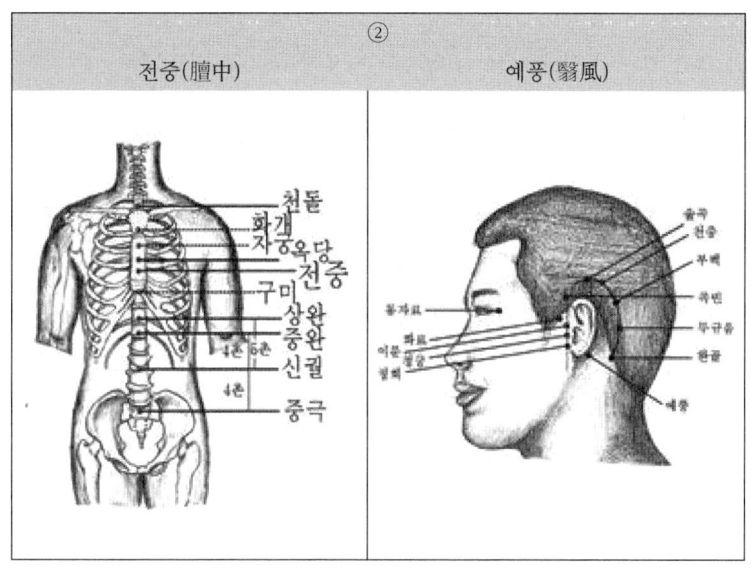

- 전중(膻中) : 양쪽 유두(젖꼭지)를 연결한 선과 가슴의 정중선이 만나는 곳이다. 즉, 제4, 5흉골 사이다. 임맥(任脈)에 속함.
- 예풍(翳風) : 귓불의 뒤쪽에 있다. 귓불 끝의 바로 뒤에서 약간 위쪽을 눌러보면 유달리 움푹한 곳이 있다. 입을 크게 벌리면 더욱 깊게 들어간다. 이곳이 예풍(翳風)이다. 삼초경(三焦經)에 속함.

30. 알레르기성 비염 [過敏性鼻炎]

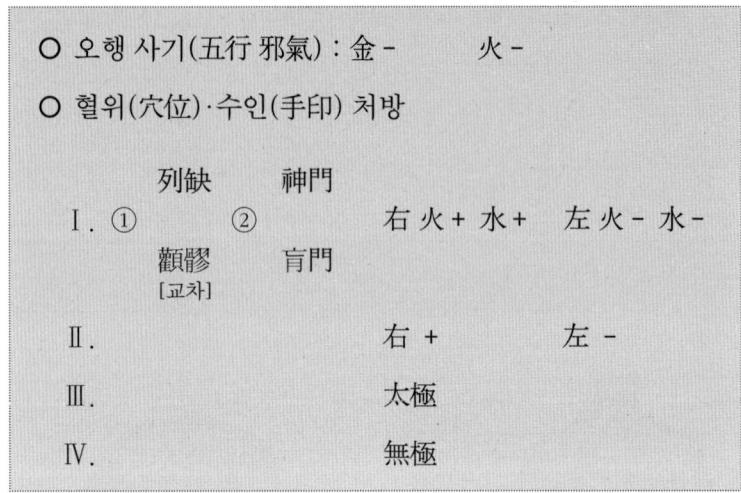

○ 오행 사기(五行 邪氣) : 金 -   火 -

○ 혈위(穴位)·수인(手印) 처방

	列缺	神門	
Ⅰ. ①	②	右 火 + 水 +	左 火 - 水 -
	顴髎 [교차]	肓門	
Ⅱ.		右 +	左 -
Ⅲ.		太極	
Ⅳ.		無極	

○ 혈위 Ⅰ (穴位 : 혈자리)

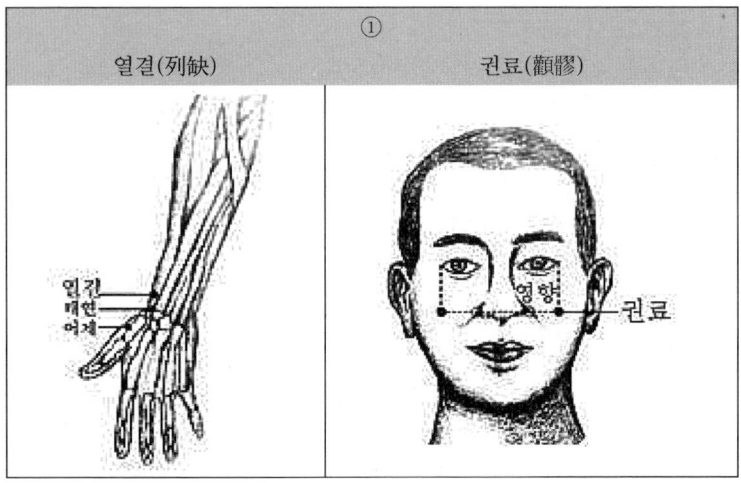

① 열결(列缺)   권료(顴髎)

• 열결(列缺) : 엄지손가락 위쪽의 손목에 있는 태연(太淵)의 1.5촌 위쪽 바깥 모서리의 툭 튀어나온 곳이다. 맥박이 뛰

는 곳의 바깥쪽 옆이다. 폐경(肺經)에 속함.
- 권료(顴髎) : 영향(迎香) 양옆 수평선과 눈 바깥쪽 가장자리 아래로 똑바로 연결한 선이 만나는 곳이다. 광대뼈 아래 선에 있다. 소장경(小腸經)에 속함. 영향(迎香)은 코의 아래 선(콧날 하단) 양쪽 0.5촌 거리에 있다. 대장경(大腸經)에 속함.

○ 혈위 Ⅱ(穴位 : 혈자리)

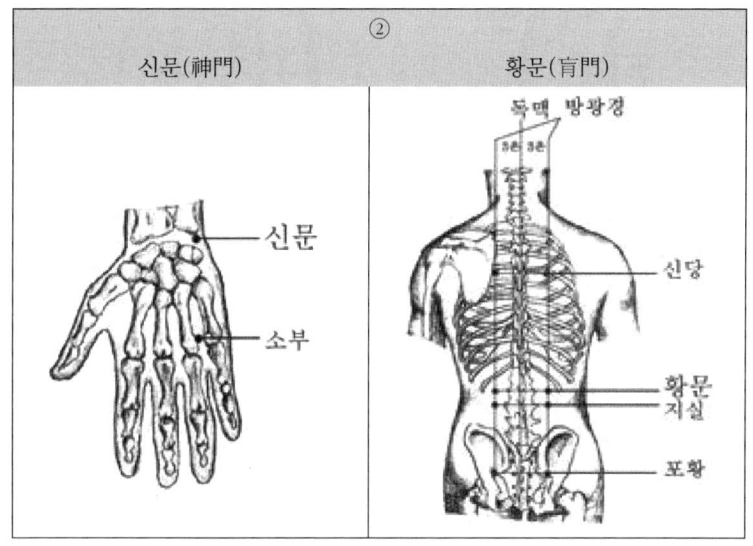

- 신문(神門) : 손바닥을 위로 하였을 때 손목에 생기는 가로무늬의 안쪽(새끼손가락 안쪽 선을 타고 올라가서 만나는 곳)에 있다. 손목에 가로무늬가 두 줄 있는데 위쪽 것에 있다. 심경(心經)에 속함.
- 황문(肓門) : 제1요추 극돌기 아래(제1, 2요추 사이)에 있는 현추(懸樞)혈의 양옆 3촌 거리. 방광경(膀胱經)에 속함.

31. 코막힘 [鼻塞]

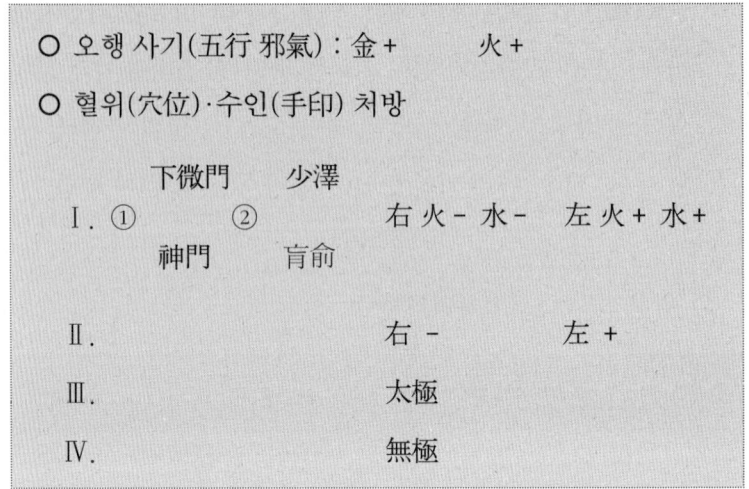

○ 혈위Ⅰ(穴位 : 혈자리)

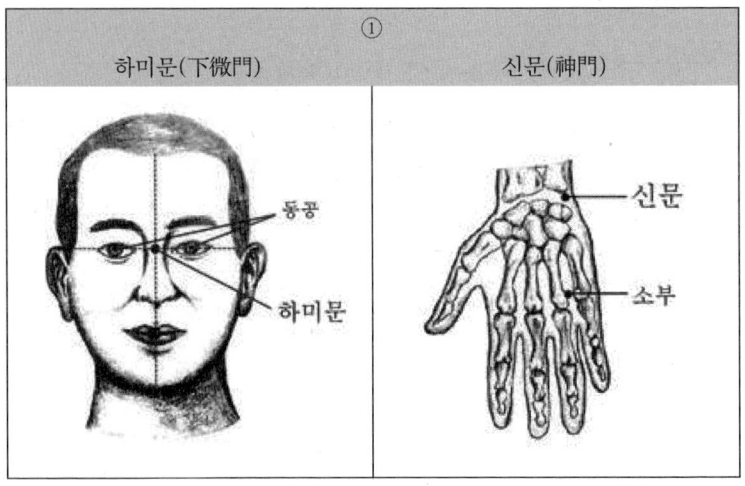

- 하미문(下微門) : 두 눈을 수평으로 연결했을 때 얼굴의 중 앙선과 만나는 곳이다. 즉, 콧등을 따라 위로 올라갔을 때

푹 꺼진 곳이다. 독맥(督脈)에 속함.

- 신문(神門) : 손바닥을 위로 하였을 때 손목에 생기는 가로무늬의 안쪽(새끼손가락 안쪽 선을 타고 올라가서 만나는 곳)에 있다. 손목에 가로무늬가 두 줄 있는데 위쪽 것에 있다. 심경(心經)에 속함.

○ 혈위 Ⅱ (穴位 : 혈자리)

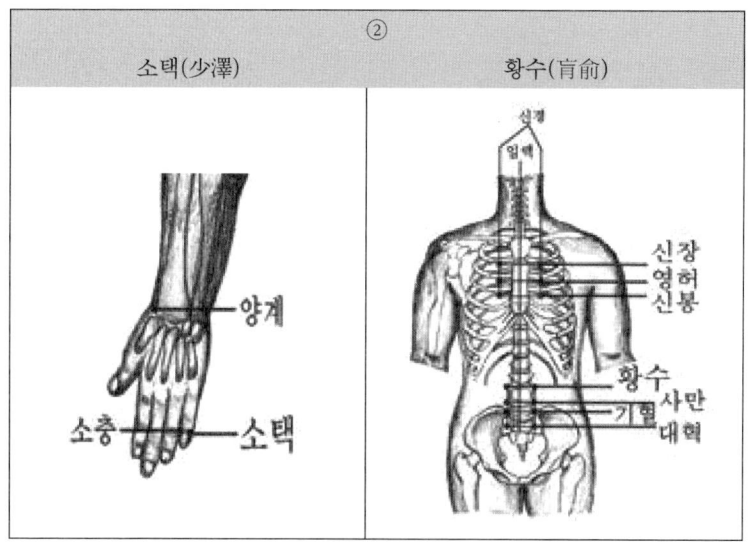

- 소택(少澤) : 새끼손가락의 바깥쪽 손톱 뿌리에서 대각선 방향으로 1푼(分 : 0.1촌) 뒤쪽에 있다. 소장경(小腸經)에 속함.
- 황수(肓俞) : 배꼽 양옆 1촌 거리에 있다. 위경(腎經)에 속함.

32. 만성 인후염 [慢性咽炎]

○ 오행 사기(五行 邪氣) : 金 -   木 -
○ 혈위(穴位)·수인(手印) 처방

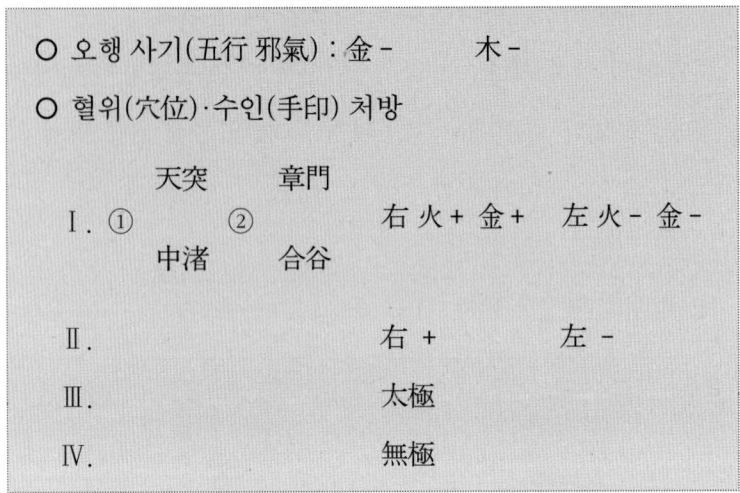

○ 혈위 I (穴位 : 혈자리)

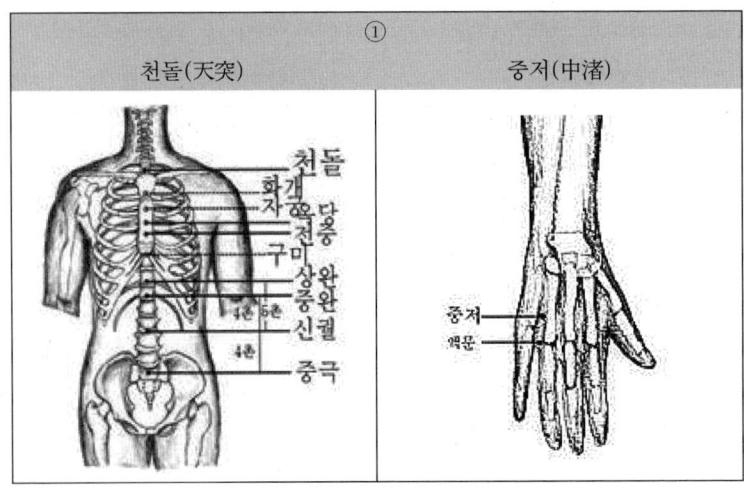

• 천돌(天突) : 흉골(胸骨)의 위쪽 가장자리와 정중선이 만나는 곳으로부터 0.5촌 위의 우묵한 곳에 있다. 임맥(任脈)에

속함.

- 중저(中渚) : 주먹을 쥐었을 때, 제4, 5 손가락 뿌리 마디 사이에 액문(液門)이 있고, 액문(液門)의 바로 뒤(위)인 손등의 우묵한 곳에 있다. 삼초경(三焦經)에 속함.

○ 혈위Ⅱ(穴位 : 혈자리)

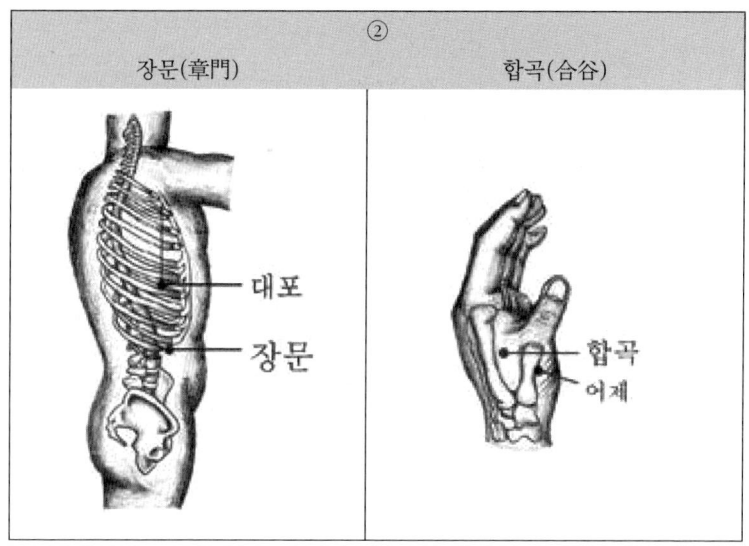

- 장문(章門) : 제11늑골(갈비뼈)의 끝에 있다. 간경(肝經))에 속함.
- 합곡(合谷) : 엄지손가락과 검지(집게)손가락이 만나는 곳에서 골을 따라 손등 쪽으로 올라가다 보면 움푹한 곳이 나온다. 여기에서 약간 옆으로 검지(집게)손가락 위쪽의 뼈(제2중수골[中手骨])에 가까운 곳을 눌러 보면 매우 아프다. 이곳이 합곡(合谷)이다. 대장경(大腸經)에 속함.

33. 인후종통 [咽喉腫痛]

○ 오행 사기(五行 邪氣) : 金 -   火 -
○ 혈위(穴位)·수인(手印) 처방

```
        天突      神門
Ⅰ. ①         ②        右 火 + 水 +    左 火 - 水 -
    液門      肓門

Ⅱ.                     右 +           左 -
Ⅲ.                     太極
Ⅳ.                     無極
```

○ 혈위Ⅰ(穴位 : 혈자리)

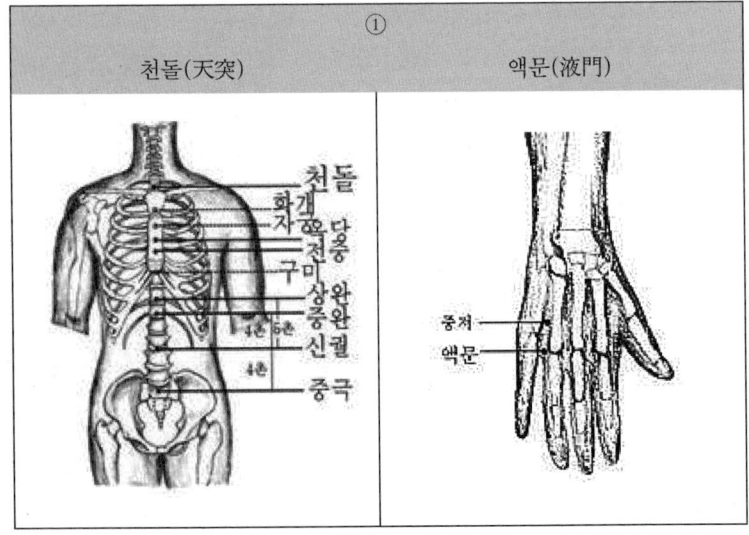

① 천돌(天突)   액문(液門)

• 천돌(天突) : 흉골(胸骨)의 위쪽 가장자리와 정중선이 만나

는 곳으로부터 0.5촌 위의 우묵한 곳에 있다. 임맥(任脈)에 속함.

• 액문(液門) : 제4, 5 손가락 뿌리 마디 사이에 있다. 삼초경(三焦經)에 속함.

O 혈위Ⅱ(穴位 : 혈자리)

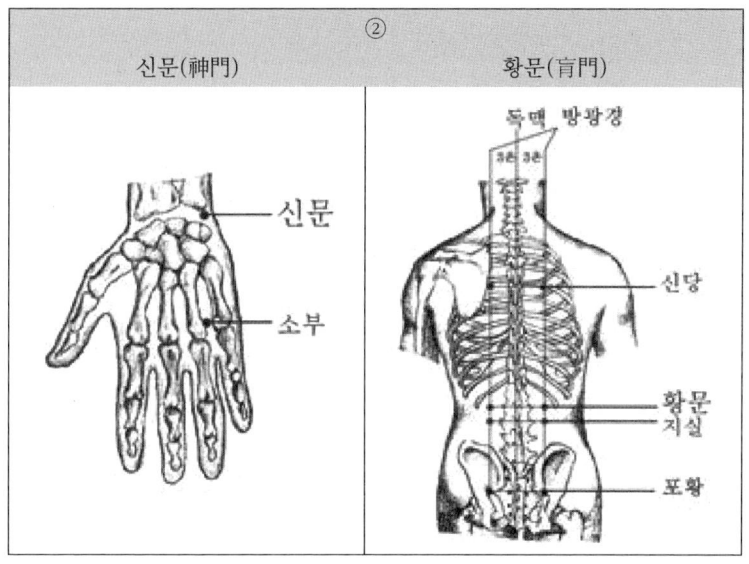

• 신문(神門) : 손바닥을 위로 하였을 때 손목에 생기는 가로무늬의 안쪽(새끼손가락 안쪽 선을 타고 올라가서 만나는 곳)에 있다. 손목에 가로무늬가 두 줄 있는데 위쪽 것에 있다. 심경(心經)에 속함.
• 황문(肓門) : 제1요추 극돌기 아래(제1, 2요추 사이)에 있는 현추(懸樞)혈의 양옆 3촌 거리. 방광경(膀胱經)에 속함.

34. 코감기

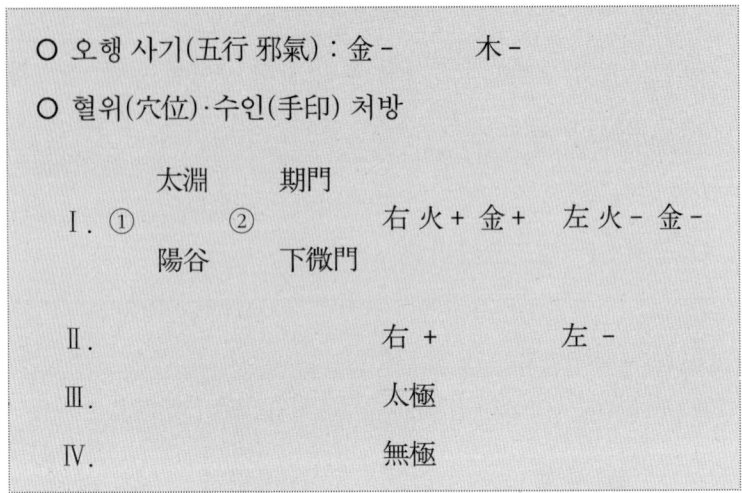

- 오행 사기(五行 邪氣) : 金 -   木 -
- 혈위(穴位)·수인(手印) 처방

Ⅰ.	① 太淵 陽谷	② 期門 下微門	右 火 + 金 +	左 火 - 金 -
Ⅱ.			右 +	左 -
Ⅲ.			太極	
Ⅳ.			無極	

○ 혈위 Ⅰ (穴位 : 혈자리)

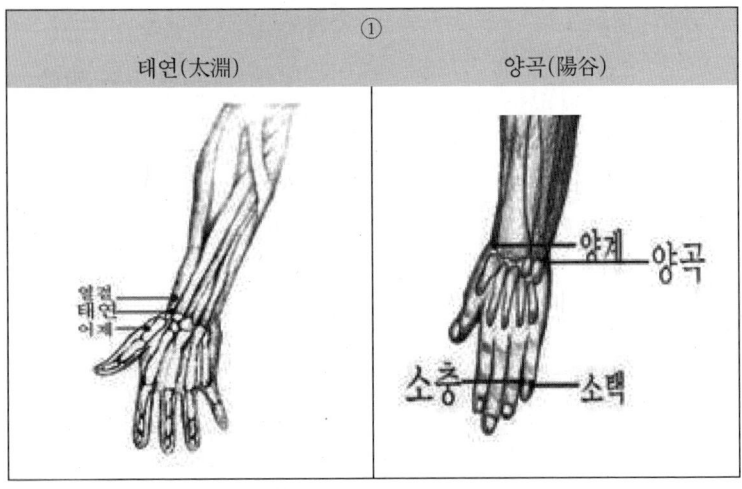

①
태연(太淵)   양곡(陽谷)

• 태연(太淵) : 엄지손가락 쪽 손목에 툭 튀어나온 뼈가 있는데, 여기에서 팔 쪽으로 조금 위의 오목한 곳에 있다. 맥박

이 뛰는 곳 바로 아래이기도 하다. 폐경(肺經)에 속함.
- 양곡(陽谷) : 손을 뒤로 젖히면 손등 쪽 손목에 가로무늬가 생긴다. 손등 가로무늬가 새끼손가락 등을 따라 올라온 선과 만나는 곳이다. 움푹 들어간 곳이다. 소장경(小腸經)에 속함.

○ 혈위Ⅱ(穴位 : 혈자리)

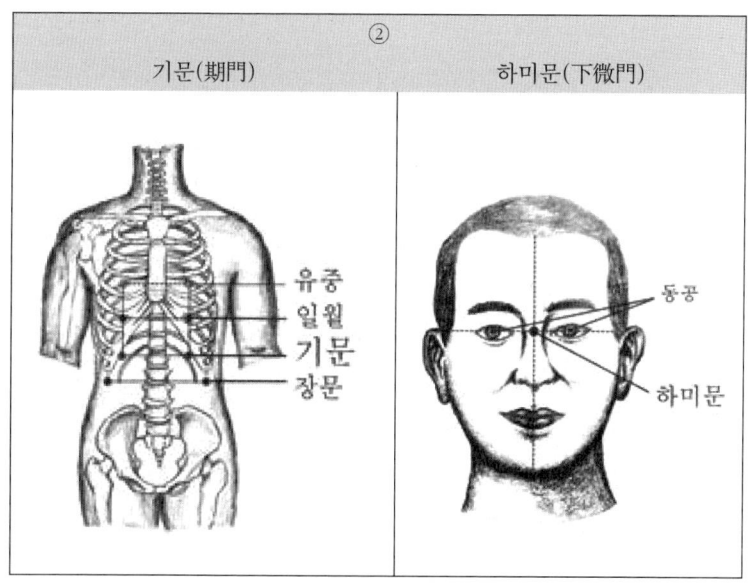

- 기문(期門) : 유두(乳頭)에서 직선으로 내려가서 제8, 9 갈비뼈 사이에 있다. 간경(肝經)에 속함.
- 하미문(下微門) : 두 눈을 수평으로 연결했을 때 얼굴의 중앙선과 만나는 곳이다. 즉, 콧등을 따라 위로 올라갔을 때 푹 꺼진 곳이다. 독맥(督脈)에 속함.

35. 목감기

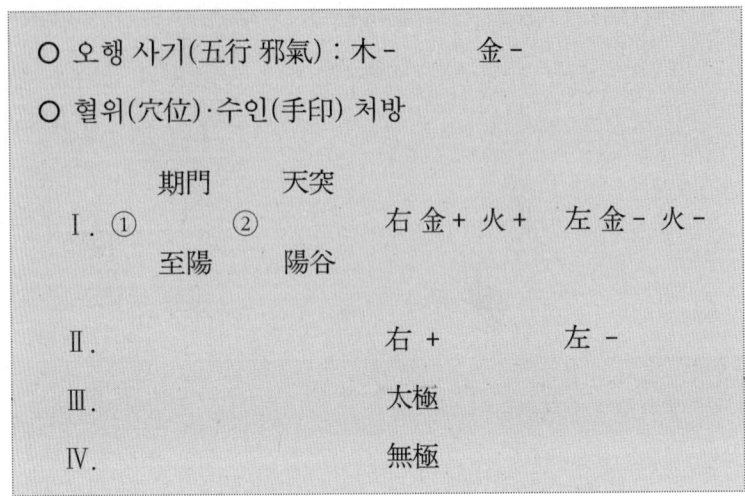

○ 혈위 I (穴位 : 혈자리)

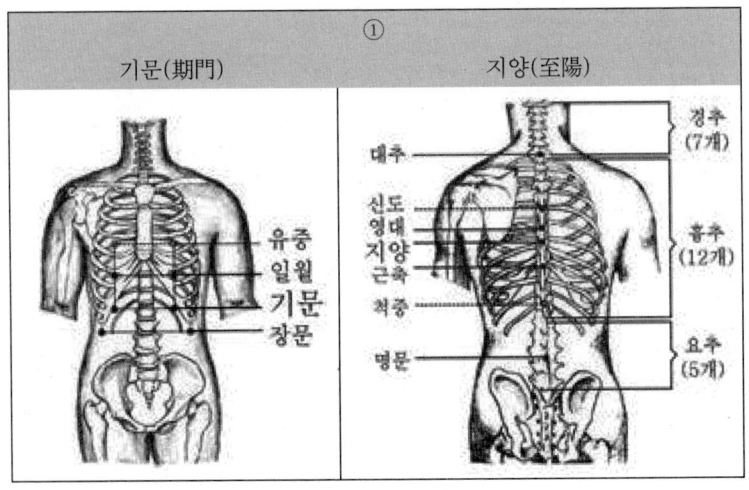

- 기문(期門) : 유두(乳頭)에서 직선으로 내려가서 제8, 9 갈비뼈 사이에 있다. 간경(肝經)에 속함.

- 지양(至陽) : 제7, 8흉추 사이(제7흉추 극돌기 아래)에 있다. 독맥(督脈)에 속함.

○ 혈위Ⅱ(穴位 : 혈자리)

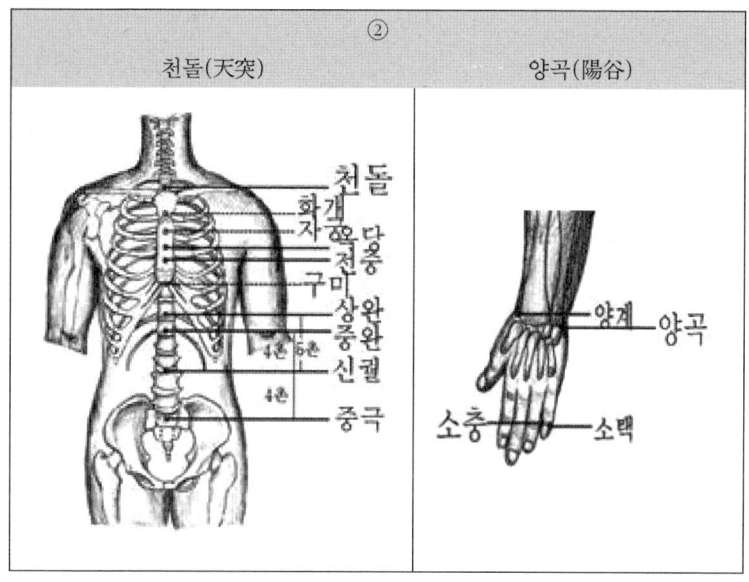

- 천돌(天突) : 흉골(胸骨)의 위쪽 가장자리와 정중선이 만나는 곳으로부터 0.5촌 위의 우묵한 곳에 있다. 임맥(任脈)에 속함.
- 양곡(陽谷) : 손을 뒤로 젖히면 손등 쪽 손목에 가로무늬가 생긴다. 손등 가로무늬가 새끼손가락 등을 따라 올라온 선과 만나는 곳이다. 움푹 들어간 곳이다. 소장경(小腸經)에 속함.

36. 소화불량 [消化不良]

○ 오행 사기(五行 邪氣) : 土+   木+
○ 혈위(穴位)·수인(手印) 처방

```
         梁門    日月
Ⅰ. ①       ②          右木- 金-    左木+ 金+
         期門    中脘

Ⅱ.                    右 -         左 +
Ⅲ.                    太極
Ⅳ.                    無極
```

○ 혈위 Ⅰ(穴位 : 혈자리)

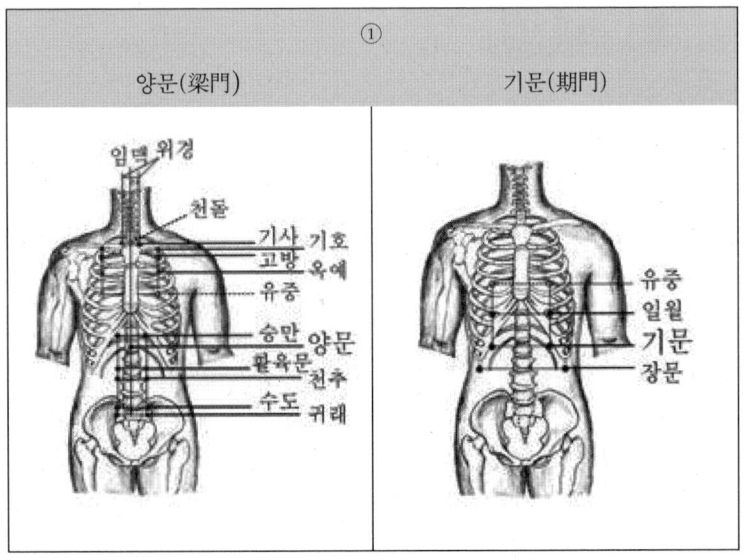

①
양문(梁門)   기문(期門)

- 양문(梁門) : 배꼽 위로 4촌 거리에 중완(中脘)이 있고, 이 상완(上脘) 양옆으로 2촌 거리에 있다. 승만(承滿)의 바로 아래에 있다. 위경(胃經)에 속함.
- 기문(期門) : 유두(乳頭)에서 직선으로 내려가서 제8, 9 갈비뼈 사이에 있다. 간경(肝經)에 속함.

○ 혈위Ⅱ(穴位 : 혈자리)

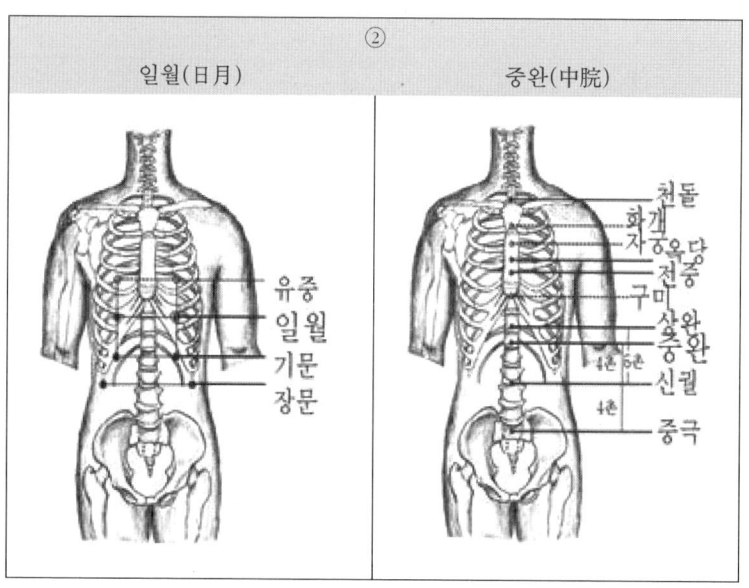

- 일월(日月) : 유두(乳頭)에서 곧게 아래로 6, 7늑골(갈비뼈) 사이에 있다. 담경(膽經)에 속함.
- 중완(中脘) : 배꼽 위 4촌 거리의 복부 정중선 상에 있다. 임맥(任脈)에 속함.

37. 급체 [急滯]

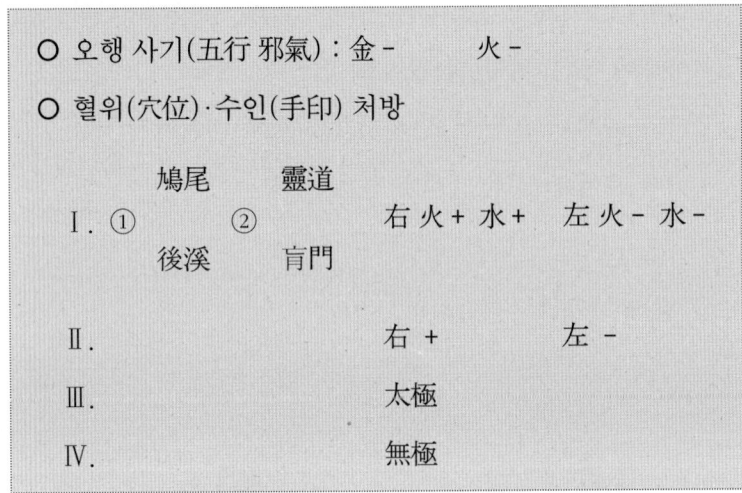

○ 오행 사기(五行 邪氣) : 金 -   火 -

○ 혈위(穴位)·수인(手印) 처방

```
           鳩尾    靈道
   I. ①          ②        右 火 + 水 +   左 火 - 水 -
           後溪    肓門

   II.                      右 +           左 -
   III.                     太極
   IV.                      無極
```

○ 혈위 I (穴位 : 혈자리)

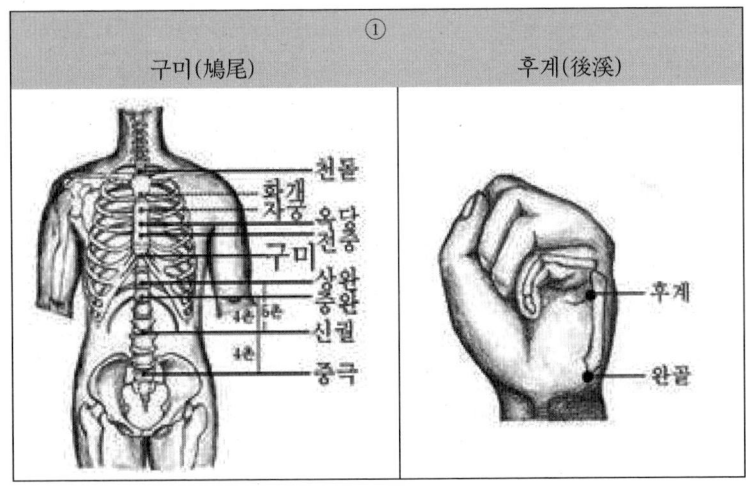

- 구미(鳩尾) : 신궐(배꼽)로부터 7촌 위에 있다. 중완(中脘)으로부터는 3촌 위이다. 전중(膻中)으로부터 내려가면서

보면 1.6촌 아래가 중정(中庭)인데 그 아래가 구미(鳩尾)이다. 보통 사람은 검상돌기(劍狀突起) 바로 아래에 있다. 임맥(任脈)에 속함.

• 후계(後溪) : 주먹을 가볍게 쥐었을 때 새끼손가락과 손바닥이 이어지는 관절의 뒤 바깥쪽에 가로무늬가 생긴다. 그 가로무늬의 끝이 후계(後溪) 자리이다. 즉 손바닥의 새끼손가락 쪽 모서리 상에 있다. 소장경(小腸經)에 속함.

○ 혈위Ⅱ(穴位 : 혈자리)

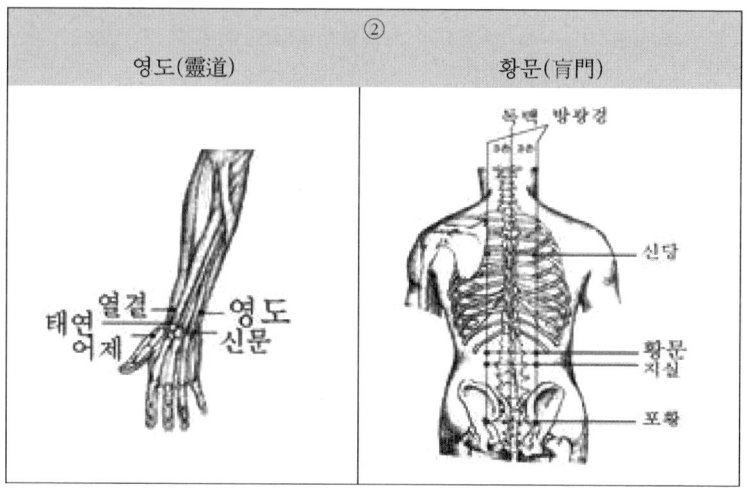

• 영도(靈道) : 신문(神門)으로부터 바로 1.5촌 거리에 있다. 심경(心經)에 속함.
• 황문(肓門) : 제1요추 극돌기 아래(제1, 2요추 사이)에 있는 현추(懸樞)혈의 양옆 3촌 거리에 있다. 방광경(膀胱經)에 속함.

38. 위산과다 [胃酸過多症]

○ 오행 사기(五行 邪氣) : 土+   水+
○ 혈위(穴位)·수인(手印) 처방

	承滿	胃俞		
Ⅰ.	①	②	右 木 - 土 -	左 木 + 土 +
	期門	大包		

Ⅱ.　　　　　　　　　右 -　　　　左 +

Ⅲ.　　　　　　　　　太極

Ⅳ.　　　　　　　　　無極

○ 혈위 Ⅰ (穴位 : 혈자리)

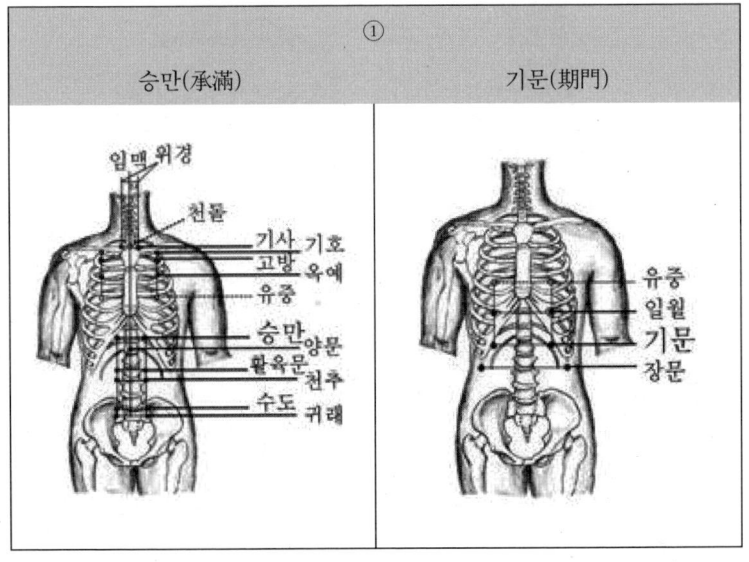

①
승만(承滿)　　　　　기문(期門)

- 승만(承滿) : 배꼽 위로 5촌 거리에 상완(上脘)이 있고, 이 상완(上脘) 양옆으로 2촌 거리에 있다. 위경(胃經)에 속함.
- 기문(期門) : 유두(乳頭)에서 직선으로 내려가서 제8, 9 갈비뼈 사이에 있다. 간경(肝經)에 속함.

○ 혈위Ⅱ(穴位 : 혈자리)

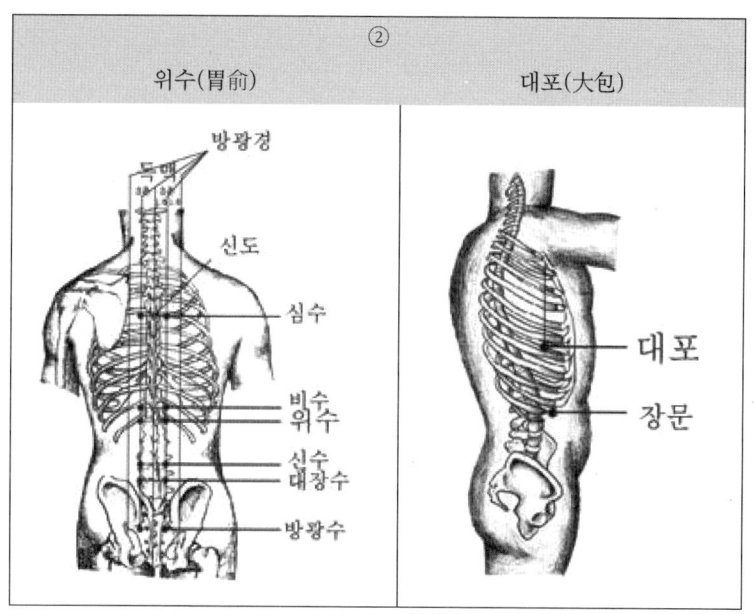

- 위수(胃俞) : 제12흉추 극돌기 아래에서 수평으로 양쪽 1.5촌 거리에 있다. 방광경(膀胱經)에 속함.
- 대포(大包) : 겨드랑이 한가운데서 직선으로 6촌 아래쪽 제6, 7 갈비뼈 사이에 있다. 비경(脾經)에 속함.

39. 위염 [胃炎]

○ 오행 사기(五行 邪氣) : 土+   木+

○ 혈위(穴位)·수인(手印) 처방

```
        梁門     日月
Ⅰ. ①         ②         右木-金-    左木+金+
    太衝     中脘

Ⅱ.                       右 -        左 +
Ⅲ.                       太極
Ⅳ.                       無極
```

○ 혈위 Ⅰ(穴位 : 혈자리)

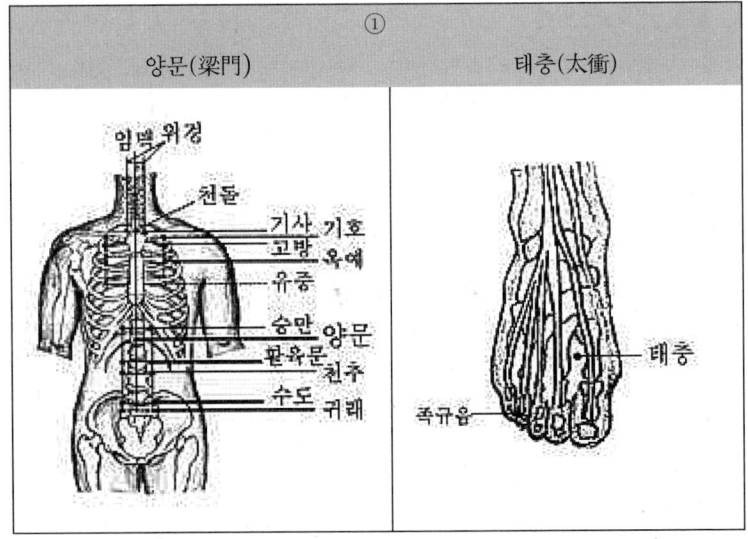

① 양문(梁門)   태충(太衝)

• 양문(梁門) : 배꼽 위로 4촌 거리에 중완(中脘)이 있고, 이

상완(上脘) 양옆으로 2촌 거리에 있다. 승만(承滿)의 바로 아래에 있다. 위경(胃經)에 속함.

• 태충(太衝) : 엄지발가락과 검지(집게)발가락이 만나는 곳에서 발등 쪽으로 1.5~2촌 거리에 있다. 손가락 끝으로 지그시 눌러 보면 맥박이 느껴지고 약간 아프다. 간경(肝經)에 속함.

○ 혈위Ⅱ(穴位 : 혈자리)

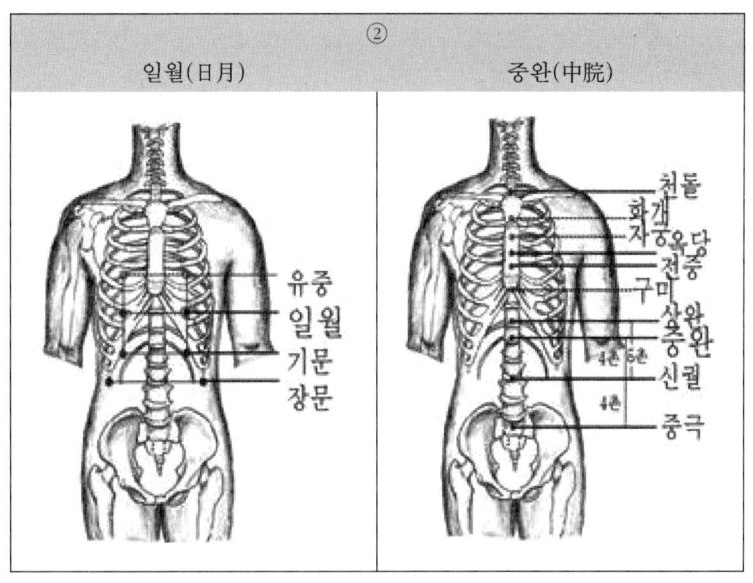

• 일월(日月) : 유두(乳頭)에서 곧게 아래로 6, 7늑골(갈비뼈) 사이에 있다. 담경(膽經)에 속함.
• 중완(中脘) : 배꼽 위 4촌 거리의 복부 정중선 상에 있다. 임맥(任脈)에 속함.

40. 위암 [胃癌]

○ 오행 사기(五行 邪氣) : 土+   木+

○ 혈위(穴位)·수인(手印) 처방

	承滿	日月		
Ⅰ. ①	②		右 木 - 金 -	左 木 + 金 +
	太衝	上脘		
Ⅱ.			右 -	左 +
Ⅲ.		太極		
Ⅳ.		無極		

○ 혈위 Ⅰ (穴位 : 혈자리)

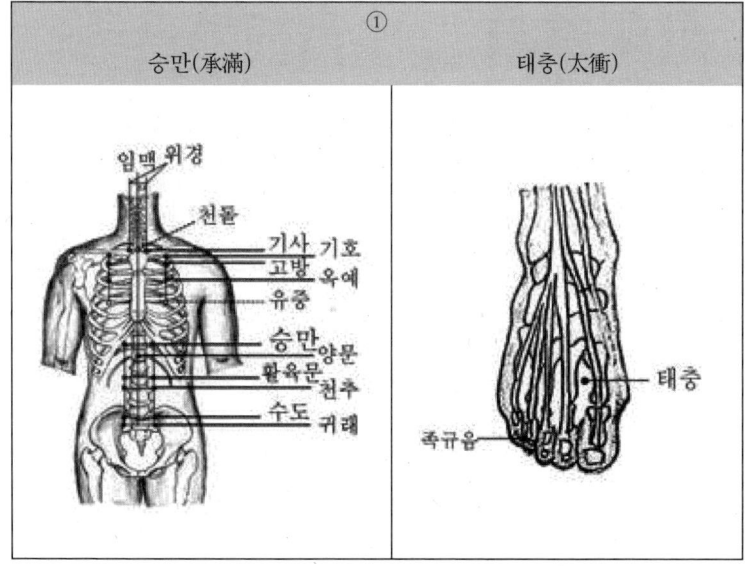

①
승만(承滿)   태충(太衝)

- 승만(承滿) : 배꼽 위로 5촌 거리에 상완(上脘)이 있고, 이 상완(上脘) 양옆으로 2촌 거리에 있다. 위경(胃經)에 속함.
- 태충(太衝) : 엄지발가락과 검지(집게)발가락이 만나는 곳에서 발등 쪽으로 1.5~2촌 거리에 있다. 손가락 끝으로 지그시 눌러 보면 맥박이 느껴지고 약간 아프다. 간경(肝經)에 속함.

○ 혈위 Ⅱ (穴位 : 혈자리)

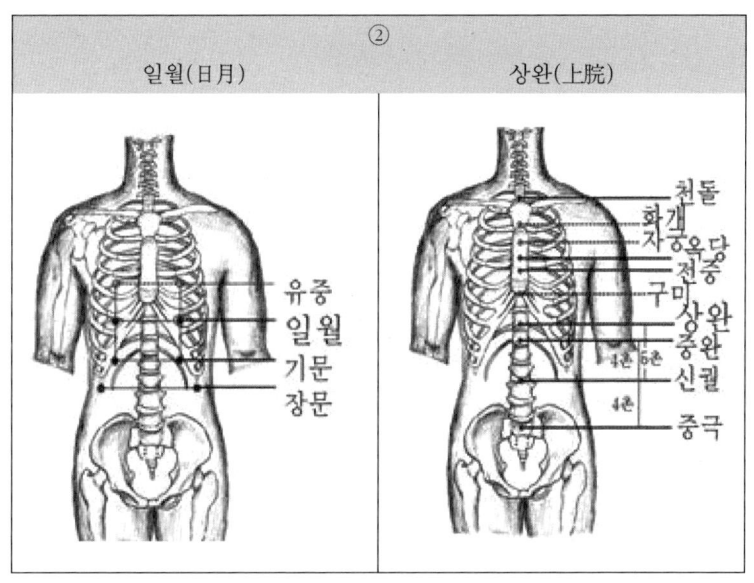

- 일월(日月) : 유두(乳頭)에서 곧게 아래로 6, 7늑골(갈비뼈) 사이에 있다. 담경(膽經)에 속함.
- 상완(上脘) : 배꼽 위로 5촌 거리에 있다. 임맥(任脈)에 속함.

41. 변비 [便祕]

○ 오행 사기(五行 邪氣) : 土 +   水 +
○ 혈위(穴位)·수인(手印) 처방

```
           梁門    胃俞
  Ⅰ. ①          ②         右木- 土-    左木+ 土+
           章門    大包

  Ⅱ.                       右 -         左 +
  Ⅲ.                       太極
  Ⅳ.                       無極
```

○ 혈위 Ⅰ (穴位 : 혈자리)

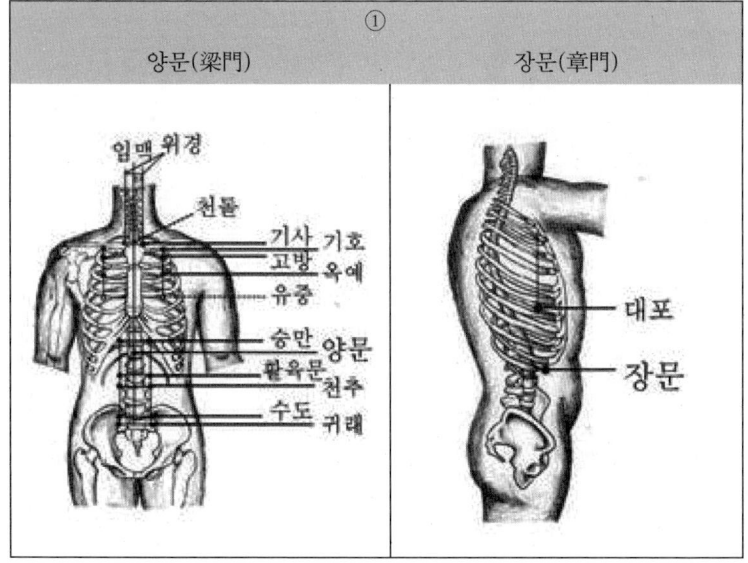

① 양문(梁門)   장문(章門)

- 양문(梁門) : 배꼽 위로 4촌 거리에 중완(中脘)이 있고, 이 상완(上脘) 양옆으로 2촌 거리에 있다. 승만(承滿)의 바로 아래에 있다. 위경(胃經)에 속함.
- 장문(章門) : 제11늑골(갈비뼈)의 끝에 있다. 간경(肝經))에 속함.

○ 혈위Ⅱ(穴位 : 혈자리)

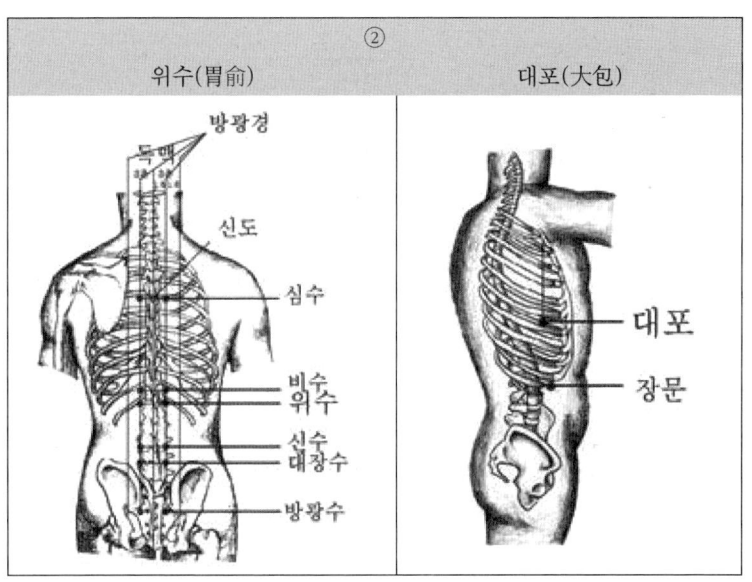

- 위수(胃俞) : 제12흉추 극돌기 아래에서 수평으로 양쪽 1.5촌 거리에 있다. 방광경(膀胱經)에 속함.
- 대포(大包) : 겨드랑이 한가운데서 직선으로 6촌 아래쪽 제6, 7 갈비뼈 사이에 있다. 비경(脾經)에 속함.

42. 신장병 [腎病綜合症]

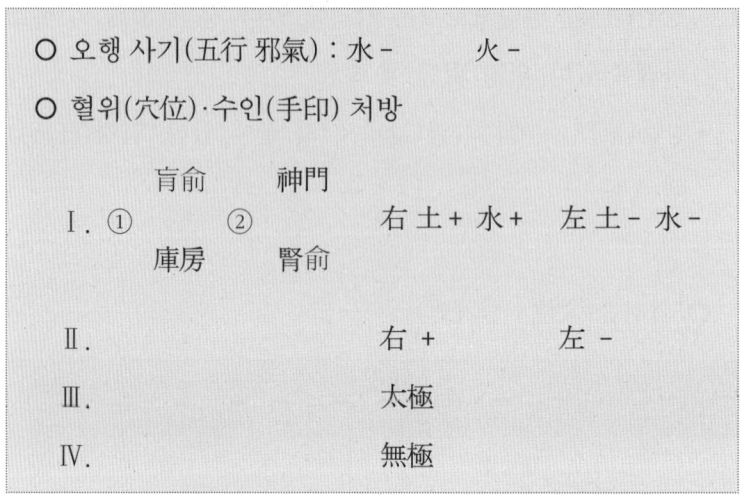

○ 혈위 I (穴位 : 혈자리)

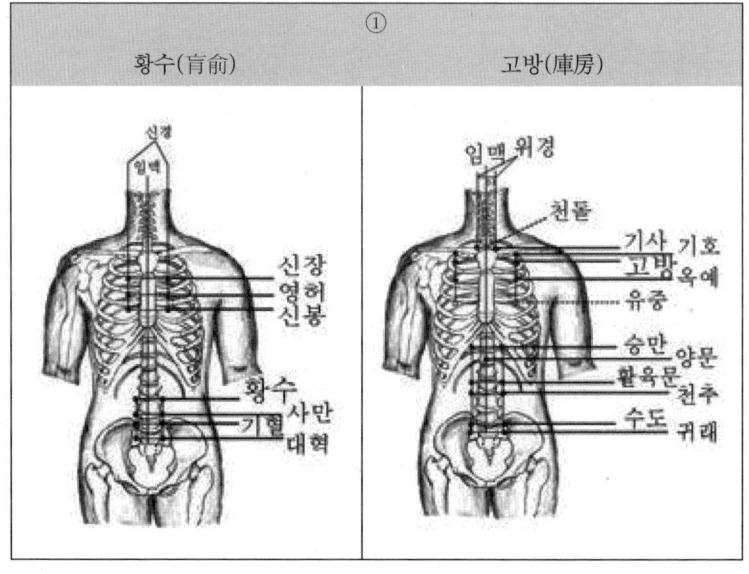

- 황수(肓兪) : 배꼽 양옆 1촌 거리에 있다. 위경(腎經)에 속함.
- 고방(庫房) : 유두(乳頭)에서 직선으로 위쪽의 제1, 2 갈비뼈 사이에 있다. 유두(乳頭)의 중앙인 유중혈(乳中穴)이 제4, 5 갈비뼈 사이에 있음을 참고하면 좋다. 위경(胃經)에 속함.

○ 혈위Ⅱ(穴位 : 혈자리)

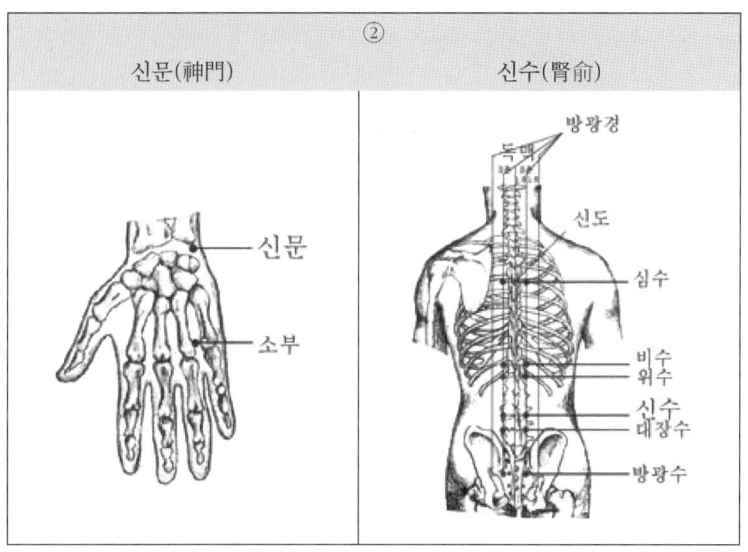

- 신문(神門) : 손바닥을 위로 하였을 때 손목에 생기는 가로무늬의 안쪽(새끼손가락 안쪽 선을 타고 올라가서 만나는 곳)에 있다. 손목에 가로무늬가 두 줄 있는데 위쪽 것에 있다. 심경(心經)에 속함.
- 신수(腎兪) : 명문(命門 : 제2, 3요추 사이)의 양쪽 1.5촌 거리에 있다. 방광경(膀胱經)에 속함.

43. 신장 결석 [腎臟結石]

○ 오행 사기(五行 邪氣) : 水 -　　土 -

○ 혈위(穴位)·수인(手印) 처방

	肓俞	腹結		
Ⅰ.	①	②	右 土+ 木+	左 土- 木-
	氣戶	丘墟		
Ⅱ.			右 +	左 -
Ⅲ.			太極	
Ⅳ.			無極	

○ 혈위Ⅰ(穴位 : 혈자리)

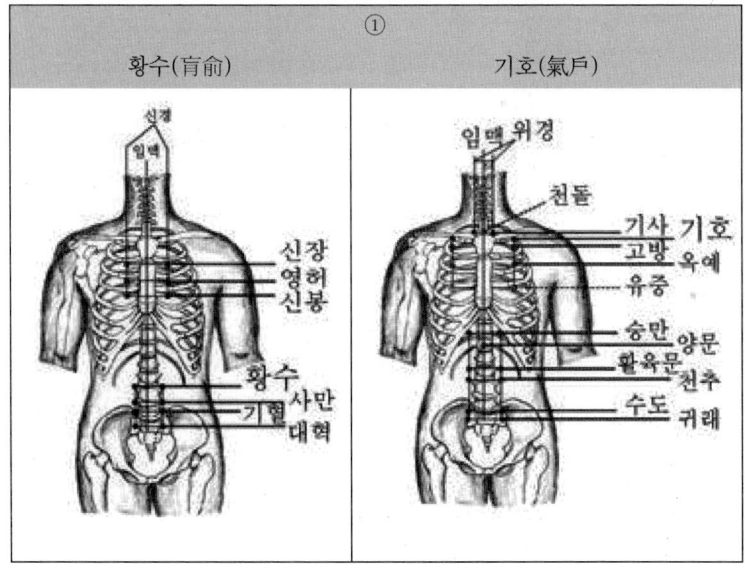

① 황수(肓俞)　　기호(氣戶)

- 황수(肓俞) : 배꼽 양옆 1촌 거리에 있다. 위경(腎經)에 속함.
- 기호(氣戶) : 유두(乳頭)에서 직선으로 올라가서 쇄골(鎖骨) 바로 아래에 있다. 임맥(任脈)에 있는 선기(璇璣)에서 양쪽으로 4촌 거리이다. 기호(氣戶)에서 직선으로 바로 위의 쇄골(鎖骨) 위쪽 오목한 곳에는 결분(缺盆)이 있다. 위경(胃經)에 속함.

○ 혈위Ⅱ(穴位 : 혈자리)

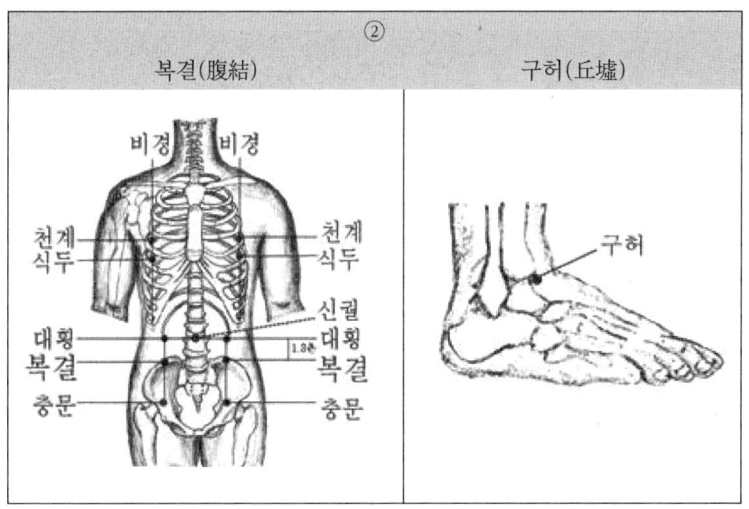

- 복결(腹結) : 대횡(大橫)의 바로 아래 1.3촌 거리에 있다. 비경(脾經)에 속함.
- 구허(丘墟) : 바깥 복숭아뼈 앞쪽의 아래에 있는 움푹 들어간 곳이다. 담경(膽經)에 속함.

44. 담 결석 [膽道結石]

○ 오행 사기(五行 邪氣) : 木+ 　　土+
○ 혈위(穴位)·수인(手印) 처방

```
              日月      天樞
     Ⅰ. ①           ②           右金- 木-     左金+ 木+
         尺澤      太衝

     Ⅱ.                        右 -          左 +

     Ⅲ.                        太極

     Ⅳ.                        無極
```

○ 혈위 Ⅰ (穴位 : 혈자리)

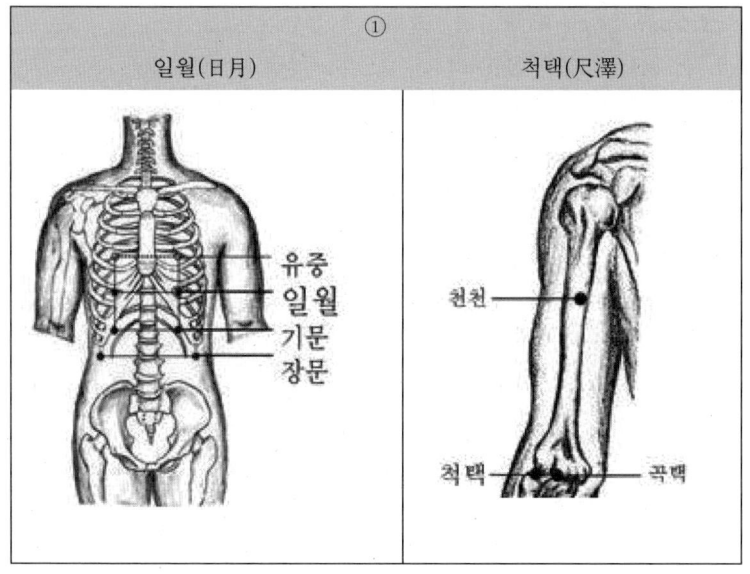

① 일월(日月) / 척택(尺澤)

- 일월(日月) : 유두(乳頭)에서 곧게 아래로 6, 7늑골(갈비뼈) 사이에 있다. 담경(膽經)에 속함.
- 척택(尺澤) : 팔뚝을 약간 구부리면 팔목에 가로무늬가 생긴다. 엄지와 검지(집게)로 그곳의 심줄을 잡았을 때 바깥쪽의 움푹한 곳이 척택(尺澤)이다. 폐경(肺經)에 속함.

○ 혈위Ⅱ(穴位 : 혈자리)

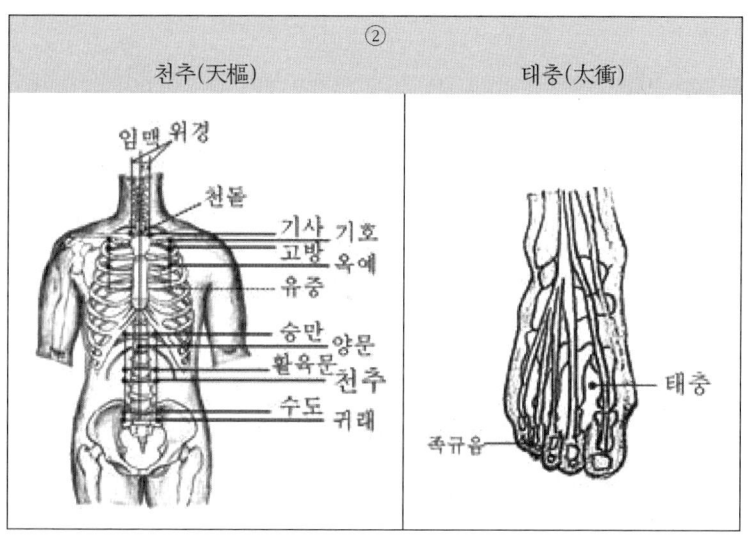

- 천추(天樞) : 배꼽 양쪽 2촌 거리에 있다. 위경(胃經)에 속함.
- 태충(太衝) : 엄지발가락과 검지(집게)발가락이 만나는 곳에서 발등 쪽으로 1.5~2촌 거리에 있다. 손가락 끝으로 지그시 눌러 보면 맥박이 느껴지고 약간 아프다. 간경(肝經)에 속함.

45. 간염 [肝炎]

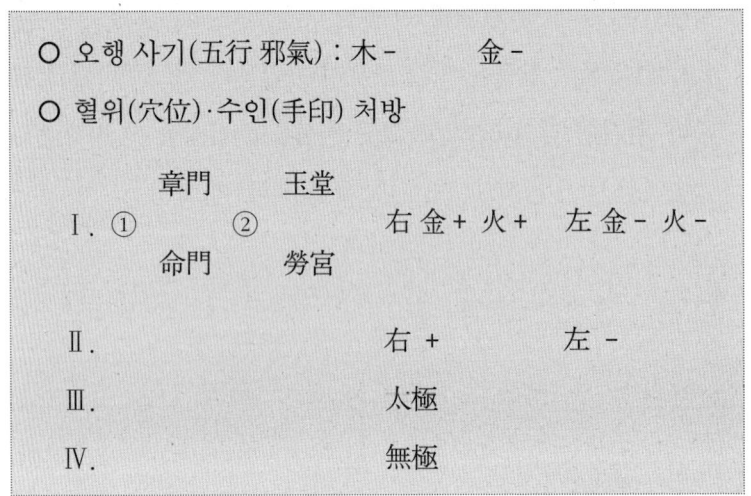

○ 오행 사기(五行 邪氣) : 木 -   金 -
○ 혈위(穴位)·수인(手印) 처방

	章門	玉堂		
Ⅰ.	①	②	右金 + 火 +	左金 - 火 -
	命門	勞宮		
Ⅱ.			右 +	左 -
Ⅲ.		太極		
Ⅳ.		無極		

○ 혈위 Ⅰ (穴位 : 혈자리)

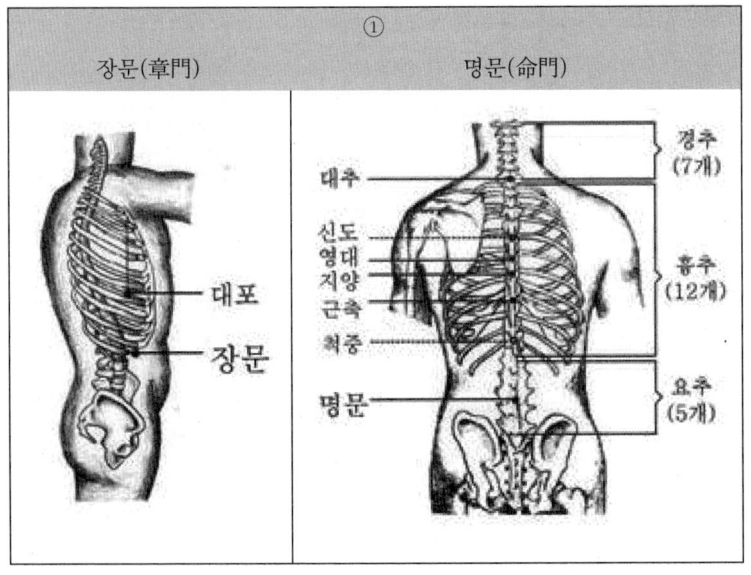

- 장문(章門) : 제11늑골(갈비뼈)의 끝에 있다. 간경(肝經))에 속함.

- 명문(命門) : 제2요추 극돌기 아래, 즉 2, 3요추 사이이다. 배꼽 맞은편에 해당하는 등 쪽의 혈(穴)이다. 독맥(督脈)에 속함.

○ 혈위 Ⅱ (穴位 : 혈자리)

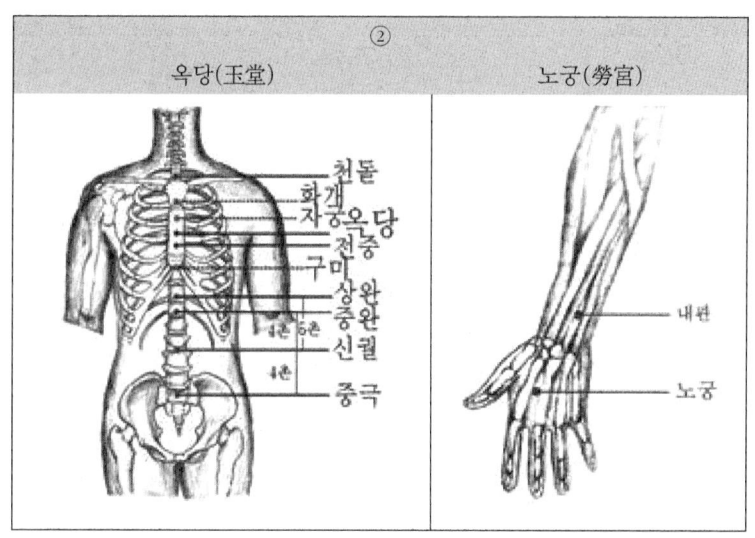

- 옥당(玉堂) : 전중(膻中) 바로 위 1.6촌 거리에 있다. 제3, 4 흉골 사이이다. 임맥(任脈)에 속함.

- 노궁(勞宮) : 주먹을 쥐었을 때 손바닥에 가운뎃손가락 끝이 닿는 곳이다. 심포경(心包經)에 속함.

46. 간경화 [肝硬化]

○ 오행 사기(五行 邪氣) : 木 -   土 -
○ 혈위(穴位)·수인(手印) 처방

```
        期門     食竇
Ⅰ.  ①       ②              右 金 + 木 +    左 金 - 木 -
    至陽     陽陵泉

Ⅱ.                          右 +            左 -
Ⅲ.                          太極
Ⅳ.                          無極
```

○ 혈위 Ⅰ(穴位 : 혈자리)

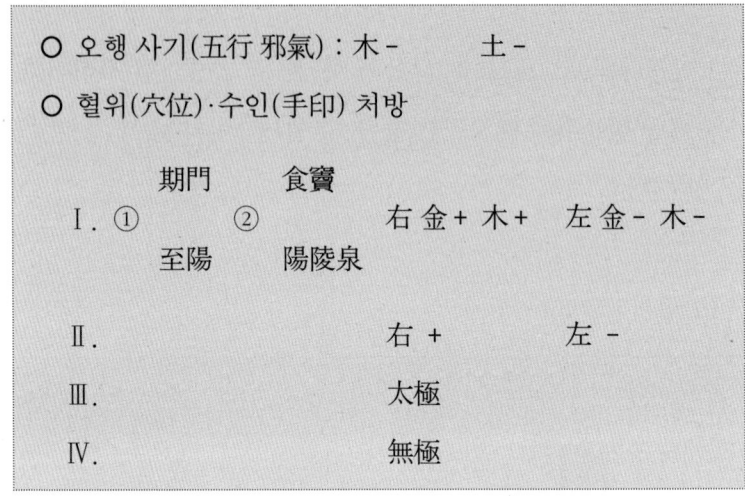

• 기문(期門) : 유두(乳頭)에서 직선으로 내려가서 제8, 9 갈비뼈 사이에 있다. 간경(肝經)에 속함.

- 지양(至陽) : 제7, 8흉추 사이(제7흉추 극돌기 아래)에 있다. 독맥(督脈)에 속함.

O 혈위Ⅱ(穴位 : 혈자리)

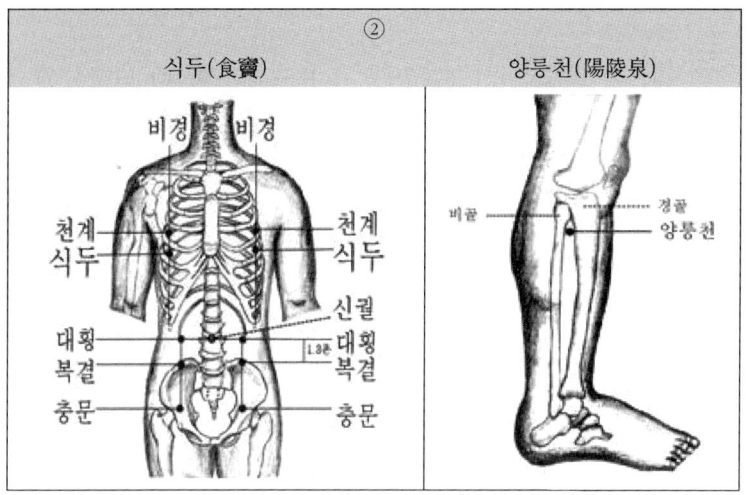

- 식두(食竇) : 임맥(任脈) 양옆으로 6촌 거리이며 제5, 6갈비뼈 사이에 있다. 여기에서의 좌우 거리는 유두(乳頭)와 임맥(任脈) 간의 거리를 4촌으로 삼는다. 유두에서 2촌 밖이니 여기에서 다시 바깥쪽으로 그 절반인 2촌을 더 나간 거리이다. 비경(脾經)에 속함.
- 양릉천(陽陵泉) : 무릎을 구부리면 무릎 옆의 아래쪽에 장단지뼈가 툭 튀어나온다. 이곳의 앞쪽으로 조금 아래에 우묵한 곳이 있다. 이곳이 양릉천(陽陵泉)이다. 비골(腓骨)과 경골(脛骨)이 엇갈리는 곳의 아래 0.5촌 위치이다. 담경(膽經)에 속함.

47. 당뇨병 [糖尿病]

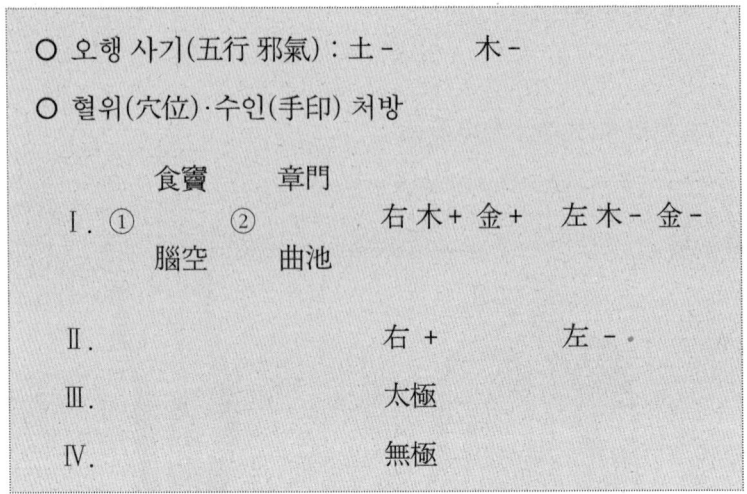

○ 혈위 I (穴位 : 혈자리)

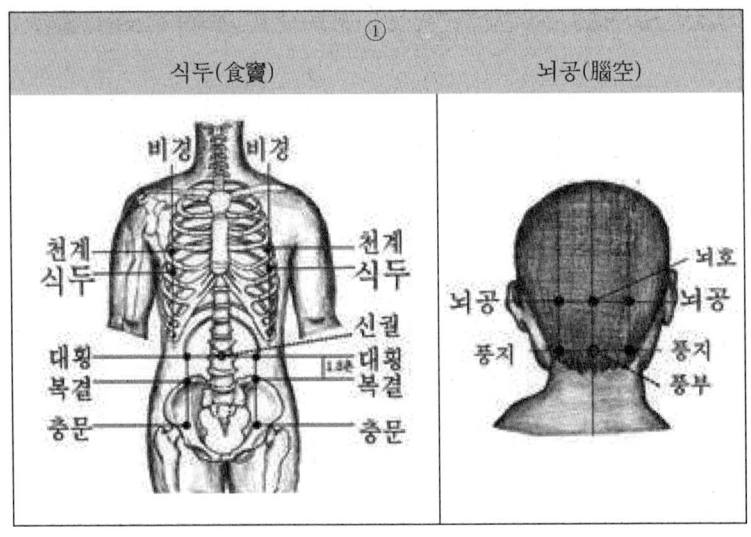

- 식두(食竇) : 임맥(任脈) 양옆으로 6촌 거리이며 제5, 6갈

비뼈 사이에 있다. 여기에서의 좌우 거리는 유두(乳頭)와 임맥(任脈) 간의 거리를 4촌으로 삼는다. 유두에서 2촌 밖이니 여기에서 다시 바깥쪽으로 그 절반인 2촌을 더 나간 거리이다. 비경(脾經)에 속함.

• 뇌공(腦空) : 뇌호(腦戶)와 수평으로 양옆이며, 풍지(風池)의 바로 위 1.5촌 거리에 있다. 담경(膽經)에 속함.

○ 혈위 Ⅱ (穴位 : 혈자리)

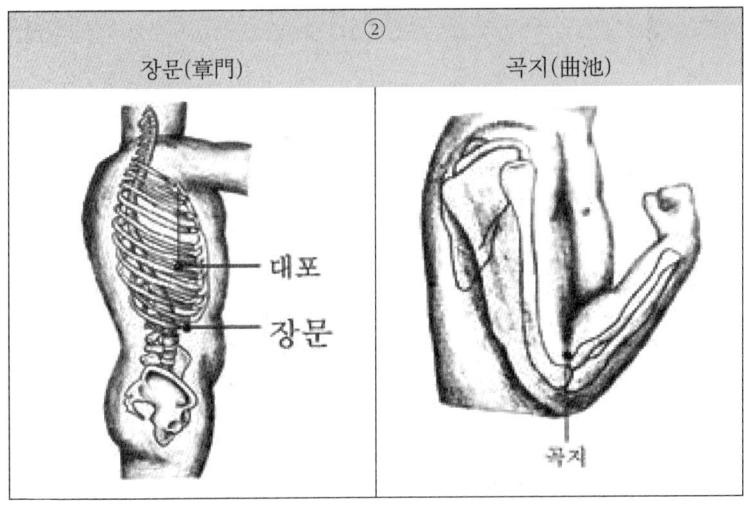

• 장문(章門) : 제11늑골(갈비뼈)의 끝에 있다. 간경(肝經))에 속함.

• 곡지(曲池) : 팔꿈치를 구부리고 손바닥을 반대편 젖가슴에 댄 자세에서 팔목에 생기는 가로무늬 바깥쪽의 끝이다. 대장경(大腸經)에 속함.

48. 갱년기 종합증 [更年期 綜合症]

○ 오행 사기(五行 邪氣) : 木 -   金 -
○ 혈위(穴位)·수인(手印) 처방

```
         旁肓門   中極
 Ⅰ. ①         ②            右 金 + 火 +    左 金 - 火 -
         合谷    內關

 Ⅱ.                         右 +            左 -
 Ⅲ.                         太極
 Ⅳ.                         無極
```

○ 혈위 Ⅰ (穴位 : 혈자리)

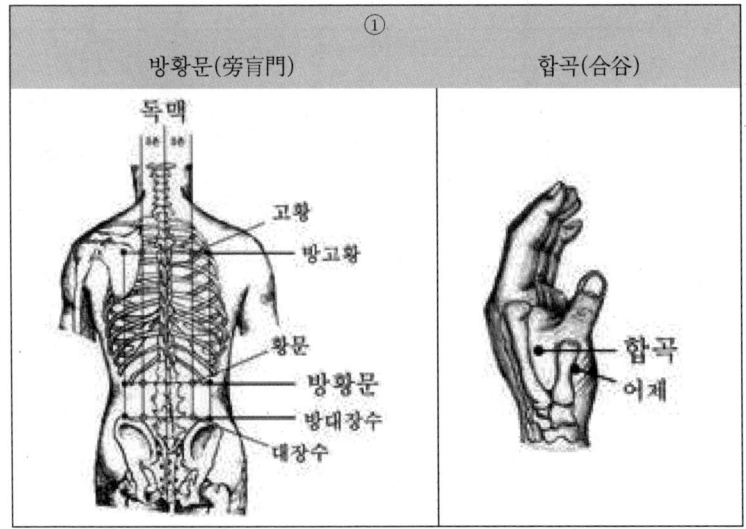

• 방황문(旁肓門) : 제1요추 극돌기 아래(1, 2요추 사이. 현

추[懸樞]) 양옆 3촌 거리에 황문(肓門)이 있는데, 여기에서 밖으로 2촌 더 나간 거리에 있다. 현추(懸樞)로부터는 5촌 거리이다. 간경(肝經)에 속함.
• 합곡(合谷) : 엄지손가락과 검지(집게)손가락이 만나는 곳에서 골을 따라 손등 쪽으로 올라가다 보면 움푹한 곳이 나온다. 여기에서 약간 옆으로 검지(집게)손가락 위쪽의 뼈(제2중수골[中手骨])에 가까운 곳을 눌러 보면 매우 아프다. 이곳이 합곡(合谷)이다. 대장경(大腸經)에 속함.

○ 혈위Ⅱ(穴位 : 혈자리)

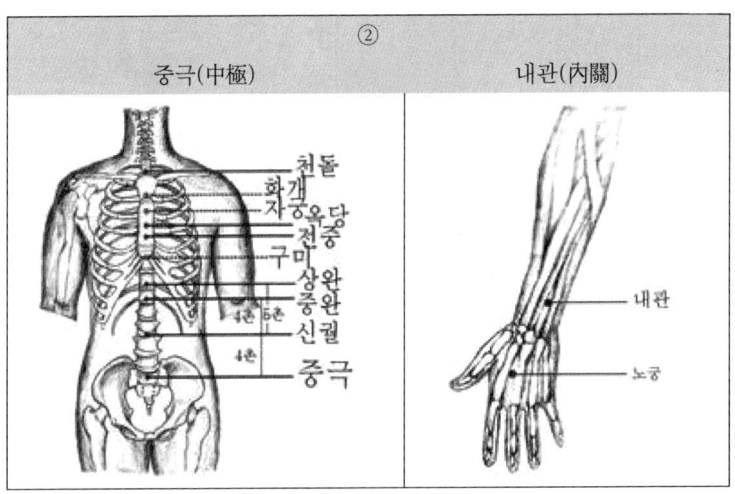

• 중극(中極) : 배꼽 아래 4촌 거리에 있다. 곡골(曲骨) 위 1촌 거리이다. 임맥(任脈)에 속함.
• 내관(內關) : 손목 안쪽 가로무늬 한가운데에서 위쪽으로 2촌 거리에 있다. 심포경(心包經)에 속함.

49. 피로회복 [祛疲勞]

○ 오행 사기(五行 邪氣) : 木 -   金 -
○ 혈위(穴位)·수인(手印) 처방

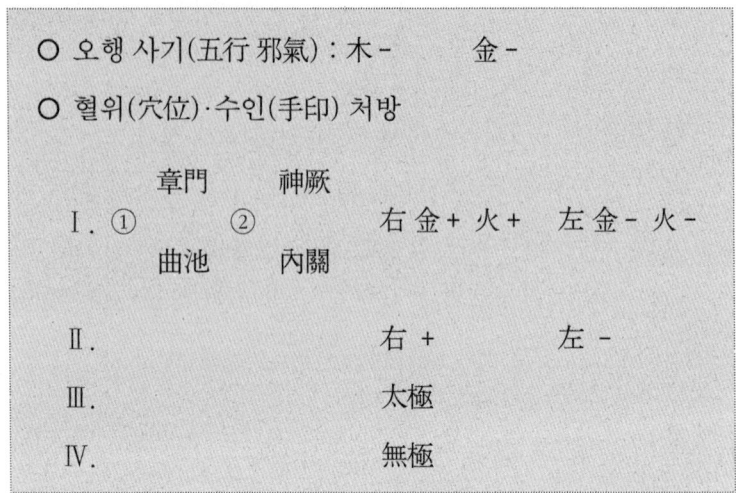

○ 혈위 I (穴位 : 혈자리)

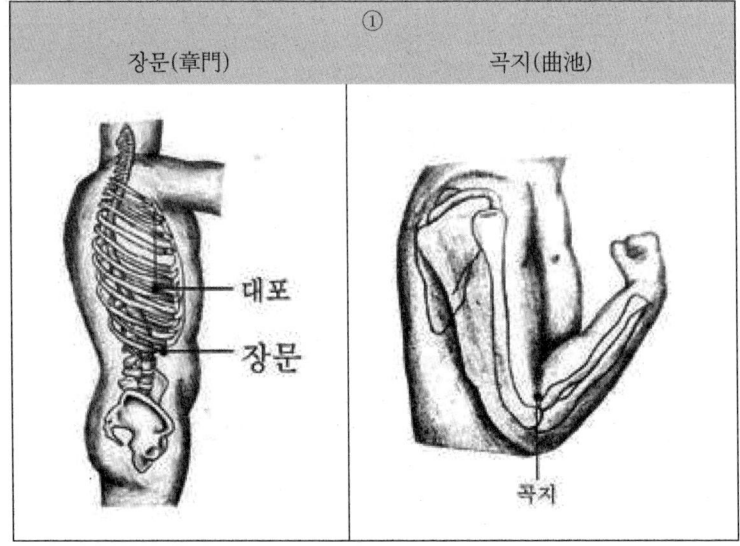

- 장문(章門) : 제11늑골(갈비뼈)의 끝에 있다. 간경(肝經))에 속함.
- 곡지(曲池) : 팔꿈치를 구부리고 손바닥을 반대편 젖가슴에 댄 자세에서 팔목에 생기는 가로무늬 바깥쪽의 끝이다. 대장경(大腸經)에 속함.

○ 혈위Ⅱ(穴位 : 혈자리)

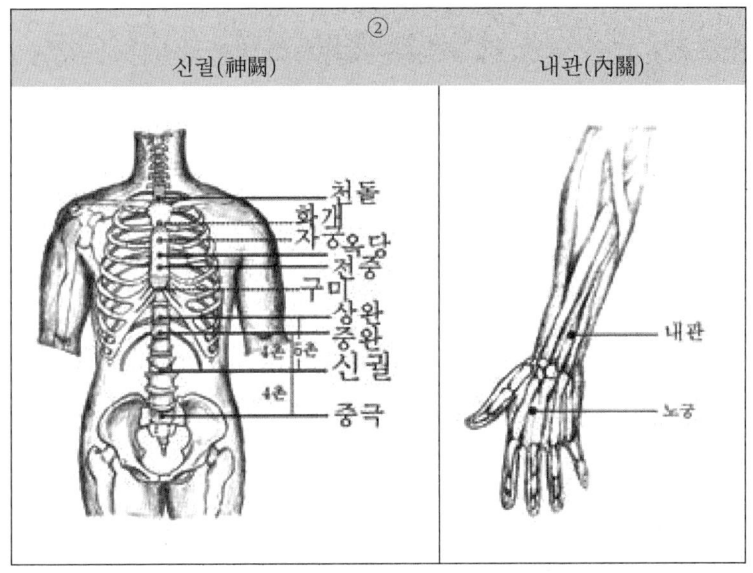

- 신궐(神闕) : 배꼽 한가운데이다. 제중(臍中)이라고도 한다. 임맥(任脈)에 속함.
- 내관(內關) : 손목 안쪽 가로무늬 한가운데에서 위쪽으로 2촌 거리에 있다. 심포경(心包經)에 속함.

50. 기력이 없을 때 [沒力氣]

○ 오행 사기(五行 邪氣) : 木＋　　　土＋
○ 혈위(穴位)·수인(手印) 처방

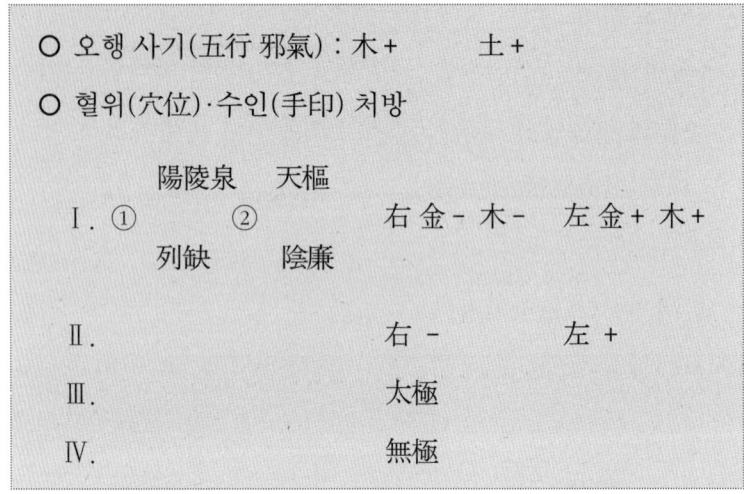

○ 혈위 Ⅰ(穴位 : 혈자리)

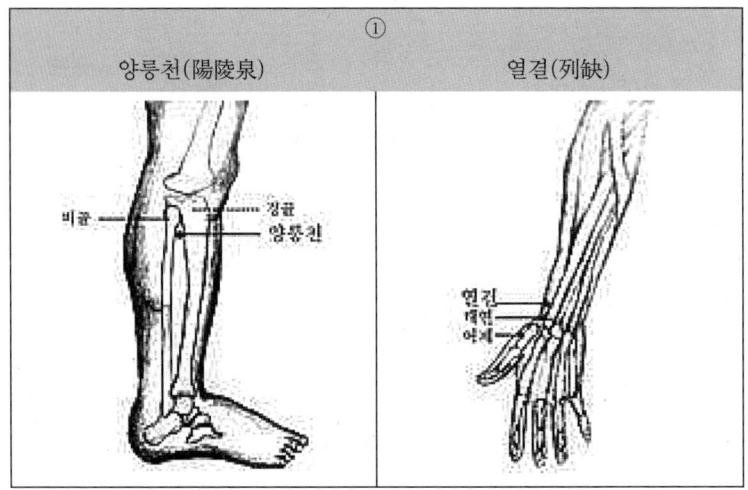

- 양릉천(陽陵泉) : 무릎을 구부리면 무릎 옆의 아래쪽에 장단지뼈가 툭 튀어나온다. 이곳의 앞쪽으로 조금 아래에 우

묵한 곳이 있다. 이곳이 양릉천(陽陵泉)이다. 비골(腓骨)과 경골(脛骨)이 엇갈리는 곳의 아래 0.5촌 위치이다. 담경(膽經)에 속함.

• 열결(列缺) : 엄지손가락 위쪽의 손목에 있는 태연(太淵)의 1.5촌 위쪽 바깥 모서리의 툭 튀어나온 곳이다. 맥박이 뛰는 곳의 바깥쪽 옆이다. 폐경(肺經)에 속함.

○ 혈위Ⅱ(穴位 : 혈자리)

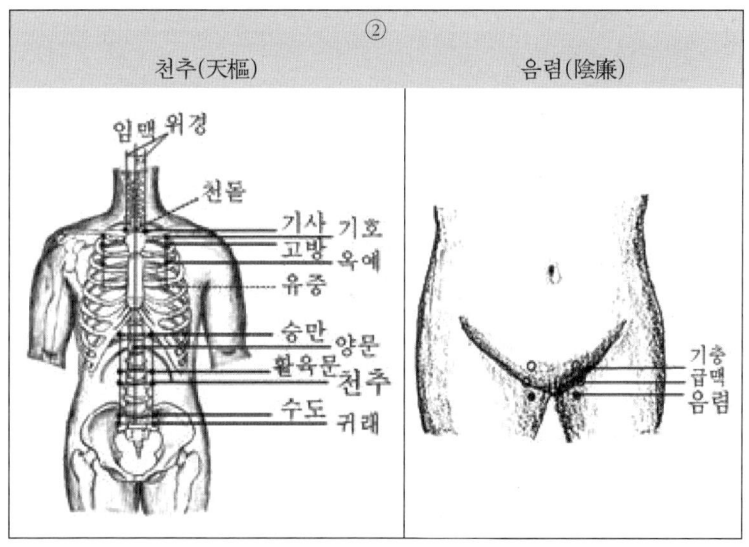

• 천추(天樞) : 배꼽 양쪽 2촌 거리에 있다. 위경(胃經)에 속함.
• 음렴(陰廉) : (앉은 자세에서) 기충(氣衝)의 바로 아래 2촌 거리에 있다. 사타구니 바로 아래의 대퇴부(넓적다리)에 있다. 간경(肝經)에 속함. 기충(氣衝)은 곡골(曲骨)의 양옆 2촌 거리에 있다. 위경(胃經)에 속함.

51. 경추병 I [頸椎病 I]

○ 오행 사기(五行 邪氣) : 木 +   土 +
○ 혈위(穴位)·수인(手印) 처방

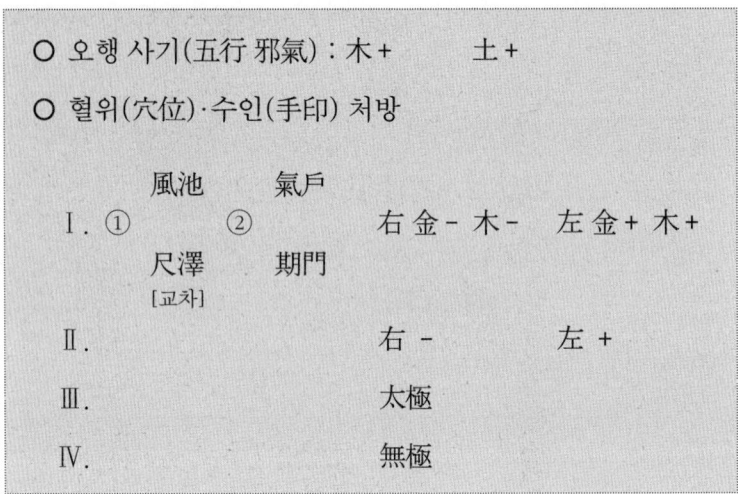

○ 혈위 I (穴位 : 혈자리)

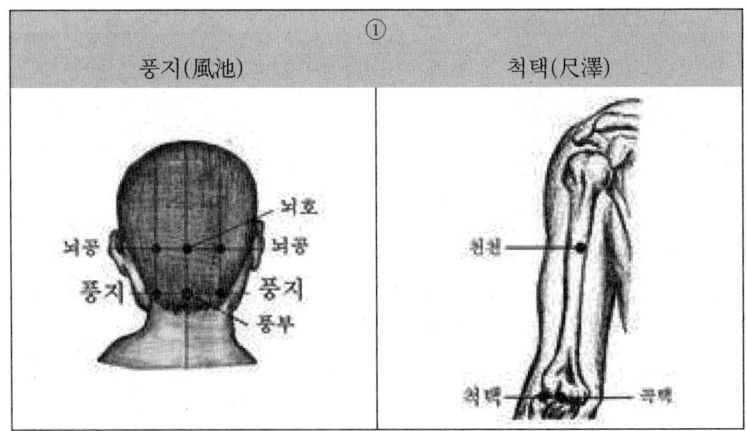

- 풍지(風池) : 독맥(督脈)에 속해 있는 풍부(風府)와 수평으로 양옆 오목한 곳에 있다. 승모근(僧帽筋)과 흉쇄유돌근(胸鎖乳突筋)의 사이에 있다. 목을 약간 뒤로 젖히고 엄지와 검지

(집게)손가락으로 승모근의 맨 위쪽을 잡으면 두개골(頭蓋骨) 바로 밑에 손가락이 쑥 들어가는 오목한 곳이다. 담경(膽經)에 속함.

• 척택(尺澤) : 팔뚝을 약간 구부리면 팔목에 가로무늬가 생긴다. 엄지와 검지(집게)로 그곳의 심줄을 잡았을 때 바깥쪽의 움푹한 곳이 척택(尺澤)이다. 폐경(肺經)에 속함.

○ 혈위Ⅱ(穴位 : 혈자리)

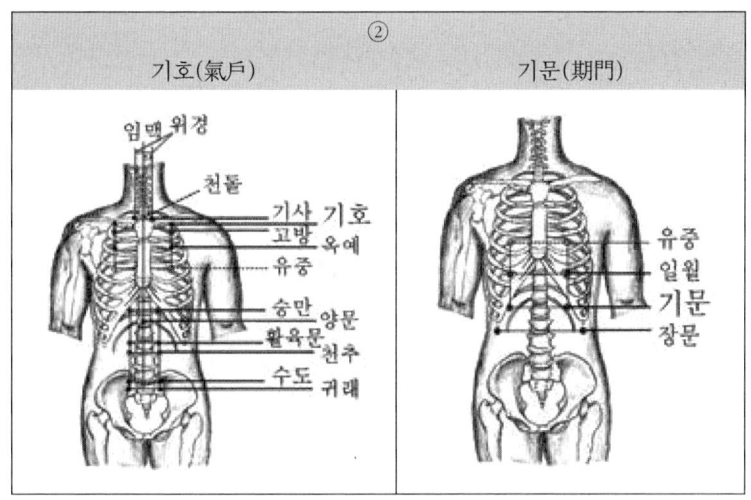

• 기호(氣戶) : 유두(乳頭)에서 직선으로 올라가서 쇄골(鎖骨) 바로 아래에 있다. 임맥(任脈)에 있는 선기(璇璣)에서 양쪽으로 4촌 거리이다. 기호(氣戶)에서 직선으로 바로 위의 쇄골(鎖骨) 위쪽 오목한 곳에는 결분(缺盆)이 있다. 위경(胃經)에 속함.

• 기문(期門) : 유두(乳頭)에서 직선으로 내려가서 제8, 9 갈비뼈 사이에 있다. 간경(肝經)에 속함.

52. 경추병 Ⅱ [頸椎病 Ⅱ]

○ 오행 사기(五行 邪氣) : 木 -   金 -
○ 혈위(穴位)·수인(手印) 처방

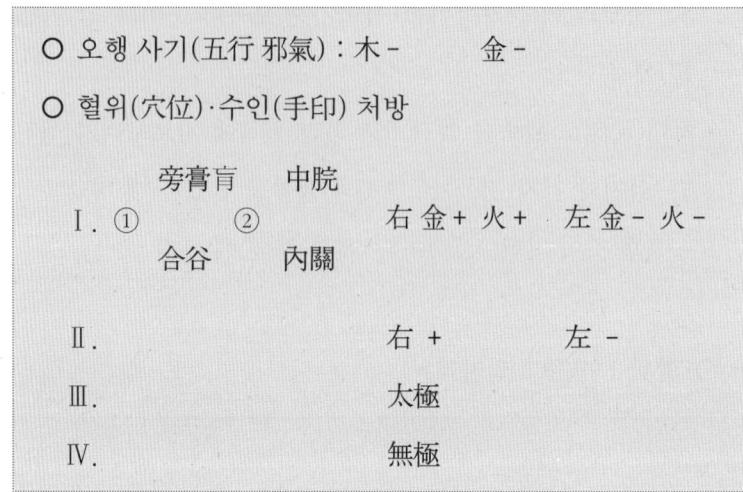

```
          旁膏肓    中脘
Ⅰ.   ①         ②           右 金 + 火 +    左 金 - 火 -
      合谷     內關

Ⅱ.                           右 +              左 -
Ⅲ.                           太極
Ⅳ.                           無極
```

○ 혈위 Ⅰ (穴位 : 혈자리)

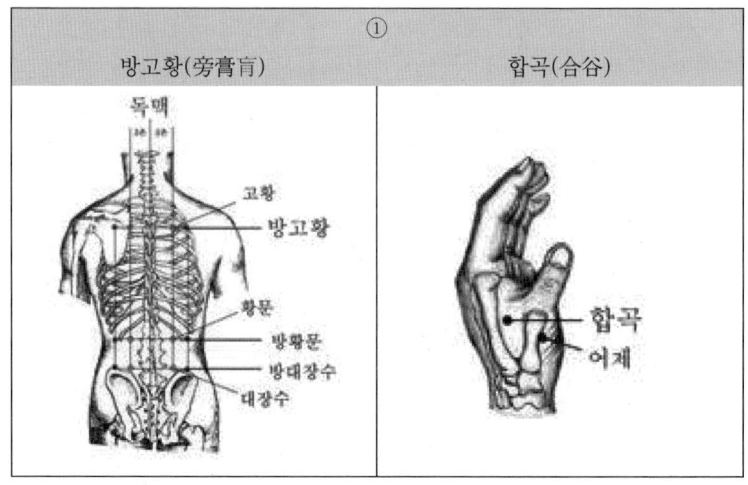

① 방고황(旁膏肓)   합곡(合谷)

• 방고황(旁膏肓) : 제4, 5흉추 사이[제4흉추 극돌기 아래]의 양옆으로 3촌 거리에 고황(膏肓)이 있다. 이 고황(膏肓)으

로부터 다시 밖으로 2촌 더 나간 자리가 방고황(旁膏肓)이
다. 정중선으로부터는 5촌 거리이다. 간경(肝經)에 속한다.
• 합곡(合谷) : 엄지손가락과 검지(집게)손가락이 만나는 곳
에서 골을 따라 손등 쪽으로 올라가다 보면 움푹한 곳이 나
온다. 여기에서 약간 옆으로 검지(집게)손가락 위쪽의 뼈
(제2중수골[中手骨])에 가까운 곳을 눌러 보면 매우 아프
다. 이곳이 합곡(合谷)이다. 대장경(大腸經)에 속함.

○ 혈위Ⅱ(穴位 : 혈자리)

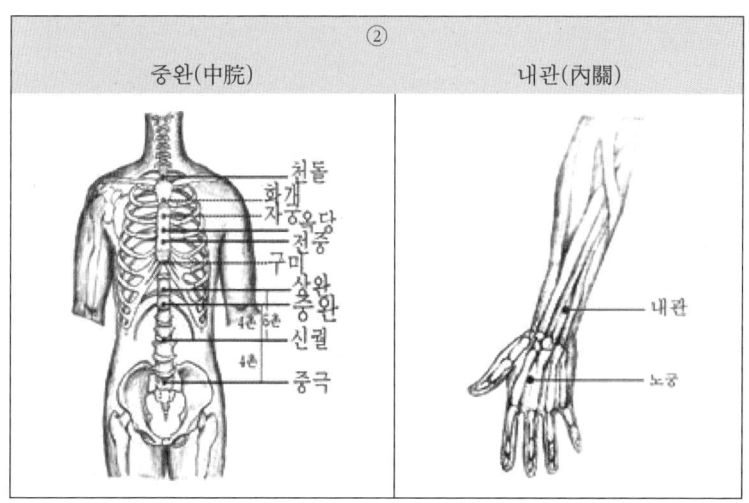

• 중완(中脘) : 배꼽 위 4촌 거리의 복부 정중선 상에 있다.
임맥(任脈)에 속함.
• 내관(內關) : 손목 안쪽 가로무늬 한가운데에서 위쪽으로 2
촌 거리에 있다. 심포경(心包經)에 속함.

53. 손목 연골 조직 손상 [軟組織損傷]

○ 오행 사기(五行 邪氣) : 火 +　　金 +

○ 혈위(穴位)·수인(手印) 처방

```
           中渚      合谷
   Ⅰ.  ①         ②           右 水 - 火 -      左 水 + 火 +
           太溪      少衝

   Ⅱ.                          右 -              左 +

   Ⅲ.                          太極

   Ⅳ.                          無極
```

○ 혈위 Ⅰ (穴位 : 혈자리)

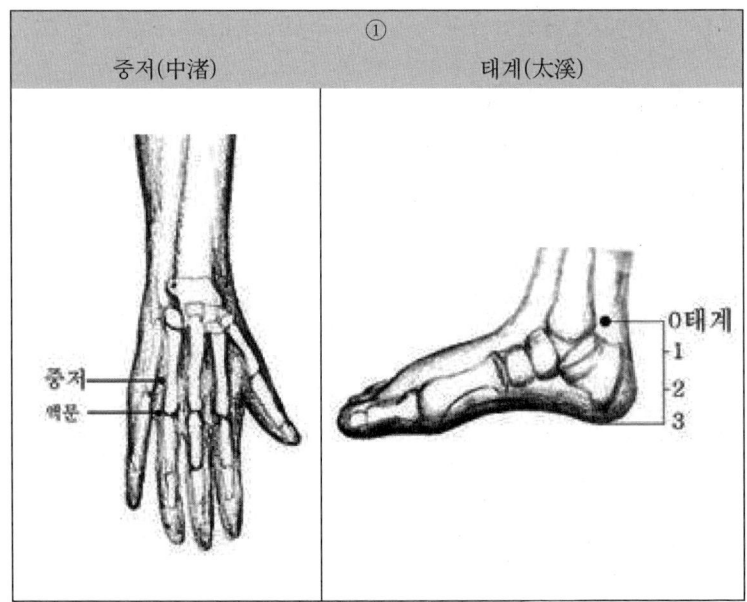
① 중저(中渚)　　태계(太溪)

- 중저(中渚) : 주먹을 쥐었을 때, 제4, 5 손가락 뿌리 마디 사이에 액문(液門)이 있고, 액문(液門)의 바로 뒤(위)인 손등의 우묵한 곳에 있다. 삼초경(三焦經)에 속함.
- 태계(太溪) : 안쪽 복숭아뼈 중앙과 아킬레스건 사이의 오목한 곳에 있다. 신경(腎經)에 속함.

○ 혈위Ⅱ(穴位 : 혈자리)

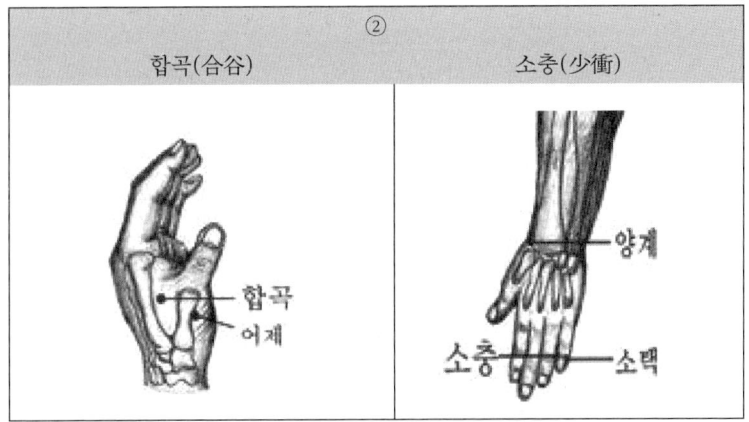

- 합곡(合谷) : 엄지손가락과 검지(집게)손가락이 만나는 곳에서 골을 따라 손등 쪽으로 올라가다 보면 움푹한 곳이 나온다. 여기에서 약간 옆으로 검지(집게)손가락 위쪽의 뼈(제2중수골[中手骨])에 가까운 곳을 눌러 보면 매우 아프다. 이곳이 합곡(合谷)이다. 대장경(大腸經)에 속함.
- 소충(少衝) : 새끼손가락의 안쪽 손톱 뿌리에서 대각선 방향으로 1푼(分 : 0.1촌) 뒤쪽에 있다. 심경(心經)에 속함.

54. 손목을 삐었을 때 [腕關節扭傷]

○ 오행 사기(五行 邪氣) : 木 +   金 +
○ 혈위(穴位)·수인(手印) 처방

	懸鍾 陽溪		
Ⅰ.	① ②	右 金 - 火 -	左 金 + 火 +
	列缺 少府		
Ⅱ.		右 -	左 +
Ⅲ.	太極		
Ⅳ.	無極		

○ 혈위 Ⅰ(穴位 : 혈자리)

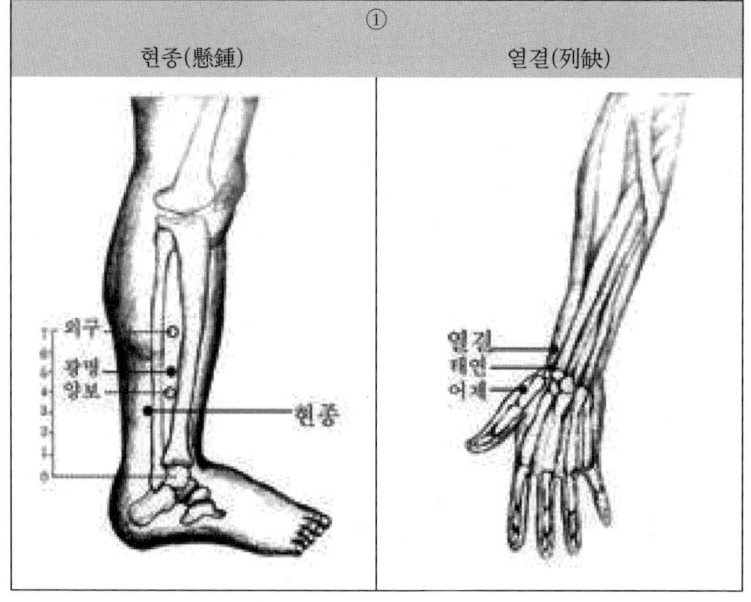

①
현종(懸鍾)   열결(列缺)

- 현종(懸鍾) : 바깥쪽 복숭아뼈 중앙으로부터 3촌 위에 있다. 비골(髀骨) 뒷 선에 있다. 담경(膽經)에 속함.
- 열결(列缺) : 엄지손가락 위쪽의 손목에 있는 태연(太淵)의 1.5촌 위쪽 바깥 모서리의 툭 튀어나온 곳이다. 맥박이 뛰는 곳의 바깥쪽 옆이다. 폐경(肺經)에 속함.

○ 혈위Ⅱ(穴位 : 혈자리)

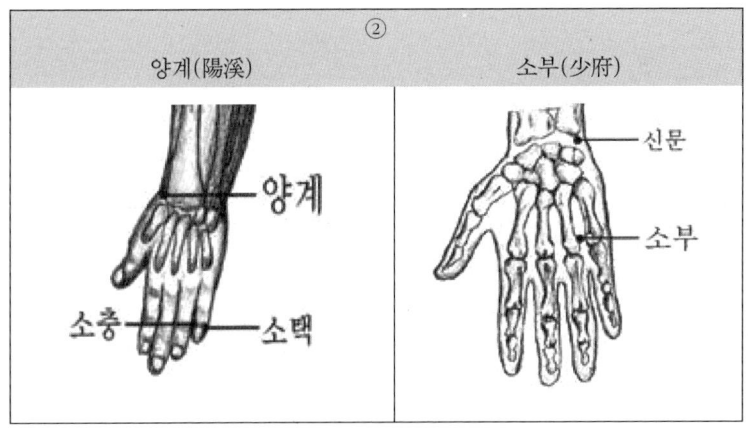

- 양계(陽溪) : 엄지손가락을 쫙 벌렸을 때 엄지손가락 위로 심줄이 튀어나오면서 그 밑의 손목 위치에 쑥 들어간 곳이 생긴다. 이곳이 양계(陽溪)이다. 대장경(大腸經)에 속함.
- 소부(少府) : 손가락을 구부려 가볍게 주먹을 쥐었을 때 새끼손가락 끝이 닿는 곳이다. 제4, 5 장골(掌骨) 사이이다. 심경(心經)에 속함.

55. 허리를 삐었을 때 [腰扭傷]

○ 오행 사기(五行 邪氣) : 水 +　　　土 +

○ 혈위(穴位)·수인(手印) 처방

```
         志室      天樞
Ⅰ. ①        ②           右 土- 木-   左 土+ 木+
      天溪     旁大腸俞

Ⅱ.                       右 -         左 +

Ⅲ.                       太極

Ⅳ.                       無極
```

○ 혈위Ⅰ(穴位 : 혈자리)

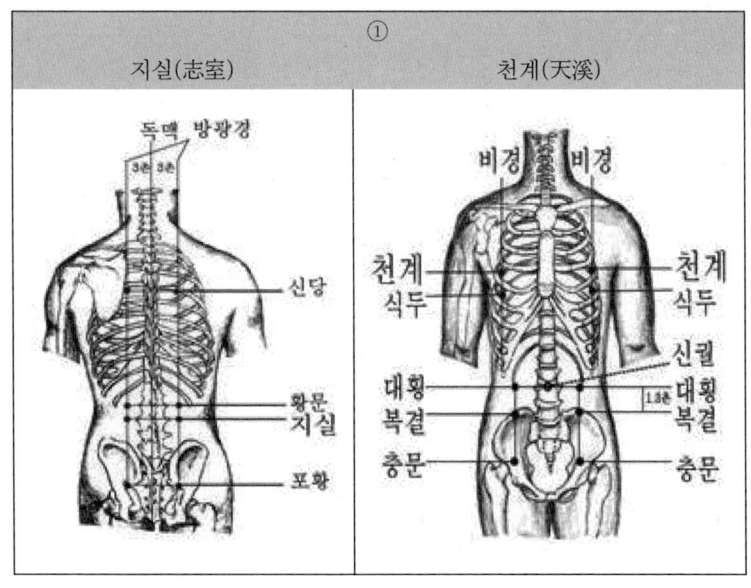

- 지실(志室) : 제2요추 극돌기 아래(=명문[命門])에서 수평으로 양쪽 3촌 거리에 있다. 방광경(膀胱經)에 속함.
- 천계(天溪) : 유두(乳頭 : 젖꼭지)에서 바깥쪽 양옆으로 2촌 거리에 있다. 제4, 5 갈비뼈 사이이다. 비경(脾經)에 속함.

○ 혈위Ⅱ(穴位 : 혈자리)

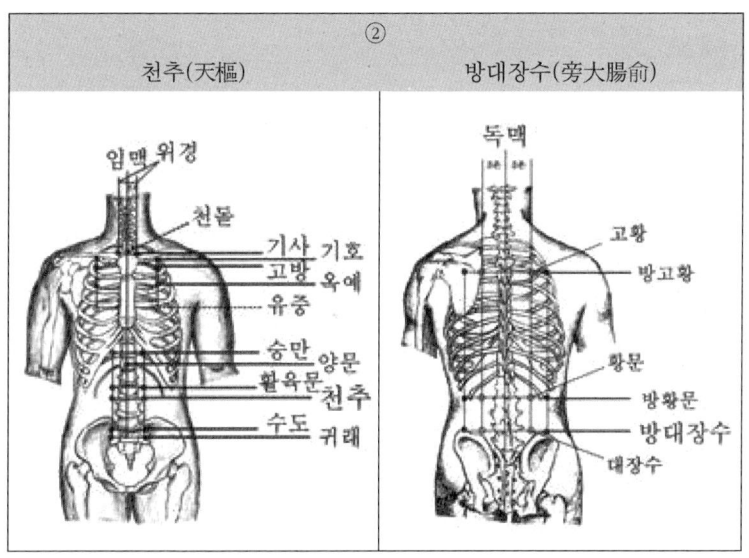

- 천추(天樞) : 배꼽 양쪽 2촌 거리에 있다. 위경(胃經)에 속함.
- 방대장수(旁大腸俞) : 제4, 5요추 사이(제4요추 극돌기 아래)에 요양관(腰陽關)이 있고 그 양옆 1.5촌 거리에는 대장수(大腸俞)가 있다. 같은 선상에 요양관(腰陽關)으로부터 5촌 거리에 방대장수(旁大腸俞)가 있다. 간경(肝經)에 속함.

56. 테니스 엘보 I [罔球肘 I]

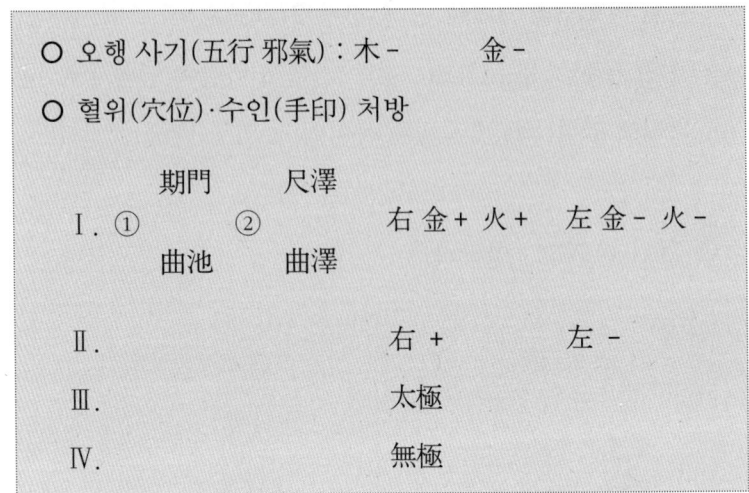

○ 혈위 I (穴位 : 혈자리)

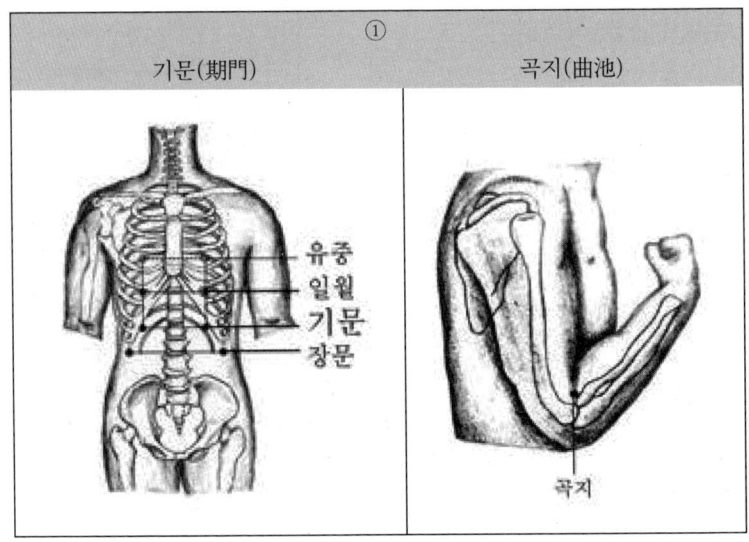

• 기문(期門) : 유두(乳頭)에서 직선으로 내려가서 제8, 9 갈

비뼈 사이에 있다. 간경(肝經)에 속함.

- 곡지(曲池) : 팔꿈치를 구부리고 손바닥을 반대편 젖가슴에 댄 자세에서 팔목에 생기는 가로무늬 바깥쪽의 끝이다. 대장경(大腸經)에 속함.

○ 혈위Ⅱ(穴位 : 혈자리)

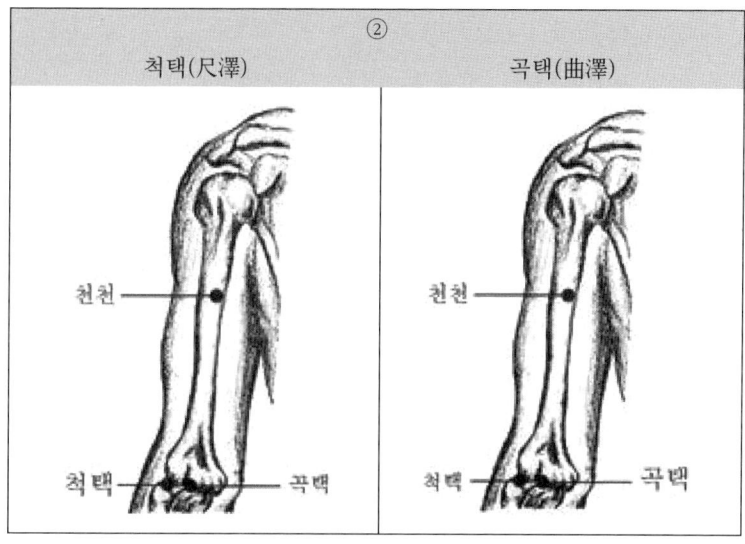

- 척택(尺澤) : 팔뚝을 약간 구부리면 팔목에 가로무늬가 생긴다. 엄지와 검지(집게)로 그곳의 심줄을 잡았을 때 바깥쪽의 움푹한 곳이 척택(尺澤)이다. 폐경(肺經)에 속함.

- 곡택(曲澤) : 팔뚝을 약간 구부리면 팔목에 가로무늬가 생긴다. 엄지와 검지(집게)로 그곳의 심줄을 잡았을 때 안쪽(옆구리 쪽)의 움푹한 곳이 곡택(曲澤)이다. 심포경(心包經)에 속함.

57. 테니스 엘보 Ⅱ [罔球肘 Ⅱ]

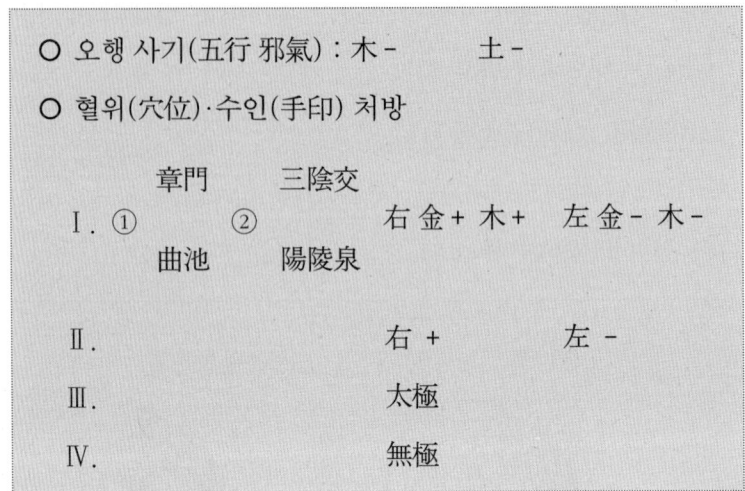

○ 혈위 Ⅰ (穴位 : 혈자리)

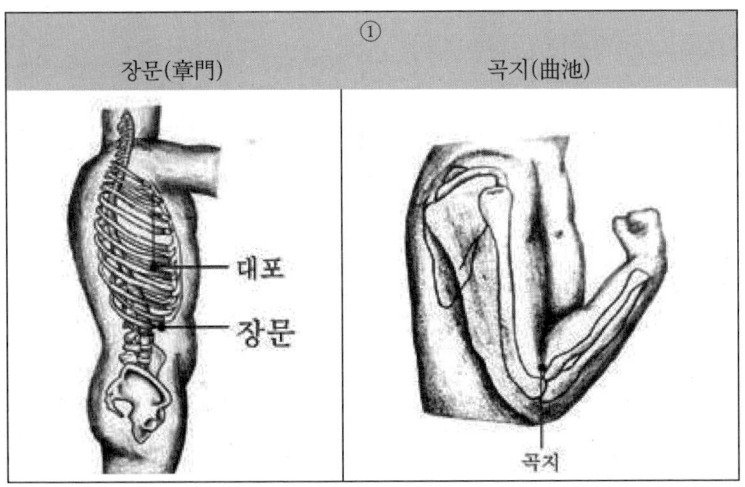

• 장문(章門) : 제11늑골(갈비뼈)의 끝에 있다. 간경(肝經))에 속함.

- 곡지(曲池) : 팔꿈치를 구부리고 손바닥을 반대편 젖가슴에 댄 자세에서 팔목에 생기는 가로무늬 바깥쪽의 끝이다. 대장경(大腸經)에 속함.

○ 혈위Ⅱ(穴位 : 혈자리)

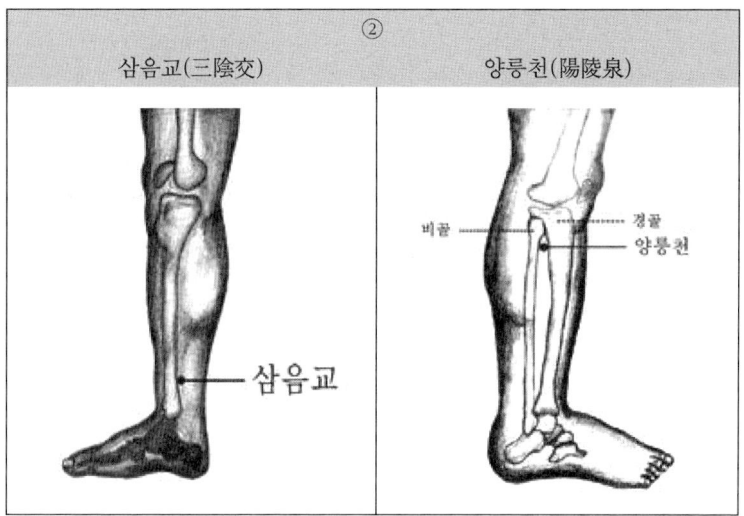

- 삼음교(三陰交) : 다리의 안쪽 복숭아뼈 중앙으로부터 곧게 3촌 위(뼈 뒤)에 있음. 이때 3촌은 자기의 엄지손가락을 제외한 네 손가락을 붙인 폭에 해당함. 간경(脾經)에 속함.
- 양릉천(陽陵泉) : 무릎을 구부리면 무릎 옆의 아래쪽에 장단지뼈가 툭 튀어나온다. 이곳의 앞쪽으로 조금 아래에 우묵한 곳이 있다. 이곳이 양릉천(陽陵泉)이다. 비골(腓骨)과 경골(脛骨)이 엇갈리는 곳의 아래 0.5촌 위치이다. 담경(膽經)에 속함.

58. 무릎 관절 통증 [膝關節痛]

○ 오행 사기(五行 邪氣) : 木+   土+
○ 혈위(穴位)·수인(手印) 처방

	陽陵泉	膝眼		
Ⅰ.	①	②	右 金 - 木 -	左 金 + 木 +
	太淵	章門		
Ⅱ.			右 -	左 +
Ⅲ.			太極	
Ⅳ.			無極	

○ 혈위 Ⅰ (穴位 : 혈자리)

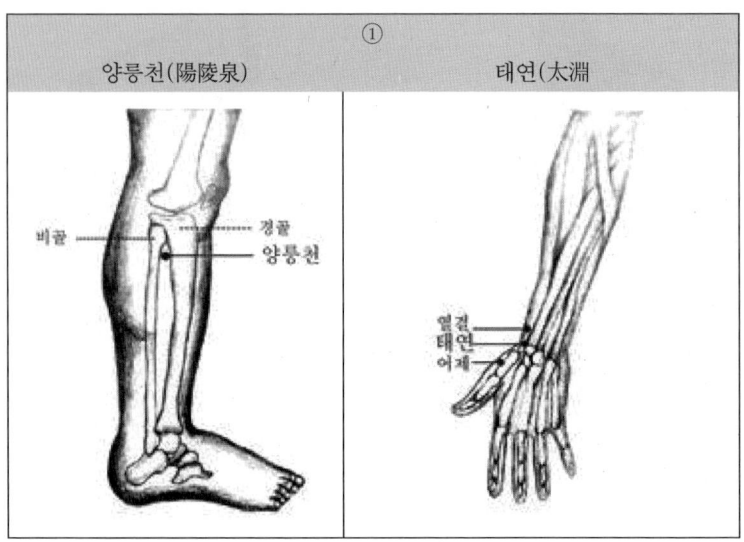

• 양릉천(陽陵泉) : 무릎을 구부리면 무릎 옆의 아래쪽에 장

단지뼈가 툭 튀어나온다. 이곳의 앞쪽으로 조금 아래에 우묵한 곳이 있다. 이곳이 양릉천(陽陵泉)이다. 비골(腓骨)과 경골(脛骨)이 엇갈리는 곳의 아래 0.5촌 위치이다. 담경(膽經)에 속함.

- 태연(太淵) : 엄지손가락 쪽 손목에 툭 튀어나온 뼈가 있는데, 여기에서 팔 쪽으로 조금 위의 오목한 곳에 있다. 맥박이 뛰는 곳 바로 아래이기도 하다. 폐경(肺經)에 속함.

○ 혈위Ⅱ(穴位 : 혈자리)

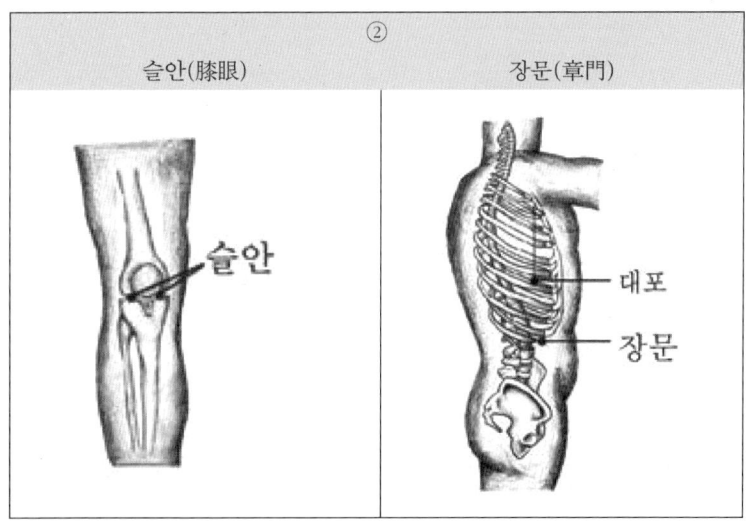

- 슬안(膝眼) : 무릎 앞의 툭 튀어나온 중앙의 조금 아래를 눌러보면 좌우에 마치 두 눈처럼 우묵하게 들어간 곳이다.
- 장문(章門) : 제11늑골(갈비뼈)의 끝에 있다. 간경(肝經)에 속함.

59. 요통 [腰痛]

○ 오행 사기(五行 邪氣) : 木 -   土 -
○ 혈위(穴位)·수인(手印) 처방

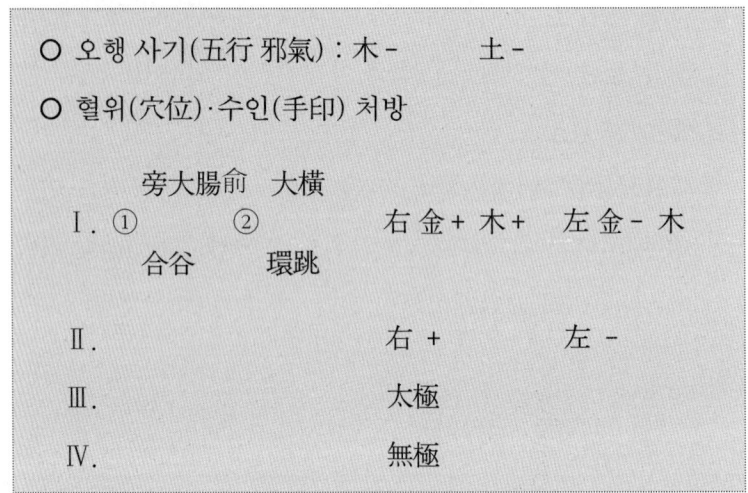

○ 혈위 I (穴位 : 혈자리)

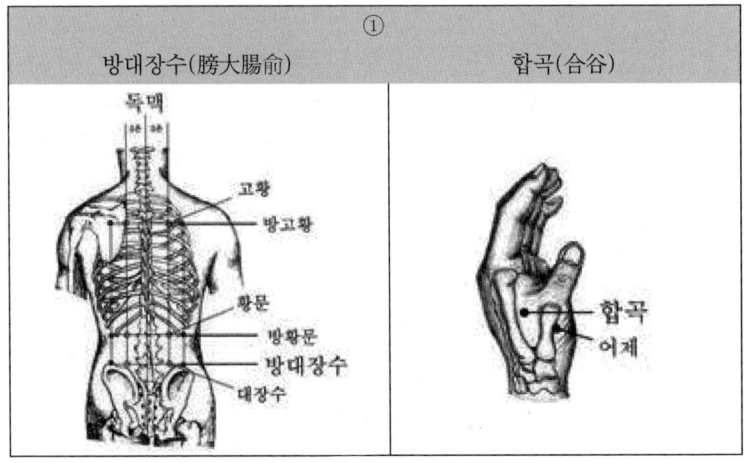

- 방대장수(旁大腸俞) : 제4, 5요추 사이(제4요추 극돌기 아래)에 요양관(腰陽關)이 있고 그 양옆 1.5촌 거리에는 대장수(大腸俞)가 있다. 같은 선상에 요양관(腰陽關)으로부터 5

촌 거리에 방대장수(旁大腸俞)가 있다. 간경(肝經)에 속함.
- 합곡(合谷) : 엄지손가락과 검지(집게)손가락이 만나는 곳에서 골을 따라 손등 쪽으로 올라가다 보면 움푹한 곳이 나온다. 여기에서 약간 옆으로 검지(집게)손가락 위쪽의 뼈(제2중수골[中手骨])에 가까운 곳을 눌러 보면 매우 아프다. 이곳이 합곡(合谷)이다. 대장경(大腸經)에 속함.

○ 혈위Ⅱ(穴位 : 혈자리)

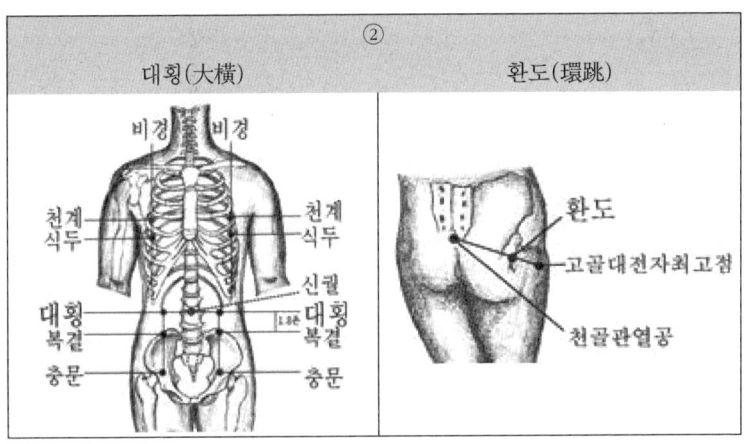

- 대횡(大橫) : 배꼽 양옆 4촌 거리에 있다. 비경(脾經)에 속함.
- 환도(環跳) : 옆으로 눕거나 엎드려 누워서 자리를 찾는 것이 좋다. 미골(尾骨)의 열공(구멍)과 대퇴골(大腿骨)의 대전자(大轉子)의 최고점을 연결한 선을 3등분 했을 때 바깥쪽으로부터 3분의 1지점에 있다. 엉덩이의 오목하게 들어간 부위에서 손가락 끝으로 누르면 깊숙이 들어가는 곳이다. 담경(膽經)에 속함.

60. 좌골 통증 [坐骨痛]

○ 오행 사기(五行 邪氣) : 水 +   土 +
○ 혈위(穴位)·수인(手印) 처방

	坐骨	天樞		
Ⅰ.	①	②	右 土 - 木 -	左 土 + 木 +
	天溪	陰廉		

Ⅱ.   右 -   左 +
Ⅲ.   太極
Ⅳ.   無極

○ 혈위 Ⅰ (穴位 : 혈자리)

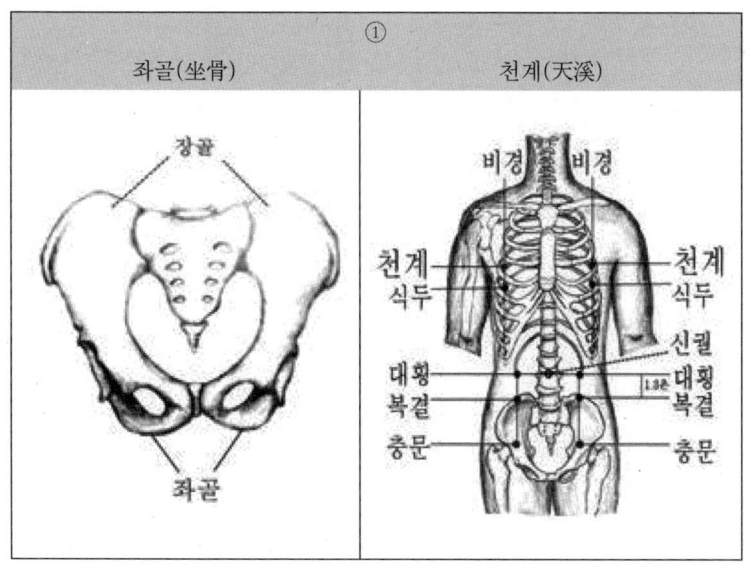

① 좌골(坐骨)   천계(天溪)

- 좌골(坐骨) : 앉았을 때 엉덩이 아랫니 바닥에 닿는 부분이다.
- 천계(天溪) : 유두(乳頭 : 젖꼭지)에서 바깥쪽 양옆으로 2촌 거리에 있다. 제4, 5 갈비뼈 사이이다. 비경(脾經)에 속함.

○ 혈위Ⅱ(穴位 : 혈자리)

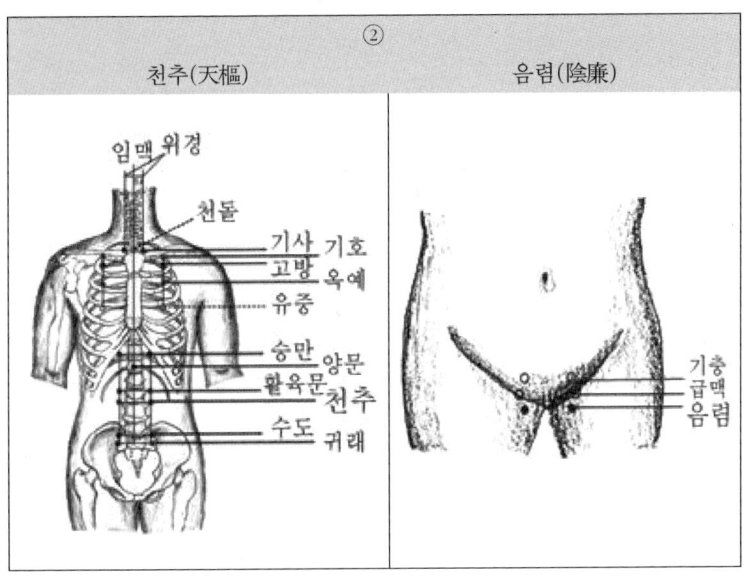

- 천추(天樞) : 배꼽 양쪽 2촌 거리에 있다. 위경(胃經)에 속함.
- 음렴(陰廉) : (앉은 자세에서) 기충(氣衝)의 바로 아래 2촌 거리에 있다. 사타구니 바로 아래의 대퇴부(넓적다리)에 있다. 간경(肝經)에 속함.

61. 통풍 [痛風]

○ 오행 사기(五行 邪氣) : 木 -   土 -
○ 혈위(穴位)·수인(手印) 처방

```
       期門      大橫
Ⅰ. ①        ②         右金+木+    左金-木-
       曲池      陽陵泉

Ⅱ.                      右 +         左 -
Ⅲ.                      太極
Ⅳ.                      無極
```

○ 혈위 Ⅰ (穴位 : 혈자리)

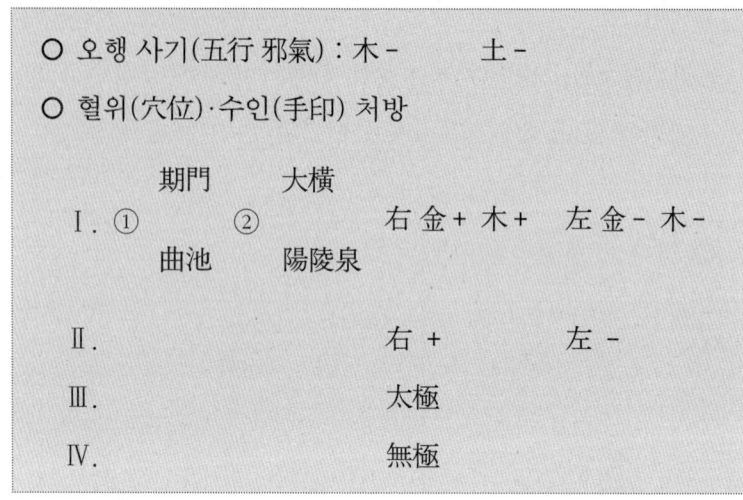

①
기문(期門)   곡지(曲池)

• 기문(期門) : 유두(乳頭)에서 직선으로 내려가서 제8, 9 갈

비뼈 사이에 있다. 간경(肝經)에 속함.

- 곡지(曲池) : 팔꿈치를 구부리고 손바닥을 반대편 젖가슴에 댄 자세에서 팔목에 생기는 가로무늬 바깥쪽의 끝이다. 대장경(大腸經)에 속함.

○ 혈위Ⅱ(穴位 : 혈자리)

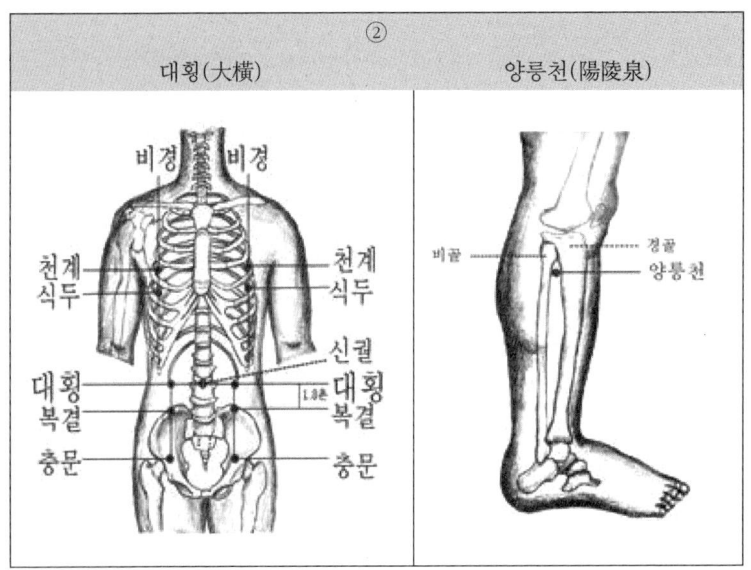

- 대횡(大橫) : 배꼽 양옆 4촌 거리에 있다. 비경(脾經)에 속함.
- 양릉천(陽陵泉) : 무릎을 구부리면 무릎 옆의 아래쪽에 장단지뼈가 툭 튀어나온다. 이곳의 앞쪽으로 조금 아래에 우묵한 곳이 있다. 이곳이 양릉천(陽陵泉)이다. 비골(腓骨)과 경골(脛骨)이 엇갈리는 곳의 아래 0.5촌 위치이다. 담경(膽經)에 속함.

62. 류마티스 관절염(무릎) [風濕性關節炎]

○ 오행 사기(五行 邪氣) : 木+   土+
○ 혈위(穴位)·수인(手印) 처방

	丘墟	膝眼		
Ⅰ.	①	②	右 金 - 木 -	左 金 + 木 +
	神厥	陰廉		
Ⅱ.			右 -	左 +
Ⅲ.			太極	
Ⅳ.			無極	

○ 혈위 Ⅰ (穴位 : 혈자리)

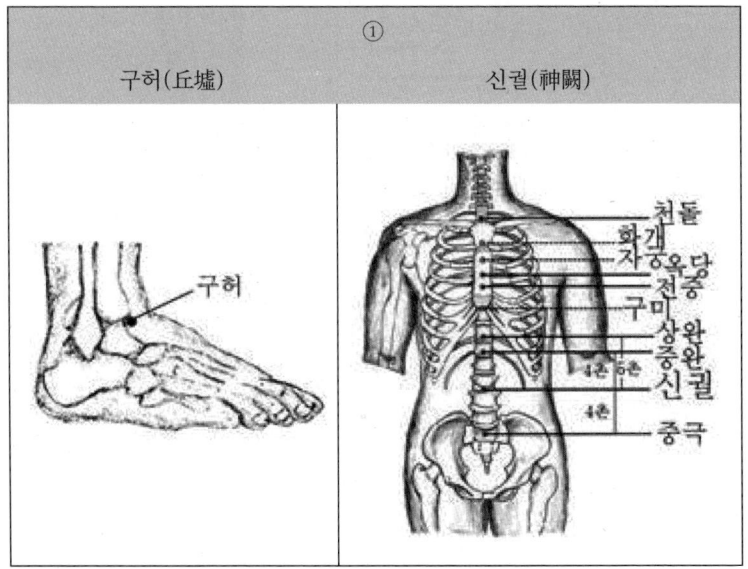

구허(丘墟)   신궐(神闕)

- 구허(丘墟) : 바깥 복숭아뼈 앞쪽의 아래에 있는 움푹 들어간 곳이다. 담경(膽經)에 속함.
- 신궐(神闕) : 배꼽 한가운데이다. 제중(臍中)이라고도 한다. 임맥(任脈)에 속함.

○ 혈위Ⅱ(穴位 : 혈자리)

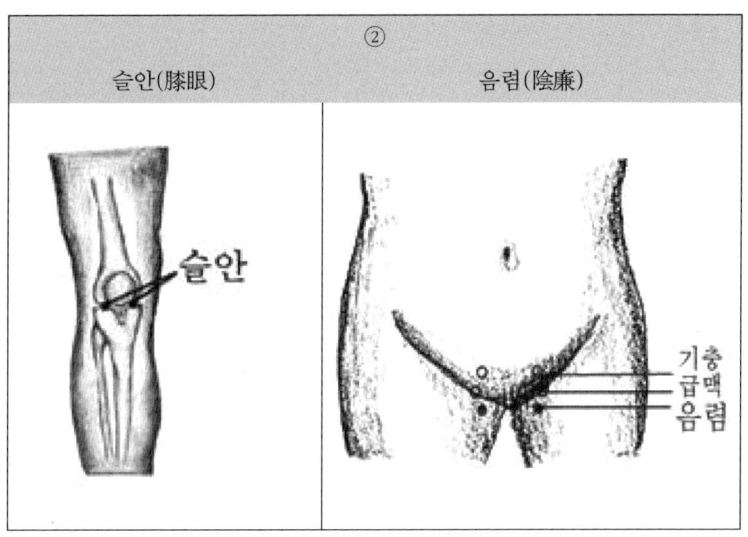

- 슬안(膝眼) : 무릎 앞의 툭 튀어나온 중앙의 조금 아래를 눌러보면 좌우에 마치 두 눈처럼 우묵하게 들어간 곳이다.
- 음렴(陰廉) : (앉은 자세에서) 기충(氣衝)의 바로 아래 2촌 거리에 있다. 사타구니 바로 아래의 대퇴부(넓적다리)에 있다. 간경(肝經)에 속함.

63. 류마티스 관절염 I [類風濕性關節炎 I]

○ 오행 사기(五行 邪氣) : 木+   土+

○ 혈위(穴位)·수인(手印) 처방

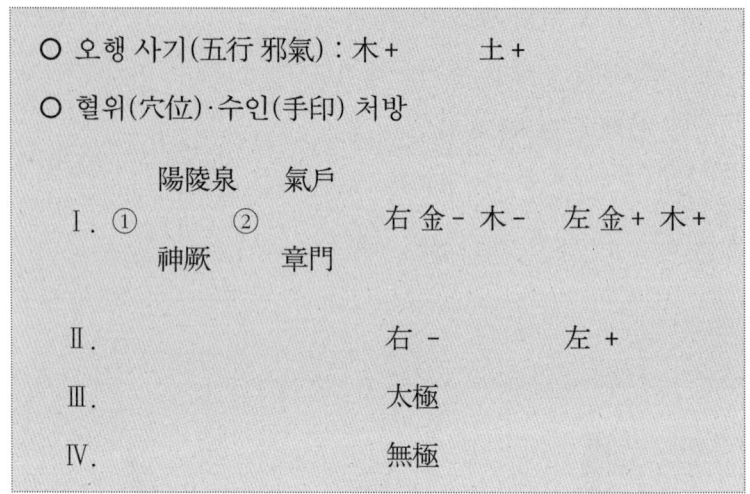

○ 혈위 I (穴位 : 혈자리)

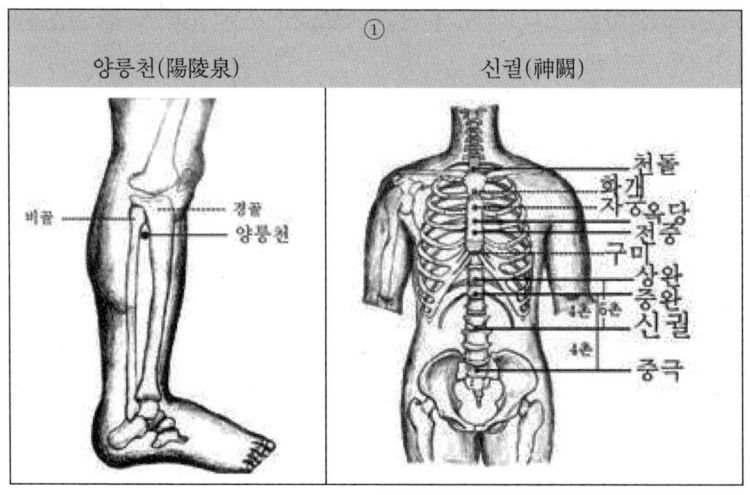

• 양릉천(陽陵泉) : 무릎을 구부리면 무릎 옆의 아래쪽에 장단지뼈가 툭 튀어나온다. 이곳의 앞쪽으로 조금 아래에 우

묵한 곳이 있다. 이곳이 양릉천(陽陵泉)이다. 비골(腓骨)과 경골(脛骨)이 엇갈리는 곳의 아래 0.5촌 위치이다. 담경(膽經)에 속함.

- 신궐(神闕) : 배꼽 한가운데이다. 제중(臍中)이라고도 한다. 임맥(任脈)에 속함.

○ 혈위Ⅱ(穴位 : 혈자리)

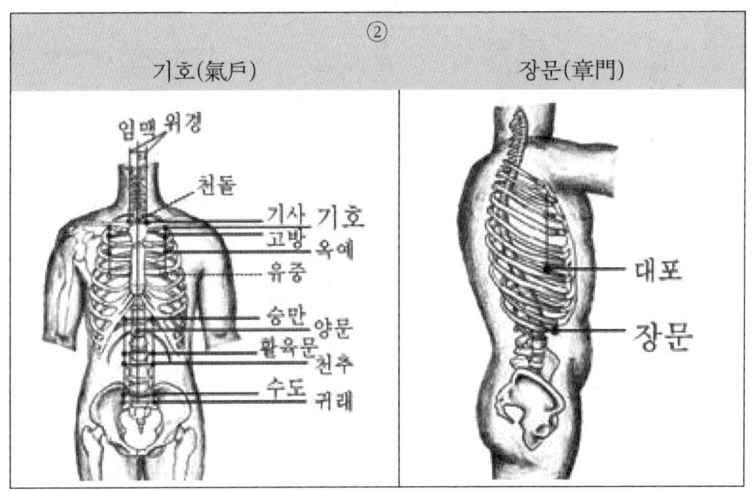

- 기호(氣戶) : 유두(乳頭)에서 직선으로 올라가서 쇄골(鎖骨) 바로 아래에 있다. 임맥(任脈)에 있는 선기(璇璣)에서 양쪽으로 4촌 거리이다. 기호(氣戶)에서 직선으로 바로 위의 쇄골(鎖骨) 위쪽 오목한 곳에는 결분(缺盆)이 있다. 위경(胃經)에 속함.
- 장문(章門) : 제11늑골(갈비뼈)의 끝에 있다. 간경(肝經))에 속함.

64. 류마티스 관절염 II [類風濕性關節炎 II]

○ 오행 사기(五行 邪氣) : 木＋   金＋
○ 혈위(穴位)·수인(手印) 처방

```
        懸鍾      筋縮
 I. ①       ②           右 金 - 火 -    左 金 + 火 +
        神闕      神門

 II.                  右 -         左 +
 III.                    太極
 IV.                     無極
```

○ 혈위 I (穴位 : 혈자리)

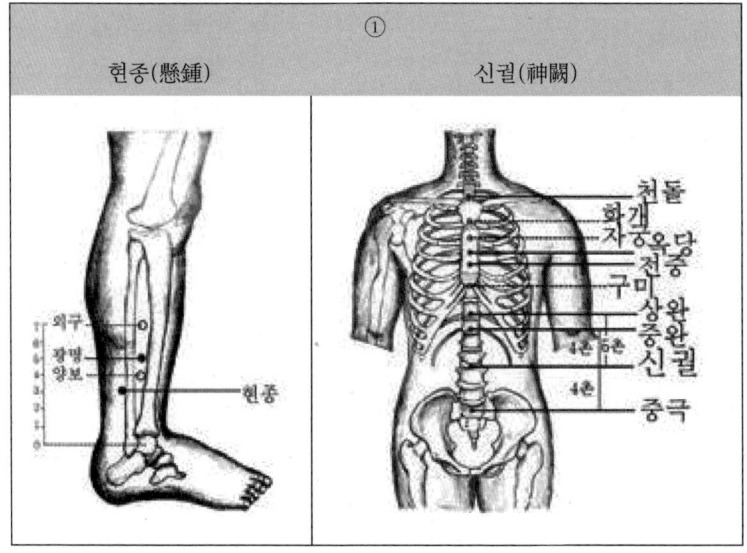

현종(懸鍾)   신궐(神闕)

- 현종(懸鍾) : 바깥쪽 복숭아뼈 중앙으로부터 3촌 위에 있다. 비골(髀骨) 뒷 선에 있다. 담경(膽經)에 속함.
- 신궐(神闕) : 배꼽 한가운데이다. 제중(臍中)이라고도 한다. 임맥(任脈)에 속함.

○ 혈위Ⅱ(穴位 : 혈자리)

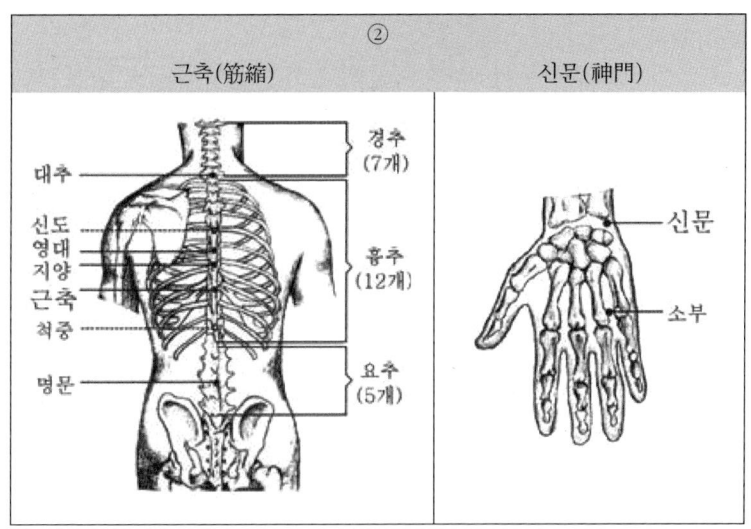

- 근축(筋縮) : 제9, 10흉추 사이(제9흉추 극돌기 아래)이다. 독맥(督脈)에 속함.
- 신문(神門) : 손바닥을 위로 하였을 때 손목에 생기는 가로무늬의 안쪽(새끼손가락 안쪽 선을 타고 올라가서 만나는 곳)에 있다. 손목에 가로무늬가 두 줄 있는데 위쪽 것에 있다. 심경(心經)에 속함.

65. 발기부전 [勃起不全]

○ 오행 사기(五行 邪氣) : 水 -   土 -

○ 혈위(穴位)·수인(手印) 처방

```
         前陰根    復結
Ⅰ.  ①        ②           右 土 + 木 +   左 土 - 木 -
     滑肉門    日月

Ⅱ.                         右 +           左 -
Ⅲ.                         太極
Ⅳ.                         無極
```

○ 혈위 Ⅰ (穴位 : 혈자리)

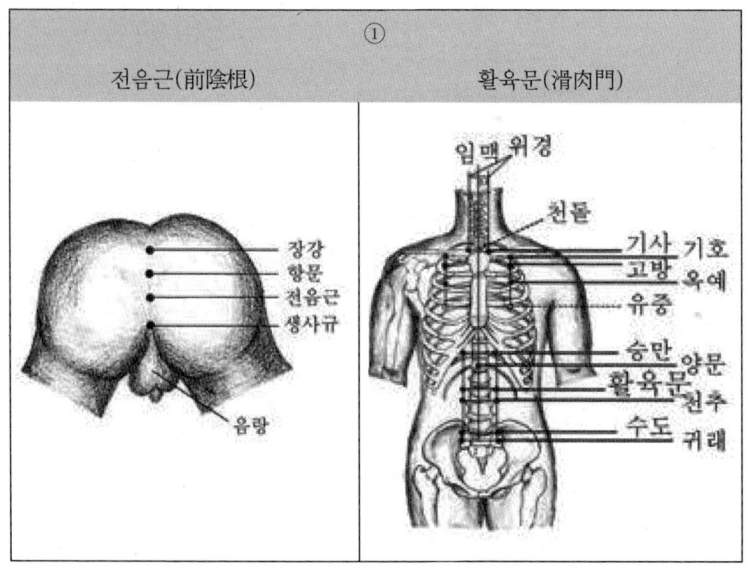

- 전음근(前陰根) : 회음(會陰)과 항문(肛門) 사이에 있다. 회음(會陰)에서 조금 뒤로 해서 만져보면 딱딱한 곳이다.

※ 여자의 경우는 음핵(陰核 : 크리토리스)이 남자의 전음근(前陰根)에 해당한다.

- 활육문(滑肉門) : 임맥(任脈)에 속하는 수분(水分) 옆 2촌 거리에 있다. 위경(胃經)에 속함.

○ 혈위Ⅱ(穴位 : 혈자리)

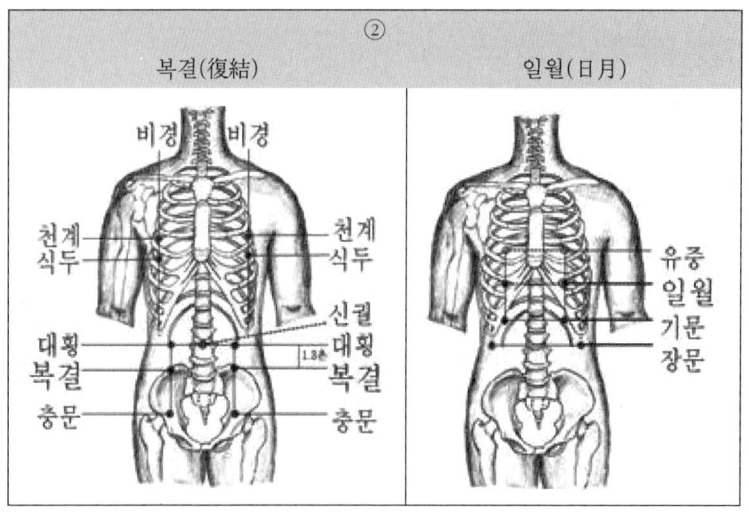

- 복결(腹結) : 대횡(大橫)의 바로 아래 1.3촌 거리에 있다. 비경(脾經)에 속함.
- 일월(日月) : 유두(乳頭)에서 곧게 아래로 6, 7늑골(갈비뼈) 사이에 있다. 담경(膽經)에 속함.

66. 전립선 비대 [前利腺 肥大]

○ 오행 사기(五行 邪氣) : 水 -   土 -

○ 혈위(穴位)·수인(手印) 처방

```
        大赫    衝門
Ⅰ. ①         ②        右 土 + 木 +    左 土 - 木 -
        乳中    丘墟

Ⅱ.                      右 +           左 -

Ⅲ.                      太極

Ⅳ.                      無極
```

○ 혈위 Ⅰ (穴位 : 혈자리)

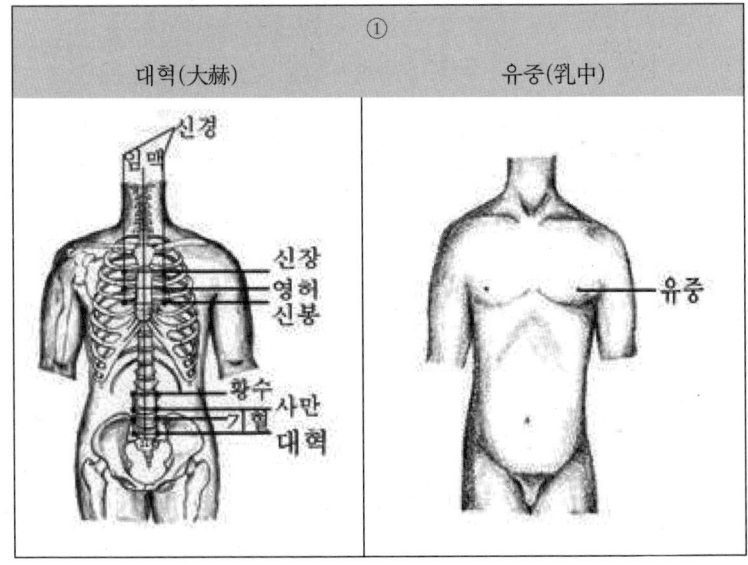

- 대혁(大赫) : 중극(中極) 양옆 1촌 거리에 있다. 신경(腎經)에 속함.
- 유중(乳中) : 유두(乳頭 : 젖꼭지를 가리킴)의 중앙점이다. 전중(膻中)으로부터 양옆 4촌 거리에 있다. 위경(胃經)에 속함.

○ 혈위Ⅱ(穴位 : 혈자리)

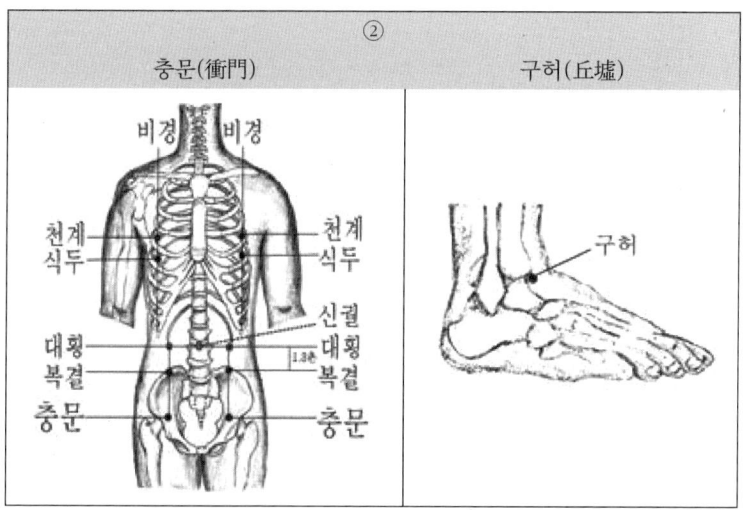

- 충문(衝門) : 곡골(曲骨)의 양쪽 4촌 거리에 있다. 脾經(비경)에 속함. 곡골(曲骨)은 치골(恥骨) 상단의 정중앙이다. 임맥(任脈)에 속함.
- 구허(丘墟) : 바깥 복숭아뼈 앞쪽의 아래에 있는 움푹 들어간 곳이다. 담경(膽經)에 속함.

67. 고환 통증 [睾丸痛]

○ 오행 사기(五行 邪氣) : 水 +   火 +

○ 혈위(穴位)·수인(手印) 처방

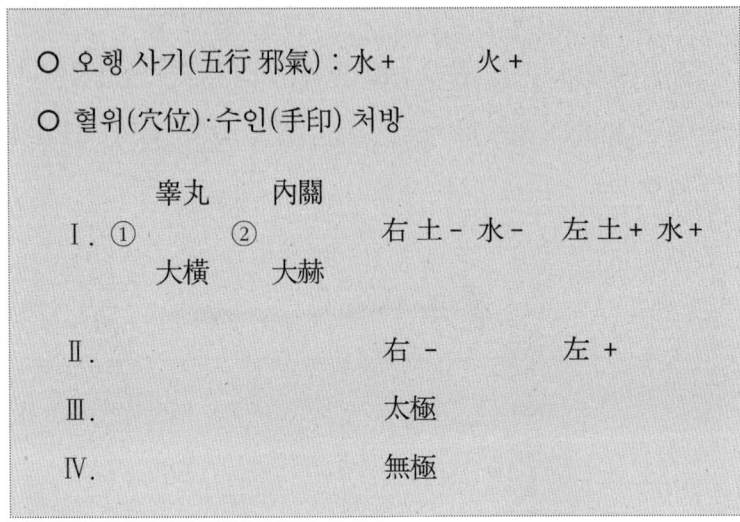

○ 혈위 I (穴位 : 혈자리)

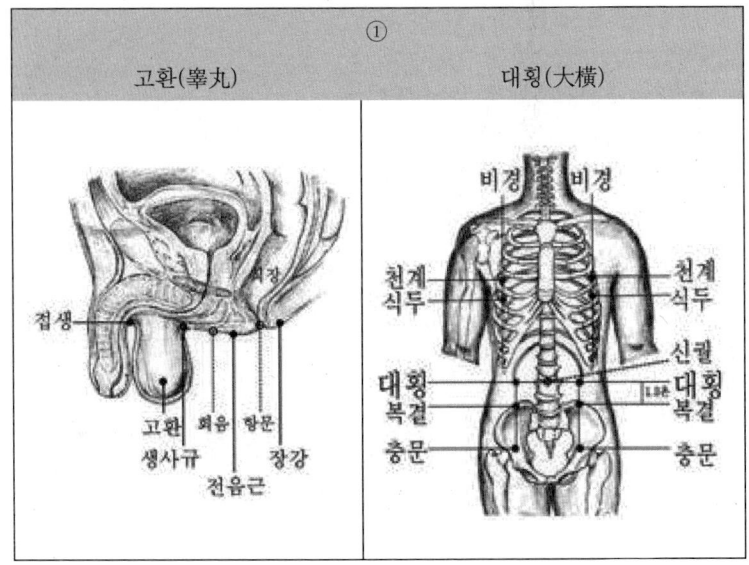

- 고환(睾丸) : 글자 그대로 두 개의 고환이다. 고환은 水+에 속할 때도 있고, 水-에 속할 때도 있다. 이 경우는 水+이다.
- 대횡(大橫) : 배꼽 양옆 4촌 거리에 있다. 비경(脾經)에 속함.

○ 혈위 Ⅱ (穴位 : 혈자리)

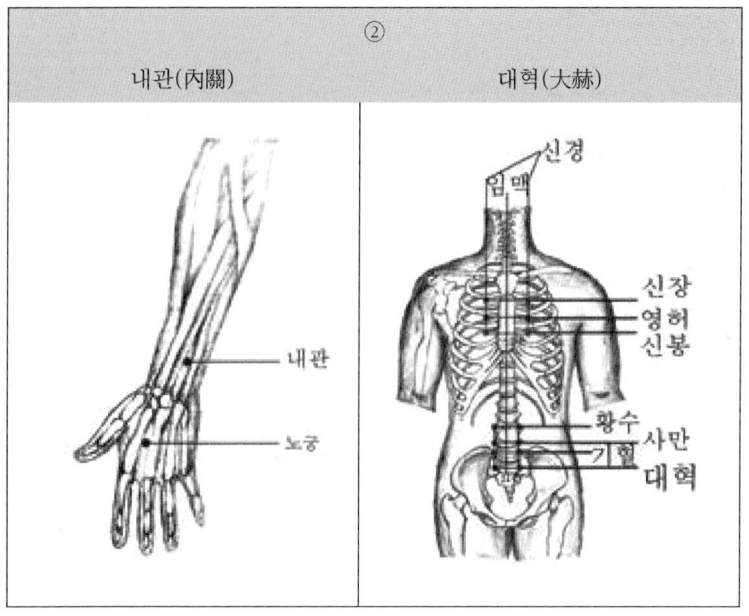

- 내관(內關) : 손목 안쪽 가로무늬 한가운데에서 위쪽으로 2촌 거리에 있다. 심포경(心包經)에 속함.
- 대혁(大赫) : 중극(中極) 양옆 1촌 거리에 있다. 신경(腎經)에 속함.

68. 고환 염증 [睾丸炎]

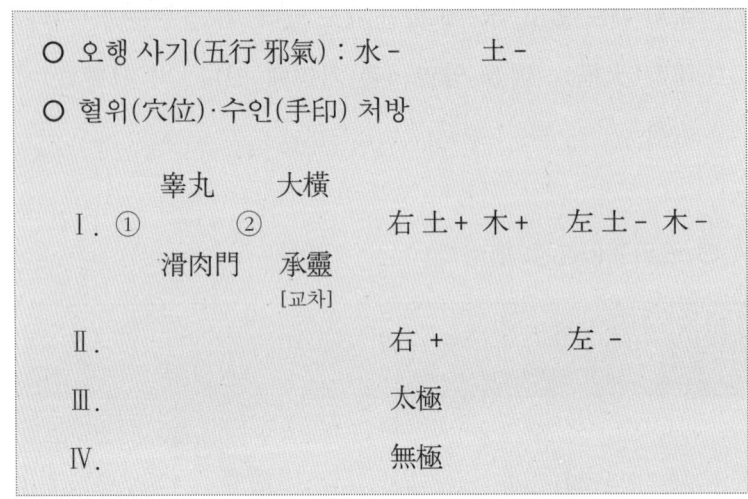

○ 오행 사기(五行 邪氣) : 水 -   土 -
○ 혈위(穴位)·수인(手印) 처방

	睾丸	大橫	
Ⅰ.	①	②	右土+ 木+ 左土- 木-
	滑肉門	承靈	
		[교차]	
Ⅱ.		右 +	左 -
Ⅲ.		太極	
Ⅳ.		無極	

○ 혈위Ⅰ(穴位 : 혈자리)

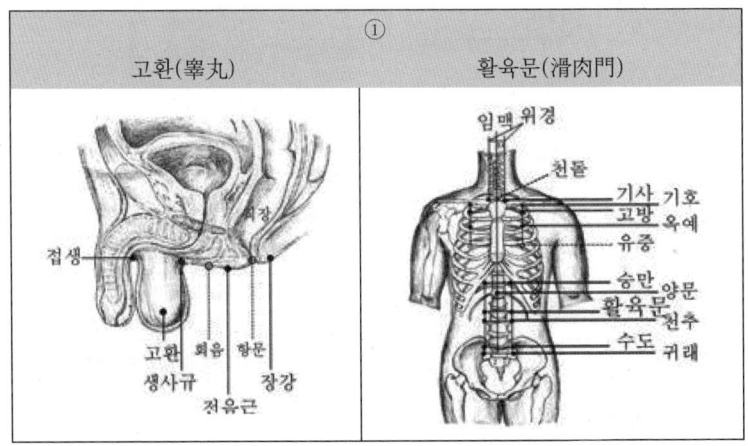

① 고환(睾丸)   활육문(滑肉門)

- 고환(睾丸) : 글자 그대로 두 개의 고환이다. 고환은 水+에 속할 때도 있고, 水-에 속할 때도 있다. 이 경우는 水-이다.
- 활육문(滑肉門) : 임맥(任脈)에 속하는 수분(水分) 옆 2촌

거리에 있다. 위경(胃經)에 속함.

○ 혈위Ⅱ(穴位 : 혈자리)

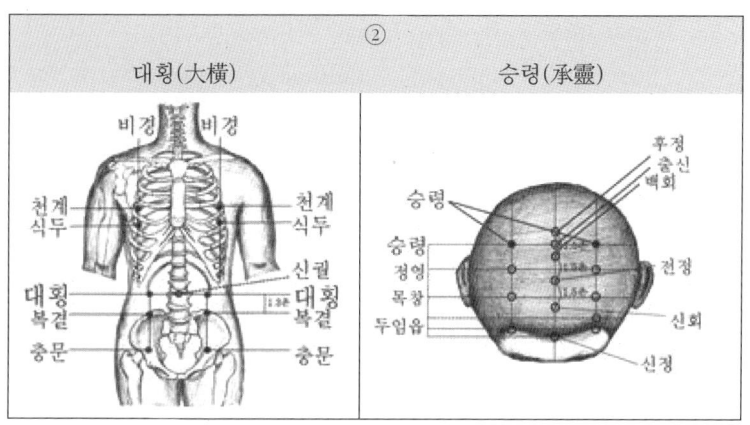

- 대횡(大橫) : 배꼽 양옆 4촌 거리에 있다. 비경(脾經)에 속함.
- 승령(承靈) : 두 눈동자 한가운데서 곧장 위로 올라가서 이마 위의 머리털 끝(전발제[前髮際] : 이마와 머리털의 경계를 말함)과 만나는 곳으로부터 0.5촌 위에 두임읍(頭臨泣)이라는 혈(穴)이 있고, 두임읍(頭臨泣)으로부터 다시 똑바로 1촌 더 올라가면 목창(目窓)이라는 혈(穴)이 있으며, 목창(目窓)으로부터 다시 1촌 위에 정영(正營)이라는 혈(穴)이 있다. 정영(正營)으로부터 1.5촌 뒤가 바로 승령(承靈)이다. 전발제(前髮際)로부터 4촌 거리이다. 눌러보면 약간 말랑말랑하다. 백회의 1.5촌 뒤에 후정이 있다. 이들 두 혈 사이 한가운데를 기준으로 하여 좌우 양쪽의 방광경 상에 오목한 곳이 만져진다. 이곳이 승령이다. 출신(出神) 양옆, 즉 백회 양쪽으로부터 조금 뒤에 있다. 담경(膽經)에 속함.

69. 요도염 I [尿道炎 I]

○ 오행 사기(五行 邪氣) : 水 -   火 -

○ 혈위(穴位)·수인(手印) 처방

```
         肓俞      神門
 I. ①          ②         右土 + 水 +    左土 - 水 -
         氣舍      腎俞

 II.                     右 +          左 -
 III.                    太極
 IV.                     無極
```

○ 혈위 I (穴位 : 혈자리)

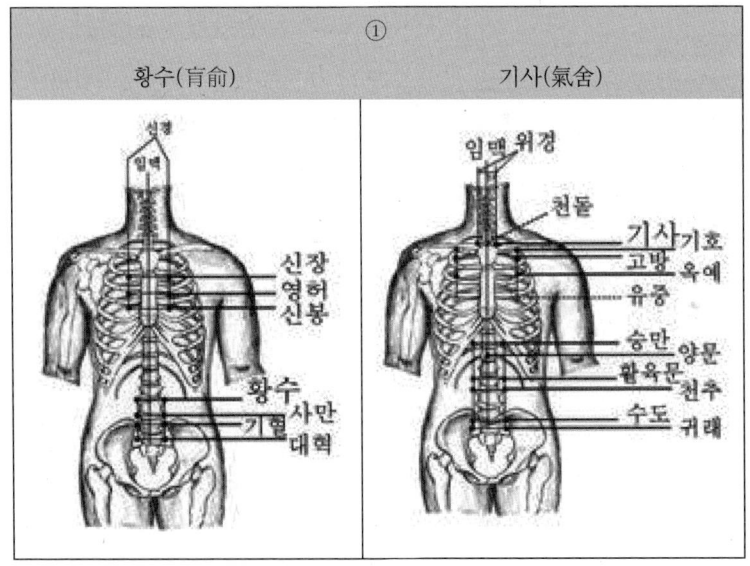

① 황수(肓俞)   기사(氣舍)

- 황수(肓俞) : 배꼽 양옆 1촌 거리에 있다. 위경(腎經)에 속함.
- 기사(氣舍) : 목의 중앙선에서 좌우로 1.5촌 거리이며 쇄골(鎖骨) 바로 위쪽의 움푹 들어간 곳에 있다. 인영(人迎)과 수돌(水突)을 연결한 선 아래에 있다. 위경(胃經)에 속함.

○ 혈위Ⅱ(穴位 : 혈자리)

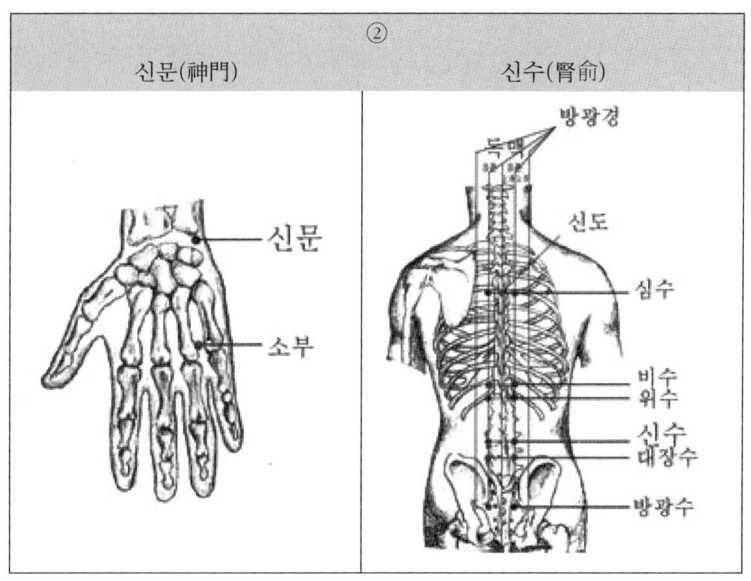

- 신문(神門) : 손바닥을 위로 하였을 때 손목에 생기는 가로 무늬의 안쪽(새끼손가락 안쪽 선을 타고 올라가서 만나는 곳)에 있다. 손목에 가로무늬가 두 줄 있는데 위쪽 것에 있다. 심경(心經)에 속함.
- 신수(腎俞) : 명문(命門 : 제2, 3요추 사이)의 양쪽 1.5촌 거리에 있다. 방광경(膀胱經)에 속함.

70. 요도염 Ⅱ [尿道炎 Ⅱ]

○ 오행 사기(五行 邪氣) : 水 -   土 -

○ 혈위(穴位)·수인(手印) 처방

```
       大赫      天溪
 Ⅰ.  ①        ②           右 土 + 木 +    左 土 - 木 -
       庫房     日月

 Ⅱ.                         右 +           左 -

 Ⅲ.                         太極

 Ⅳ.                         無極
```

○ 혈위 Ⅰ(穴位 : 혈자리)

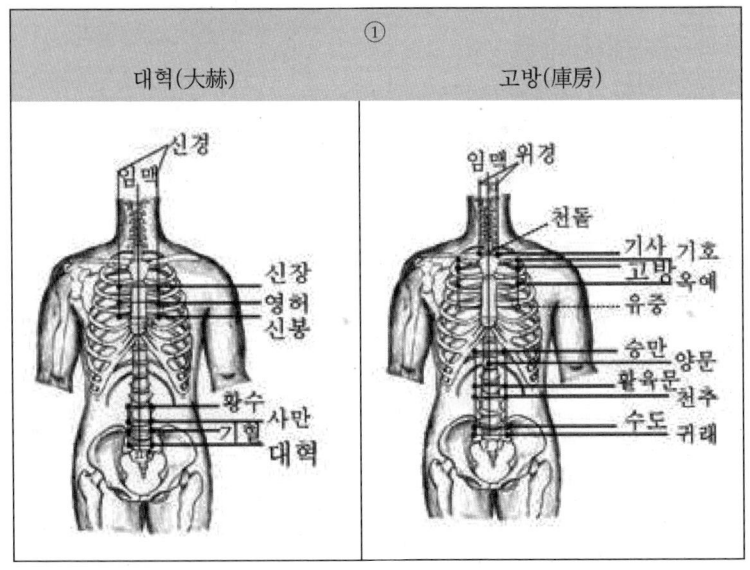

- 대혁(大赫) : 중극(中極) 양옆 1촌 거리에 있다. 신경(腎經)에 속함.
- 고방(庫房) : 유두(乳頭)에서 직선으로 위쪽의 제1, 2 갈비뼈 사이에 있다. 유두(乳頭)의 중앙인 유중혈(乳中穴)이 제4, 5 갈비뼈 사이에 있음을 참고하면 좋다. 위경(胃經)에 속함.

○ 혈위Ⅱ(穴位 : 혈자리)

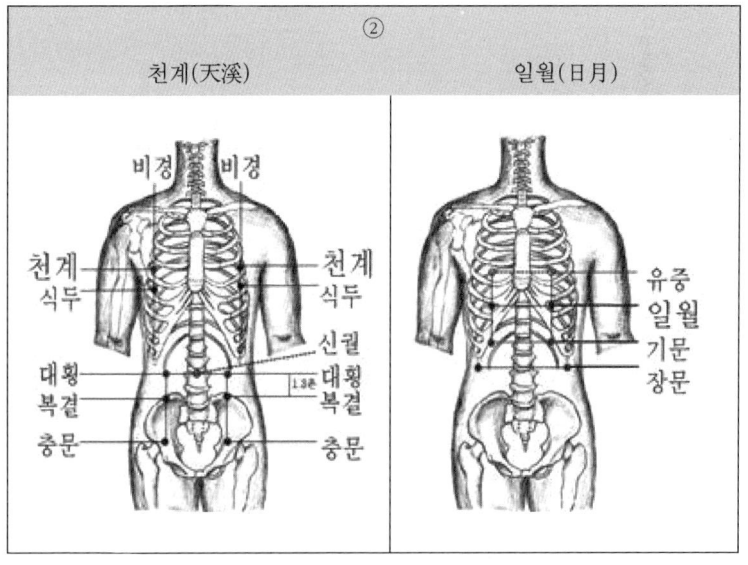

- 천계(天溪) : 유두(乳頭 : 젖꼭지)에서 바깥쪽 양옆으로 2촌 거리에 있다. 제4, 5 갈비뼈 사이이다. 비경(脾經)에 속함.
- 일월(日月) : 유두(乳頭)에서 곧게 아래로 6, 7늑골(갈비뼈) 사이에 있다. 담경(膽經)에 속함.

71. 방광염 I [膀胱炎 I]

○ 오행 사기(五行 邪氣) : 水 +   火 +

○ 혈위(穴位)·수인(手印) 처방

```
         腎俞      後溪
Ⅰ.  ①       ②           右 土 - 水 -     左 土 + 水 +
         大橫      四滿

Ⅱ.                        右 -             左 +
Ⅲ.                        太極
Ⅳ.                        無極
```

○ 혈위 I (穴位 : 혈자리)

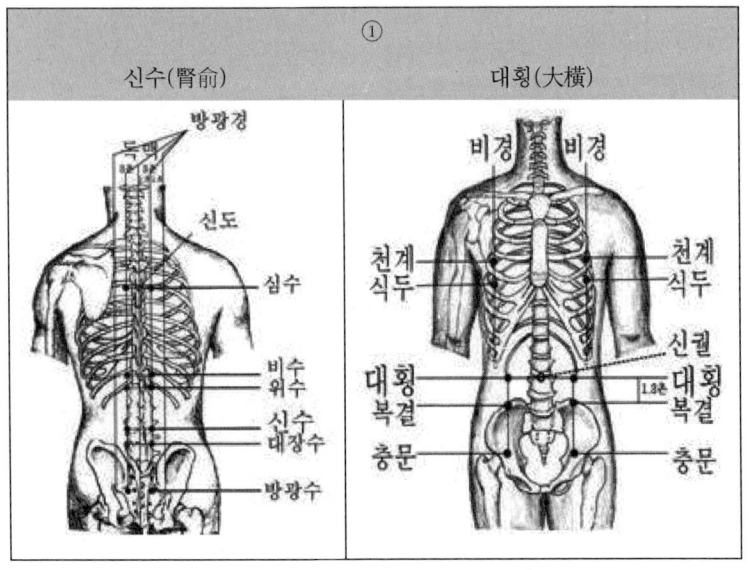

- 신수(腎俞) : 명문(命門 : 제2, 3요추 사이)의 양쪽 1.5촌 거리에 있다. 방광경(膀胱經)에 속함.
- 대횡(大橫) : 배꼽 양옆 4촌 거리에 있다. 비경(脾經)에 속함.

○ 혈위Ⅱ(穴位 : 혈자리)

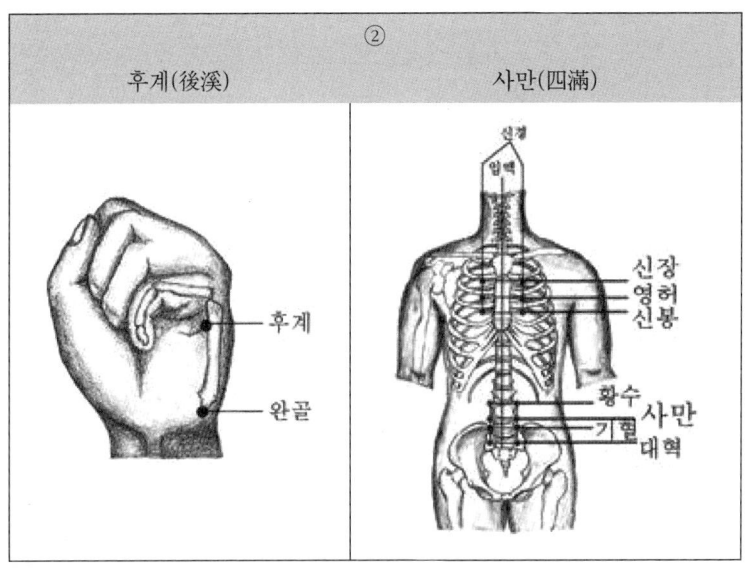

- 후계(後溪) : 주먹을 가볍게 쥐었을 때 새끼손가락과 손바닥이 이어지는 관절의 뒤 바깥쪽에 가로무늬가 생긴다. 그 가로무늬의 끝이 후계(後溪) 자리이다. 즉 손바닥의 새끼손가락 쪽 모서리 상에 있다. 소장경(小腸經)에 속함.
- 사만(四滿) : 배꼽 아래 2촌 거리에 임맥(任脈)에 속하는 석문(石門)이 있고, 석문(石門) 양쪽 1촌 거리에 사만(四滿)이 있다. 신경(腎經)에 속함.

72. 방광염 II [膀胱炎 II]

○ 오행 사기(五行 邪氣) : 水+   土+
○ 혈위(穴位)·수인(手印) 처방

```
          志室    歸來
I.  ①            ②         右 土- 木-    左 土+ 木+
          腹結    期門

II.                         右 -          左 +
III.                        太極
IV.                         無極
```

○ 혈위 I (穴位 : 혈자리)

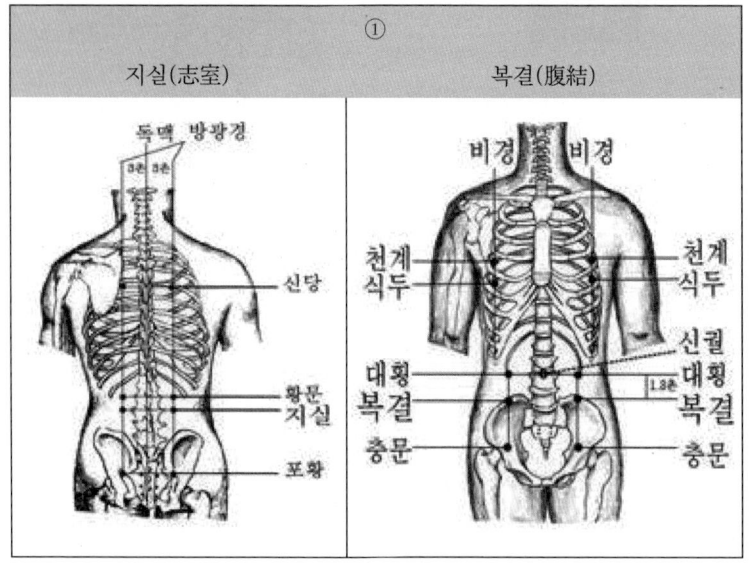

- 지실(志室) : 제2요추 극돌기 아래(=명문[命門])에서 수평으로 양쪽 3촌 거리에 있다. 방광경(膀胱經)에 속함.
- 복결(腹結) : 대횡(大橫)의 바로 아래 1.3촌 거리에 있다. 비경(脾經)에 속함.

○ 혈위Ⅱ(穴位 : 혈자리)

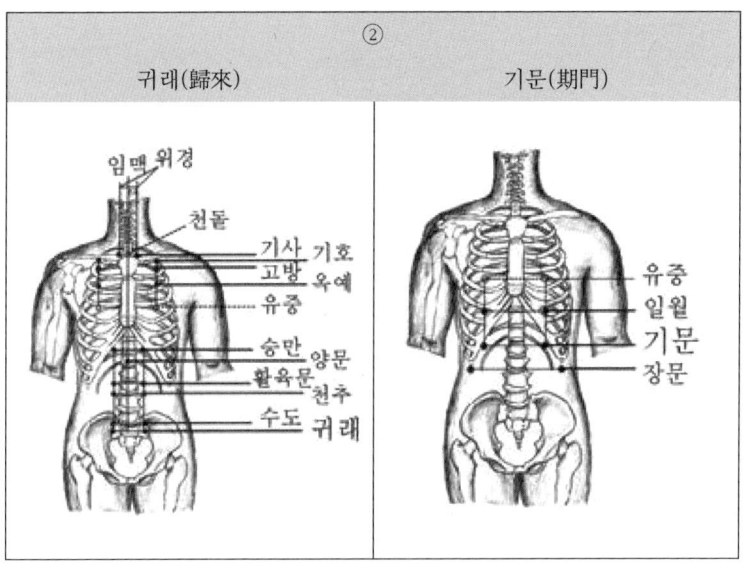

- 귀래(歸來) : 임맥(任脈)에 있는 중극(中極)의 양옆 2촌 거리에 있다. 위경(胃經)에 속함.
- 기문(期門) : 유두(乳頭)에서 직선으로 내려가서 제8, 9 갈비뼈 사이에 있다. 간경(肝經)에 속함.

73. 빈뇨 [尿頻]

○ 오행 사기(五行 邪氣) : 水 +　　　土 +

○ 혈위(穴位)·수인(手印) 처방

```
        睾丸      水道
Ⅰ. ①          ②           右土- 木-    左土+ 木+
        大包      章門

Ⅱ.                         右 -         左 +
Ⅲ.                         太極
Ⅳ.                         無極
```

○ 혈위 Ⅰ (穴位 : 혈자리)

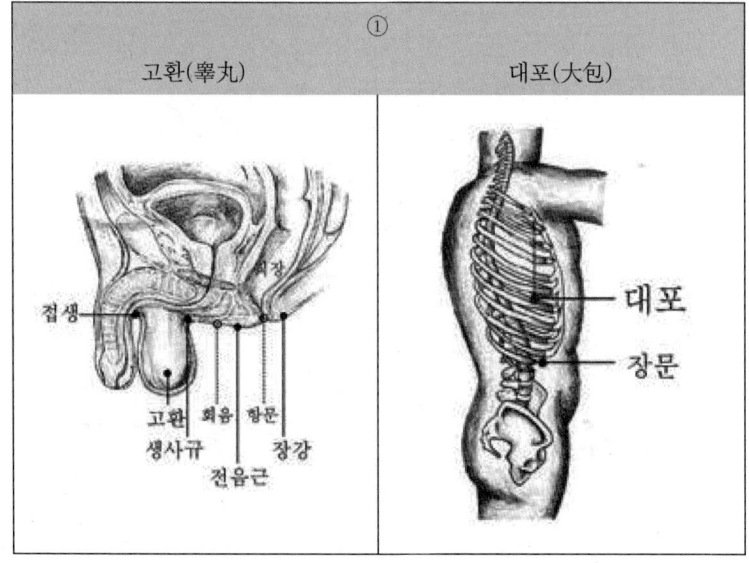

①

고환(睾丸)　　　　　대포(大包)

- 고환(睾丸) : 글자 그대로 두 개의 고환이다. 여성의 경우는 생식기의 둔덕에 해당한다.
- 대포(大包) : 겨드랑이 한가운데서 직선으로 6촌 아래쪽 제 6, 7 갈비뼈 사이에 있다. 비경(脾經)에 속함.

○ 혈위Ⅱ(穴位 : 혈자리)

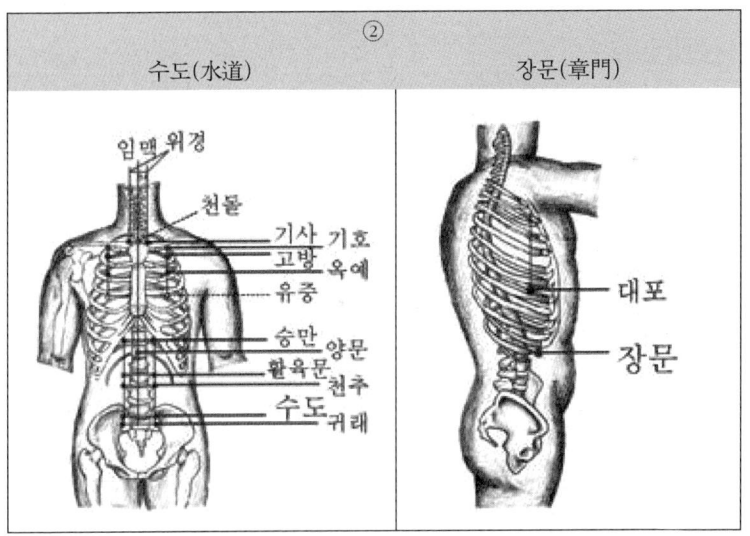

- 수도(水道) : 배꼽 아래에서 3촌, 곡골(曲骨 : 치골 윗선의 중앙) 위로는 2촌 거리에 있는 혈(穴)이 관원(關元)이다. 수도(水道)는 관원(關元) 양옆 2촌 거리에 있다. 여기에서의 1촌의 길이는 배꼽(신궐[神闕])에서 곡골(曲骨) 사이를 5등분 한 것의 5분의 1에 해당한다. 위경(胃經)에 속함.
- 장문(章門) : 제11늑골(갈비뼈)의 끝에 있다. 간경(肝經))에 속함.

74. 요실금 [尿失禁]

○ 오행 사기(五行 邪氣) : 水+   火+

○ 혈위(穴位)·수인(手印) 처방

```
        膀胱俞   陽谷
Ⅰ.  ①        ②          右土- 水-    左土+ 水+
        三陰交   大赫

Ⅱ.                        右 -        左 +

Ⅲ.                        太極

Ⅳ.                        無極
```

○ 혈위 Ⅰ(穴位 : 혈자리)

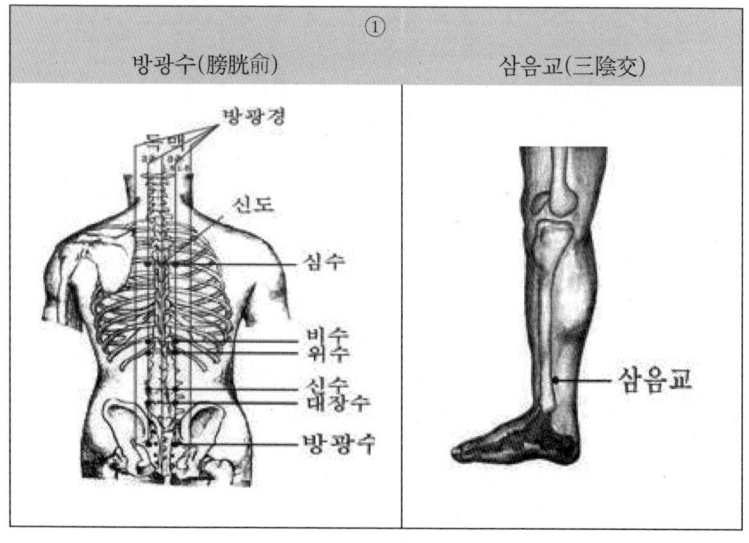

① 방광수(膀胱俞)   삼음교(三陰交)

• 방광수(膀胱俞) : 천골(薦骨)에는 위에서부터 차례로 좌우

에 상료(上髎)·차료(次髎)·중료(中髎)·하료(下髎)라는 네 개의 구멍이 있다. 두 번째 구멍과 수평이 되는 차료(次髎)의 바깥쪽에 방광수(膀胱俞)가 있다. 천골(薦骨)의 중앙선에서 좌우로 1.5촌 거리에 있다. 방광경(膀胱經)에 속함.

- 삼음교(三陰交) : 다리의 안쪽 복숭아뼈 중앙으로부터 곧게 3촌 위(뼈 뒤)에 있음. 이때 3촌은 자기의 엄지손가락을 제외한 네 손가락을 붙인 폭에 해당함. 비경(脾經)에 속함.

○ 혈위Ⅱ(穴位 : 혈자리)

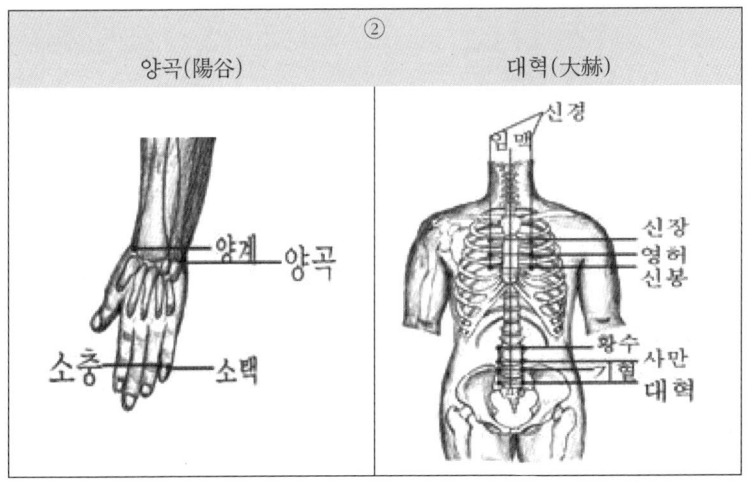

- 양곡(陽谷) : 손을 뒤로 젖히면 손등 쪽 손목에 가로무늬가 생긴다. 손등 가로무늬가 새끼손가락 등을 따라 올라온 선과 만나는 곳이다. 움푹 들어간 곳이다. 소장경(小腸經)에 속함.
- 대혁(大赫) : 중극(中極) 양옆 1촌 거리에 있다. 신경(腎經)에 속함.

75. 생리통 [痛經]

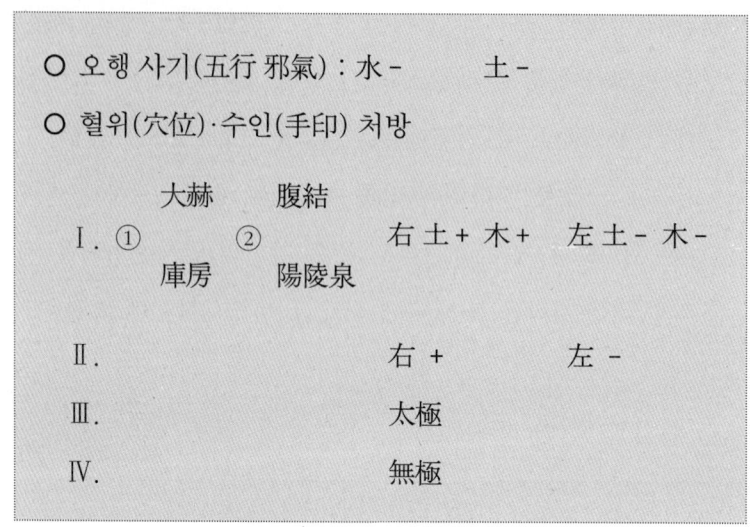

○ 혈위 I (穴位 : 혈자리)

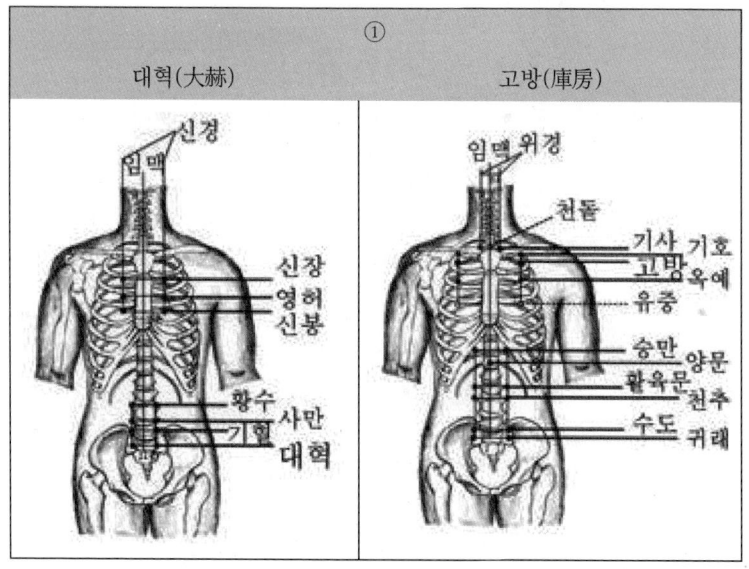

- 대혁(大赫) : 중극(中極) 양옆 1촌 거리에 있다. 신경(腎經)에 속함.
- 고방(庫房) : 유두(乳頭)에서 직선으로 위쪽의 제1, 2 갈비뼈 사이에 있다. 유두(乳頭)의 중앙인 유중혈(乳中穴)이 제4, 5 갈비뼈 사이에 있음을 참고하면 좋다. 위경(胃經)에 속함.

O 혈위Ⅱ(穴位 : 혈자리)

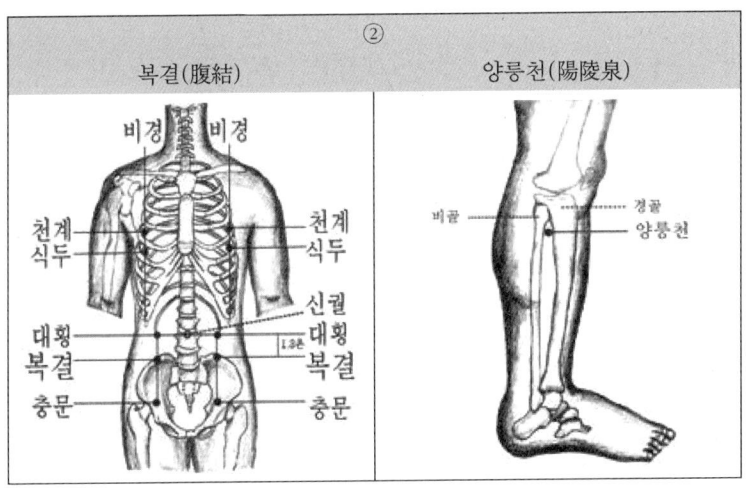

- 복결(腹結) : 대횡(大橫)의 바로 아래 1.3촌 거리에 있다. 비경(脾經)에 속함.
- 양릉천(陽陵泉) : 무릎을 구부리면 무릎 옆의 아래쪽에 장단지뼈가 툭 튀어나온다. 이곳의 앞쪽으로 조금 아래에 우묵한 곳이 있다. 이곳이 양릉천(陽陵泉)이다. 비골(腓骨)과 경골(脛骨)이 엇갈리는 곳의 아래 0.5촌 위치이다. 담경(膽經)에 속함.

76. 생리 불순 [月經不調]

○ 오행 사기(五行 邪氣) : 木 -   金 -

○ 혈위(穴位)·수인(手印) 처방

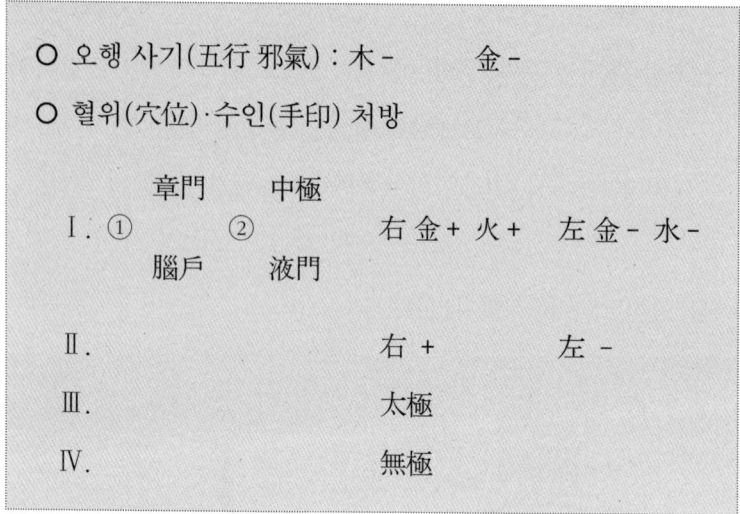

```
            章門     中極
 Ⅰ. ①        ②           右金+火+    左金-水-
     腦戶     液門

 Ⅱ.                    右 +        左 -
 Ⅲ.                    太極
 Ⅳ.                    無極
```

○ 혈위 Ⅰ (穴位 : 혈자리)

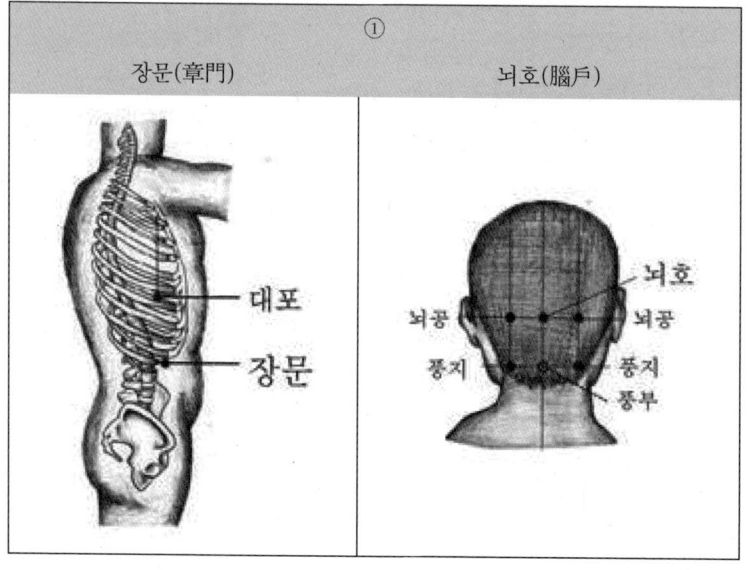

①
장문(章門)   뇌호(腦戶)

- 장문(章門) : 제11늑골(갈비뼈)의 끝에 있다. 간경(肝經))에 속함.
- 뇌호(腦戶) : 풍부(風府)혈의 바로 위 1.5촌 거리에 있다. 풍부(風府)는 후발제(後髮際 : 목 뒤 머리털이 끝나는 부분을 말함)의 정중앙 바로 위 1촌 거리에 있다. 후발제(後髮際)로부터는 2.5촌이 된다. 뒤통수 울퉁불퉁한 뼈의 위쪽 중심에 해당한다. 독맥(督脈)에 속함.

○ 혈위Ⅱ(穴位 : 혈자리)

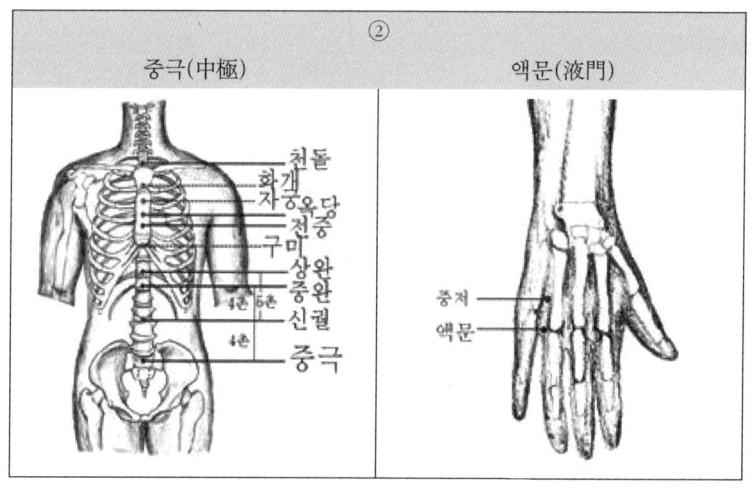

- 중극(中極) : 배꼽 아래 4촌 거리에 있다. 곡골(曲骨) 위 1촌 거리이다. 임맥(任脈)에 속함.
- 액문(液門) : 제4, 5 손가락 뿌리 마디 사이에 있다. 삼초경(三焦經)에 속함.

77. 질염 I [陰道炎 I]

○ 오행 사기(五行 邪氣) : 水 -   土 -

○ 혈위(穴位)·수인(手印) 처방

	太溪	衝門		
I. ①		②	右土+ 木+	左土- 木-
	水道	足窺陰		

Ⅱ.   右 +   左 -
Ⅲ.   太極
Ⅳ.   無極

○ 혈위 I (穴位 : 혈자리)

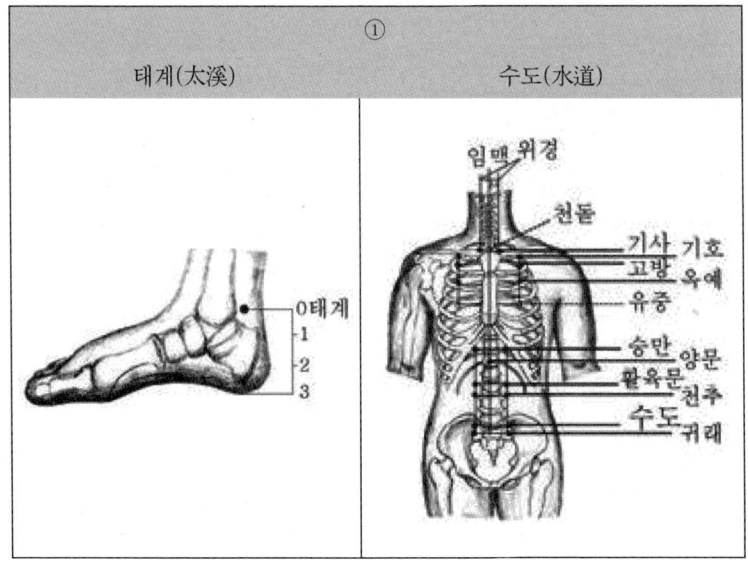

- 태계(太溪) : 안쪽 복숭아뼈 중앙과 아킬레스건 사이의 오목한 곳에 있다. 신경(腎經)에 속함.

- 수도(水道) : 배꼽 아래에서 3촌, 곡골(曲骨 : 치골 윗선의 중앙) 위로는 2촌 거리에 있는 혈(穴)이 관원(關元)이다. 수도(水道)는 관원(關元) 양옆 2촌 거리에 있다. 여기에서의 1촌의 길이는 배꼽(신궐[神闕])에서 곡골(曲骨) 사이를 5등분 한 것의 5분의 1에 해당한다. 위경(胃經)에 속함.

○ 혈위Ⅱ(穴位 : 혈자리)

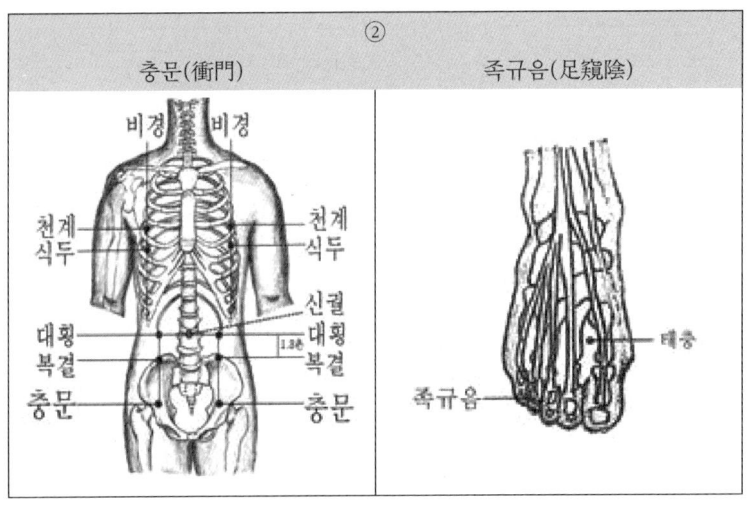

- 충문(衝門) : 곡골(曲骨)의 양쪽 4촌 거리에 있다. 비경(脾經)에 속함.

- 족규음(足竅陰) : 넷째 발가락 발톱 뿌리 바깥쪽 모서리에서 대각선으로 1푼(分 : 0.1촌) 뒤에 있다. 담경(膽經)에 속함.

78. 질염Ⅱ [陰道炎Ⅱ]

○ 오행 사기(五行 邪氣) : 水 -   火 -
○ 혈위(穴位)·수인(手印) 처방

```
        肓俞    靈道
Ⅰ.  ①         ②           右土+ 水+    左土- 水-
        屋翳    胞肓

Ⅱ.                          右 +         左 -
Ⅲ.                            太極
Ⅳ.                            無極
```

○ 혈위Ⅰ(穴位 : 혈자리)

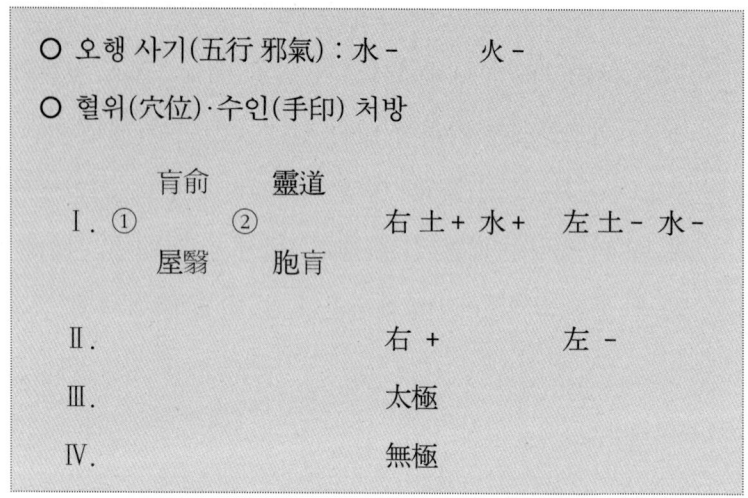

• 황수(肓俞) : 배꼽 양옆 1촌 거리에 있다. 위경(腎經)에 속함.

- 옥예(屋翳) : 임맥(任脈)의 전중(膻中) 3.2촌 위에 자궁(紫宮)이 있고, 자궁(紫宮)의 양옆 4촌 거리에 있다. 유두(乳頭 : 젖꼭지)의 곧장 위 방향으로 제2, 3 갈비뼈 사이에 있다. 위경(胃經)에 속함.

○ 혈위Ⅱ(穴位 : 혈자리)

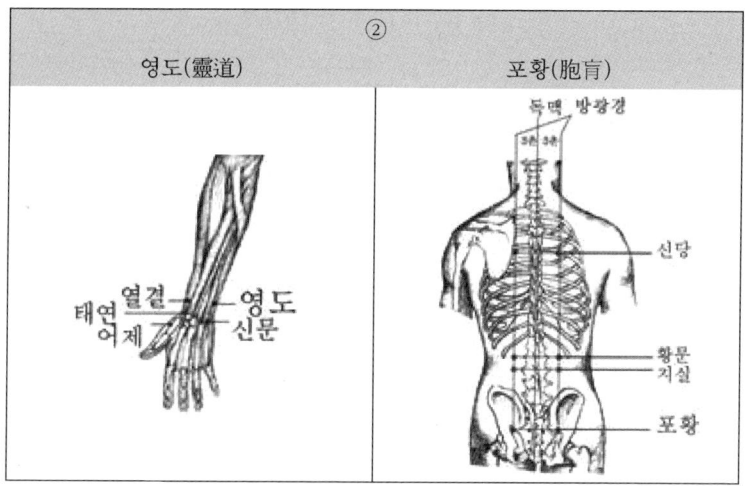

- 영도(靈道) : 신문(神門)으로부터 바로 1.5촌 거리에 있다. 심경(心經)에 속함.
- 포황(胞肓) : 천골(薦骨)에는 위에서부터 차례로 좌우에 상료(上髎)·차료(次髎)·중료(中髎)·하료(下髎)라는 네 개의 구멍이 있다. 두 번째 구멍과 수평이 되는 차료(次髎)의 바깥쪽에 포황(胞肓)이 있다. 천골(薦骨)의 중앙선에서 좌우로 3촌 거리에 있다. 중앙선에서 1.5촌 거리에는 방광수(膀胱俞)가 있다. 방광경(膀胱經)에 속함.

79. 습관성 유산 I [習慣性流産 I]

○ 오행 사기(五行 邪氣) : 火 -   水 -

○ 혈위(穴位)·수인(手印) 처방

	靈道	神藏		
I.	① 腎俞	② 天樞	右水+土+	左水-土-
II.			右 +	左 -
III.		太極		
IV.		無極		

○ 혈위 I (穴位 : 혈자리)

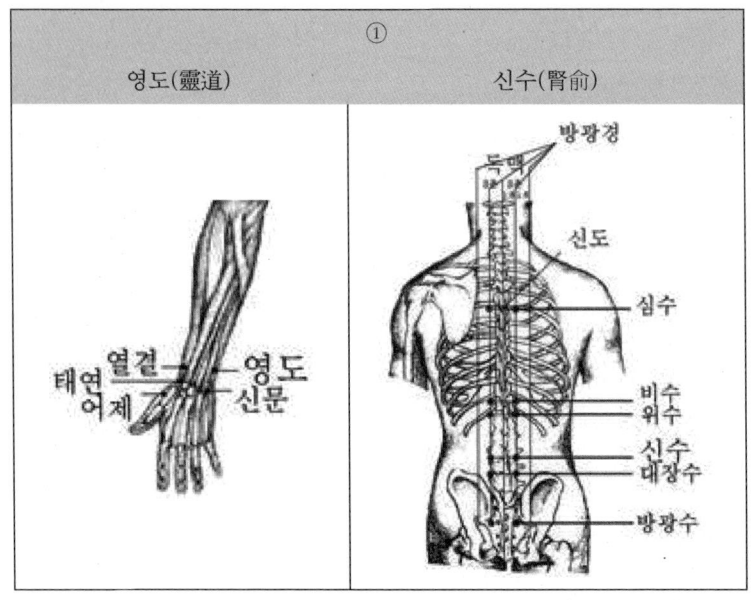

①
영도(靈道)   신수(腎俞)

- 영도(靈道) : 신문(神門)으로부터 바로 1.5촌 거리에 있다. 심경(心經)에 속함.
- 신수(腎兪) : 명문(命門 : 제2, 3요추 사이)의 양쪽 1.5촌 거리에 있다. 방광경(膀胱經)에 속함.

○ 혈위Ⅱ(穴位 : 혈자리)

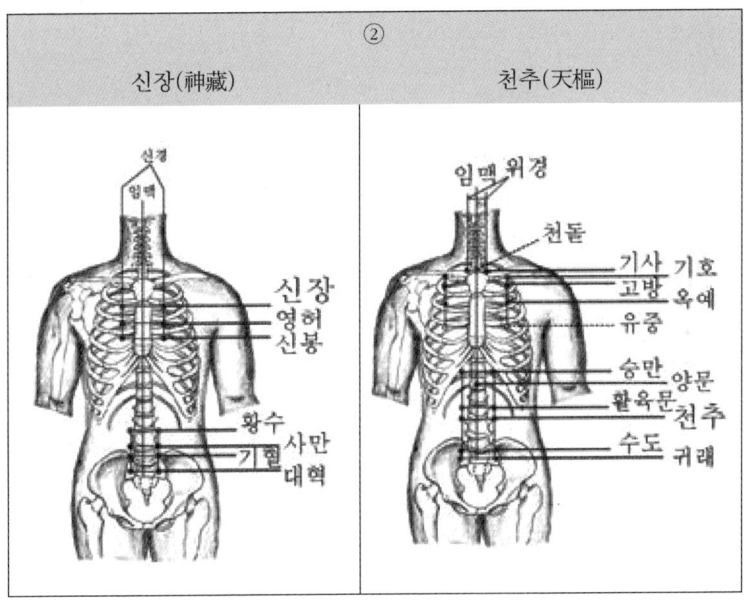

- 신장(神藏) : 흉골(胸骨) 정중선 양쪽 2촌 거리의 제2, 3 갈비뼈 사이에 있다. 임맥(任脈)에 속하는 자궁(紫宮)의 양옆이다. 신경(腎經)에 속함.
- 천추(天樞) : 배꼽 양쪽 2촌 거리에 있다. 위경(胃經)에 속함.

80. 습관성 유산 II [習慣性流産 II]

○ 오행 사기(五行 邪氣) : 水 -   土 -
○ 혈위(穴位)·수인(手印) 처방

```
           肓兪    天溪
 I. ①      ②           右土+ 木+   左土- 木-
           庫房    日月

 II.                   右 +         左 -
 III.                  太極
 IV.                   無極
```

○ 혈위 I (穴位 : 혈자리)

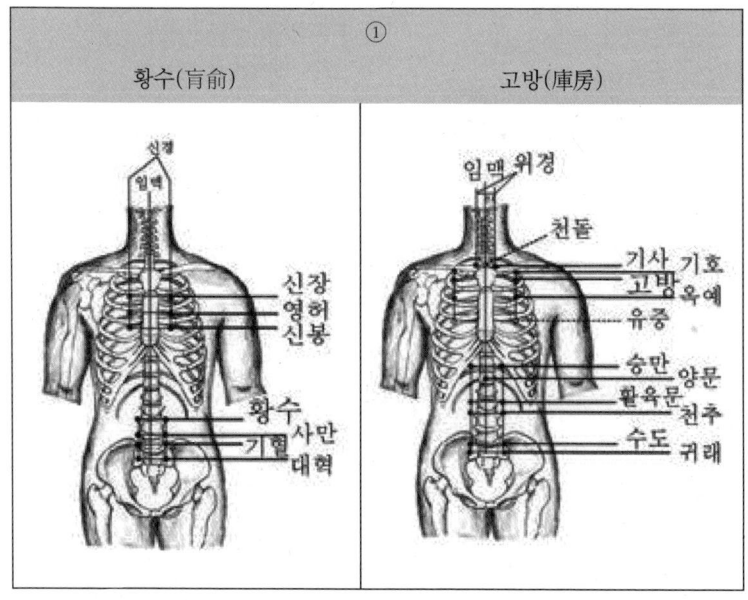

- 황수(肓俞) : 배꼽 양옆 1촌 거리에 있다. 위경(腎經)에 속함.
- 고방(庫房) : 유두(乳頭)에서 직선으로 위쪽의 제1, 2 갈비뼈 사이에 있다. 유두(乳頭)의 중앙인 유중혈(乳中穴)이 제4, 5 갈비뼈 사이에 있음을 참고하면 좋다. 위경(胃經)에 속함.

○ 혈위Ⅱ(穴位 : 혈자리)

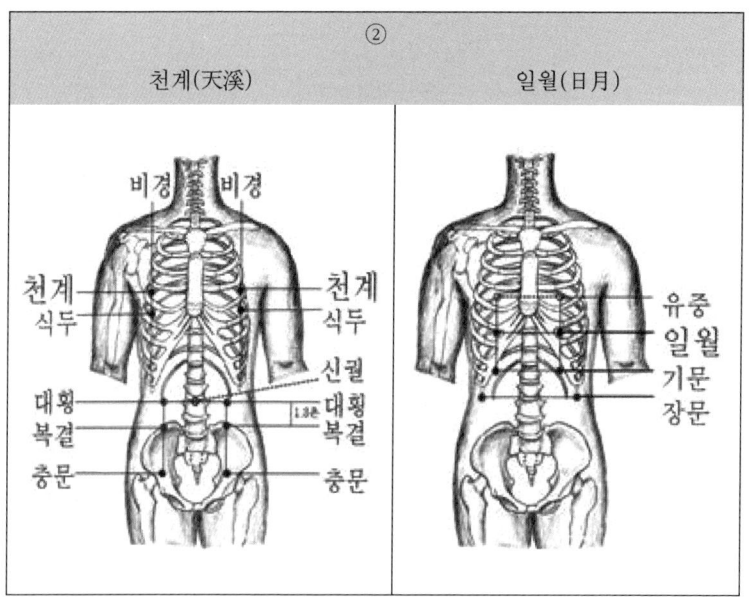

- 천계(天溪) : 유두(乳頭 : 젖꼭지)에서 바깥쪽 양옆으로 2촌 거리에 있다. 제4, 5 갈비뼈 사이이다. 비경(脾經)에 속함.
- 일월(日月) : 유두(乳頭)에서 곧게 아래로 6, 7늑골(갈비뼈) 사이에 있다. 담경(膽經)에 속함.

81. 자궁 근종 [子宮肌瘤]

○ 오행 사기(五行 邪氣) : 水 -   火 -

○ 혈위(穴位)·수인(手印) 처방

	氣穴	靈道		
I.	①	②	右 土 + 水 +	左 土 - 水 -
	氣舍	肓門		
II.			右 +	左 -
III.		太極		
IV.		無極		

○ 혈위 I (穴位 : 혈자리)

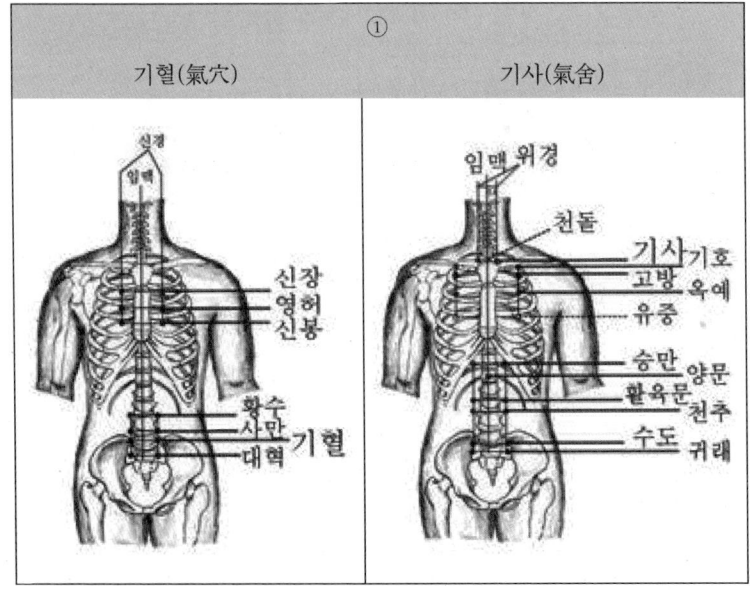

①

기혈(氣穴)　　　　　　기사(氣舍)

- 기혈(氣穴) : 배꼽 아래 3촌 거리에 관원(關元)이 있고, 관원(關元) 양옆 1촌 거리에 기혈(氣穴)이 있다. 신경(腎經)에 속함.
- 기사(氣舍) : 목의 중앙선에서 좌우로 1.5촌 거리이며 쇄골(鎖骨) 바로 위쪽의 움푹 들어간 곳에 있다. 인영(人迎)과 수돌(水突)을 연결한 선 아래에 있다. 위경(胃經)에 속함.

○ 혈위Ⅱ(穴位 : 혈자리)

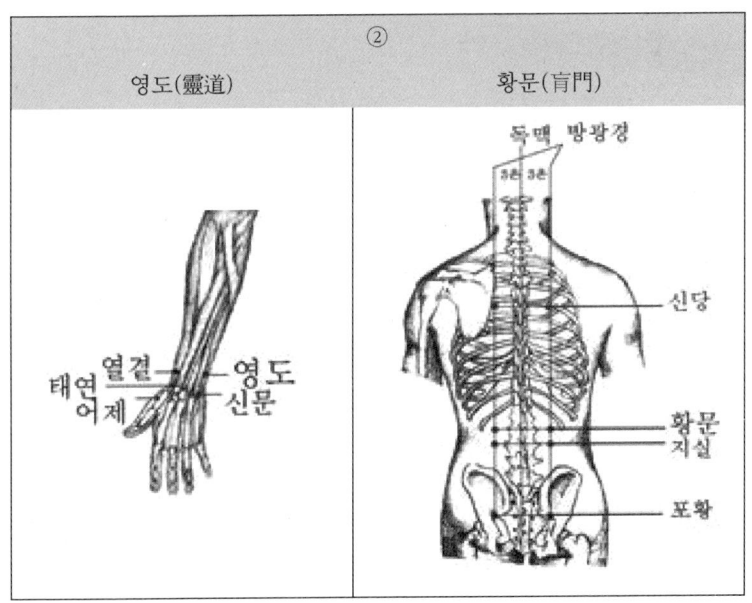

- 영도(靈道) : 신문(神門)으로부터 바로 1.5촌 거리에 있다. 심경(心經)에 속함.
- 황문(肓門) : 제1요추 극돌기 아래(제1, 2요추 사이)에 있는 현추(懸樞)혈의 양옆 3촌 거리. 방광경(膀胱經)에 속함.

82. 유방암 [乳房癌]

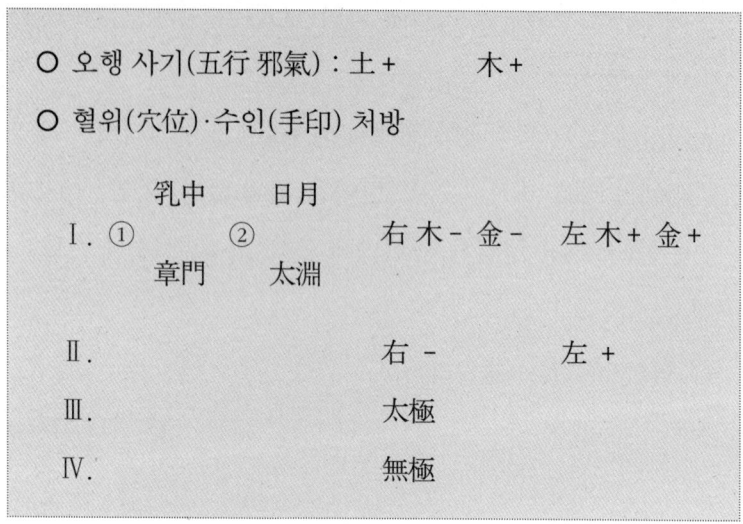

○ 오행 사기(五行 邪氣) : 土+　　木+

○ 혈위(穴位)·수인(手印) 처방

```
        乳中      日月
Ⅰ. ①         ②           右木- 金-   左木+ 金+
        章門      太淵

Ⅱ.                        右 -        左 +
Ⅲ.                        太極
Ⅳ.                        無極
```

○ 혈위 Ⅰ (穴位 : 혈자리)

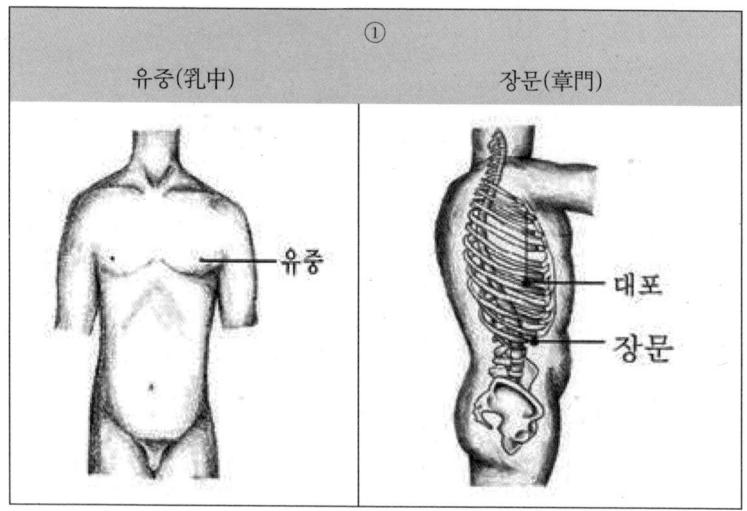

①
유중(乳中)　　　　　장문(章門)

• 유중(乳中) : 유두(乳頭 : 젖꼭지를 가리킴)의 중앙점이다.

전중(膻中)으로부터 양옆 4촌 거리에 있다. 위경(胃經)에 속함.

- 장문(章門) : 제11늑골(갈비뼈)의 끝에 있다. 간경(肝經))에 속함.

○ 혈위 II (穴位 : 혈자리)

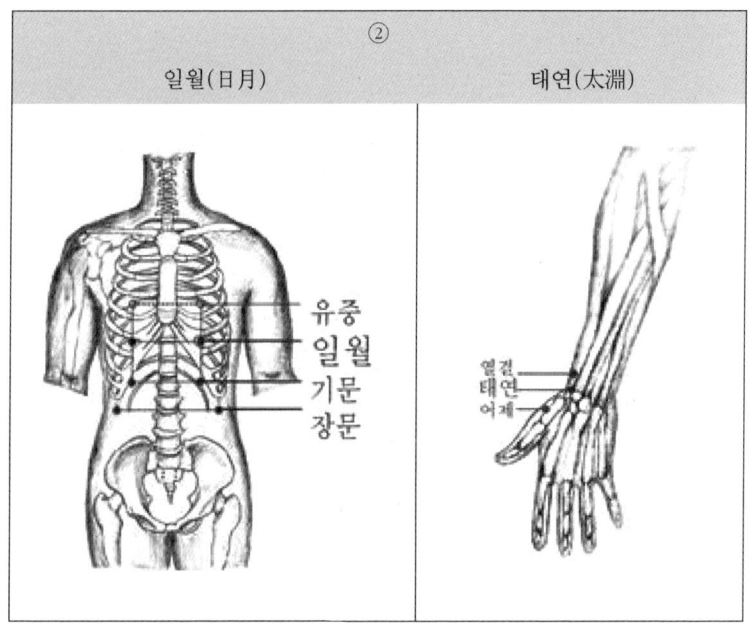

- 일월(日月) : 유두(乳頭)에서 곧게 아래로 6, 7늑골(갈비뼈) 사이에 있다. 담경(膽經)에 속함.
- 태연(太淵) : 엄지손가락 쪽 손목에 툭 튀어나온 뼈가 있는데, 여기에서 팔 쪽으로 조금 위의 오목한 곳에 있다. 맥박이 뛰는 곳 바로 아래이기도 하다. 폐경(肺經)에 속함.

83. 피부 가려움증 I [皮膚瘙痒症 I]

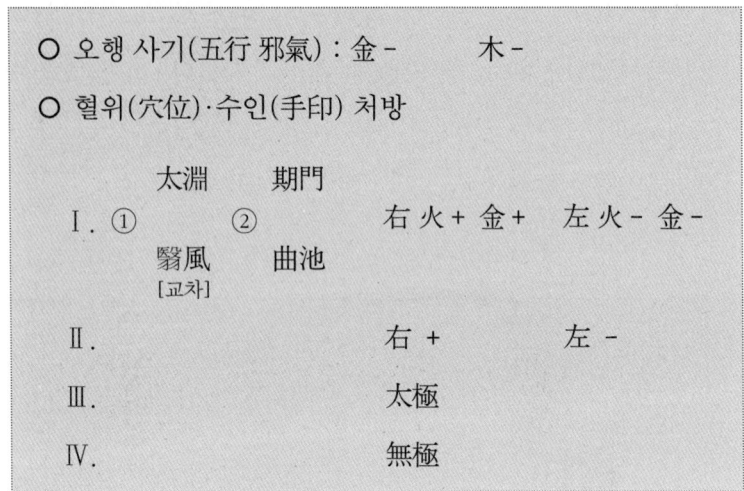

○ 오행 사기(五行 邪氣) : 金 -　　木 -

○ 혈위(穴位)·수인(手印) 처방

	太淵	期門		
I.	①	②	右火＋金＋	左火－金－
	翳風 [교차]	曲池		
II.			右 ＋	左 －
III.		太極		
IV.		無極		

○ 혈위 I (穴位 : 혈자리)

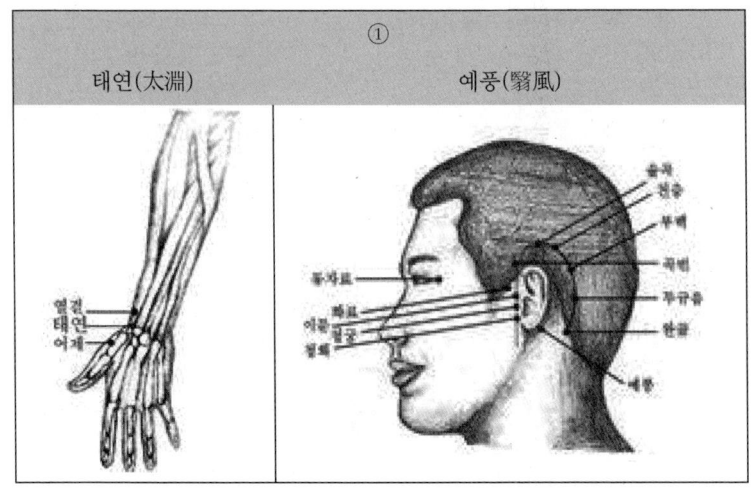

①　　태연(太淵)　　　　　예풍(翳風)

• 태연(太淵) : 엄지손가락 쪽 손목에 툭 튀어나온 뼈가 있는데, 여기에서 팔 쪽으로 조금 위의 오목한 곳에 있다. 맥박

이 뛰는 곳 바로 아래이기도 하다. 폐경(肺經)에 속함.

- 예풍(翳風) : 귓불의 뒤쪽에 있다. 귓불 끝의 바로 뒤에서 약간 위쪽을 눌러보면 유달리 움푹한 곳이 있다. 입을 크게 벌리면 더욱 깊게 들어간다. 이곳이 예풍(翳風)이다. 삼초경(三焦經)에 속함.

O 혈위Ⅱ(穴位 : 혈자리)

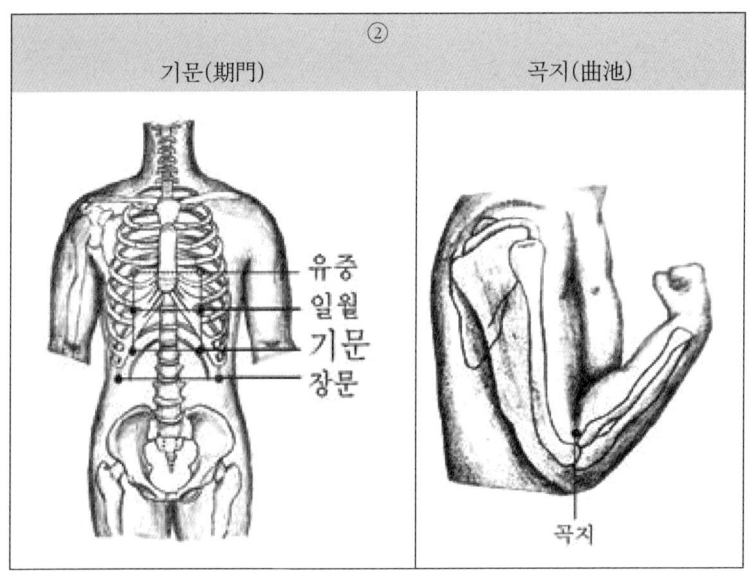

- 기문(期門) : 유두(乳頭)에서 직선으로 내려가서 제8, 9 갈비뼈 사이에 있다. 간경(肝經)에 속함.
- 곡지(曲池) : 팔꿈치를 구부리고 손바닥을 반대편 젖가슴에 댄 자세에서 팔목에 생기는 가로무늬 바깥쪽의 끝이다. 대장경(大腸經)에 속함.

84. 피부 가려움증 II [皮膚瘙痒症 II]

○ 오행 사기(五行 邪氣) : 金 -   火 -

○ 혈위(穴位)·수인(手印) 처방

```
            中府    靈道
  I. ①            ②        右 火 + 水 +    左 火 - 水 -
            內關    肓門

  II.                        右 +           左 -
  III.                       太極
  IV.                        無極
```

○ 혈위 I (穴位 : 혈자리)

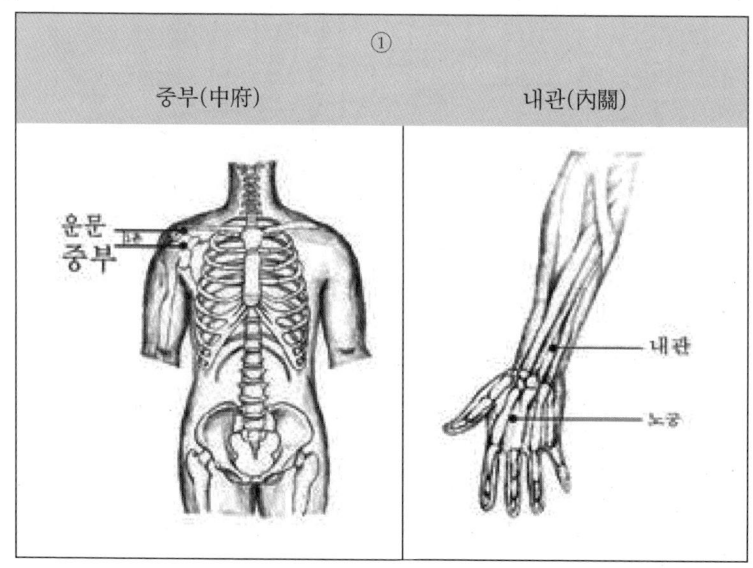

① 중부(中府)   내관(內關)

- 중부(中府) : 운문(雲門) 아래 1촌 거리에 있다. 폐경(肺經)에 속함.
- 내관(內關) : 손목 안쪽 가로무늬 한가운데에서 위쪽으로 2촌 거리에 있다. 심포경(心包經)에 속함.

○ 혈위Ⅱ(穴位 : 혈자리)

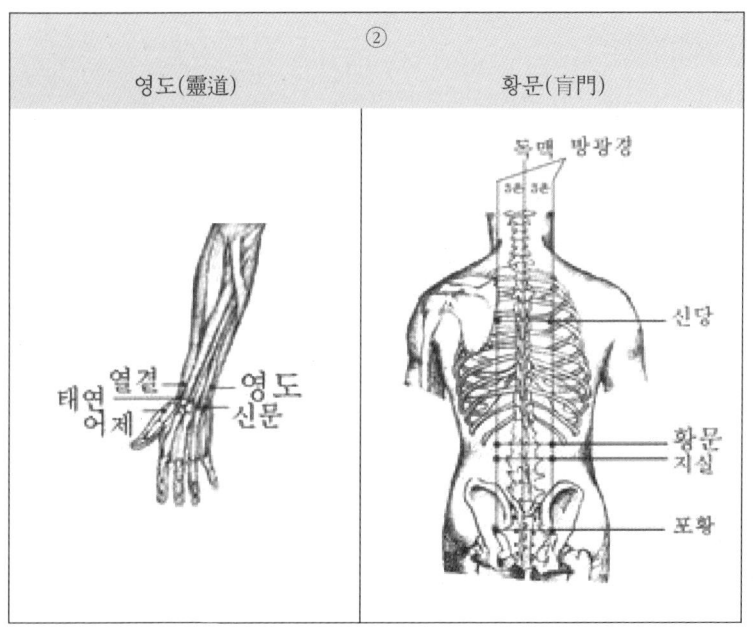

- 영도(靈道) : 신문(神門)으로부터 바로 1.5촌 거리에 있다. 심경(心經)에 속함.
- 황문(肓門) : 제1요추 극돌기 아래(제1, 2요추 사이)에 있는 현추(懸樞)혈의 양옆 3촌 거리. 방광경(膀胱經)에 속함.

85. 두드러기 I [蕁麻疹 I]

○ 오행 사기(五行 邪氣) : 金 -   火 -

○ 혈위(穴位)·수인(手印) 처방

        魚際   少海(심경)
Ⅰ. ①   ②   右 火 + 水 +   左 火 - 水 -
    小海(소장경) 肓門

Ⅱ.   右 +   左 -

Ⅲ.   太極

Ⅳ.   無極

○ 혈위 I (穴位 : 혈자리)

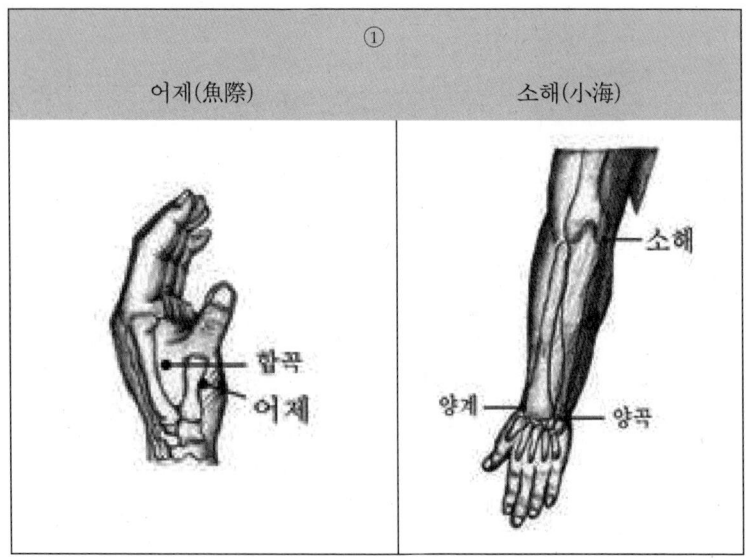

- 어제(魚際) : 눈썹의 한가운데를 눌러보면 푹 들어간다. 이 곳이 어제(魚際)이다. 폐경(肺經)에 속함.
- 소해(小海) : 팔을 굽혔을 때, 팔꿈치 뒤쪽으로 툭 튀어나온 뼈와 안쪽 옆으로 약간 작게 튀어나온 뼈 사이의 틈에 있다. 소장경(小腸經)에 속함.

○ 혈위Ⅱ(穴位 : 혈자리)

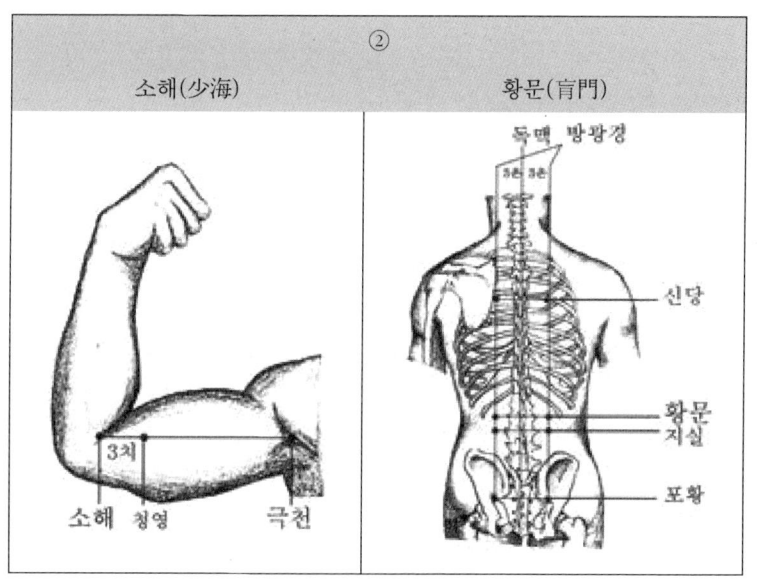

- 소해(少海) : 팔을 굽혔을 때 생기는 팔목 가로무늬의 안쪽 끝에 있다. 튀어나온 뼈의 안쪽에 생기는 우묵한 곳이다. 심경(心經)에 속함.
- 황문(肓門) : 제1요추 극돌기 아래(제1, 2요추 사이)에 있는 현추(懸樞)혈의 양옆 3촌 거리. 방광경(膀胱經)에 속함.

86. 두드러기 Ⅱ [蕁麻疹 Ⅱ]

○ 오행 사기(五行 邪氣) : 金 -   木 -
○ 혈위(穴位)·수인(手印) 처방

         太淵   期門
Ⅰ. ①   ②   右 火 + 金 +   左 火 - 金 -
         內關   合谷

Ⅱ.   右 +   左 -

Ⅲ.   太極

Ⅳ.   無極

○ 혈위 Ⅰ(穴位 : 혈자리)

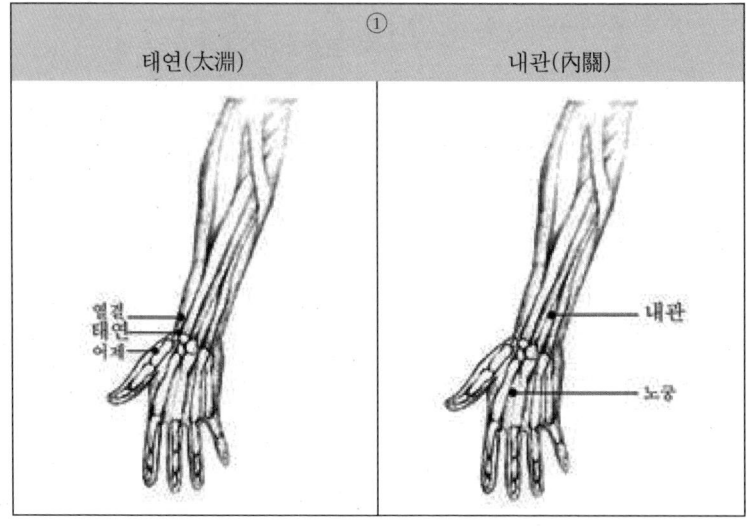

• 태연(太淵) : 엄지손가락 쪽 손목에 툭 튀어나온 뼈가 있는

데, 여기에서 팔 쪽으로 조금 위의 오목한 곳에 있다. 맥박이 뛰는 곳 바로 아래이기도 하다. 폐경(肺經)에 속함.
- 내관(內關) : 손목 안쪽 가로무늬 한가운데에서 위쪽으로 2촌 거리에 있다. 심포경(心包經)에 속함.

○ 혈위Ⅱ(穴位 : 혈자리)

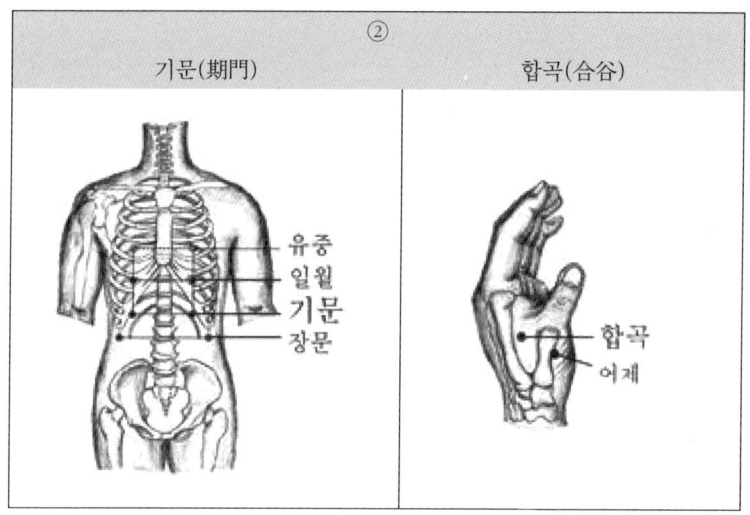

- 기문(期門) : 유두(乳頭)에서 직선으로 내려가서 제8, 9 갈비뼈 사이에 있다. 간경(肝經)에 속함.
- 합곡(合谷) : 엄지손가락과 검지(집게)손가락이 만나는 곳에서 골을 따라 손등 쪽으로 올라가다 보면 움푹한 곳이 나온다. 여기에서 약간 옆으로 검지(집게)손가락 위쪽의 뼈(제2중수골[中手骨])에 가까운 곳을 눌러 보면 매우 아프다. 이곳이 합곡(合谷)이다. 대장경(大腸經)에 속함.

87. 갈반 [褐斑]

○ 오행 사기(五行 邪氣) : 金 -   火 -
○ 혈위(穴位)·수인(手印) 처방

Ⅰ. ① 雲門　神門 　② 勞宮　志室	右 火 + 水 +	左 火 - 水 -
Ⅱ.	右 +	左 -
Ⅲ.	太極	
Ⅳ.	無極	

○ 혈위 Ⅰ (穴位 : 혈자리)

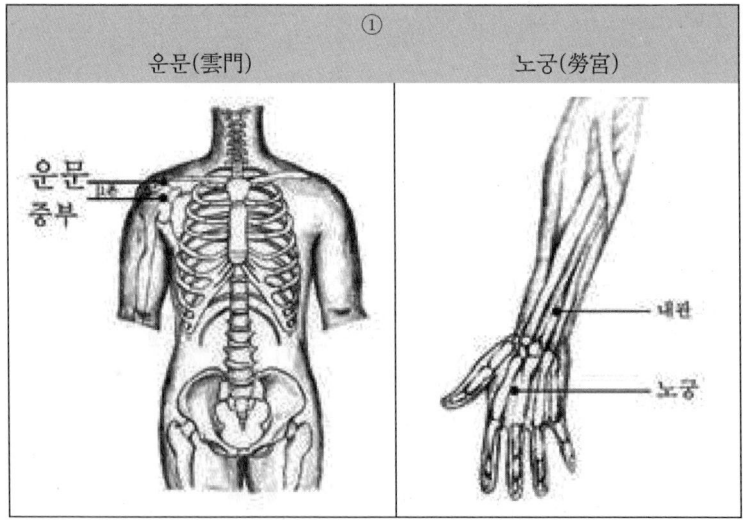

① 운문(雲門)　　　노궁(勞宮)

• 운문(雲門) : 가슴과 목의 경계에 있는 쇄골(鎖骨) 밑 선을

따라 손가락을 바깥쪽으로 밀고 가다 보면 걸리는 부분이 있는데 움푹 들어간다. 이곳이 운문(雲門)이다. 폐경(肺經)에 속함.

- 노궁(勞宮) : 주먹을 쥐었을 때 손바닥에 가운뎃손가락 끝이 닿는 곳이다. 심포경(心包經)에 속함.

○ 혈위 Ⅱ(穴位 : 혈자리)

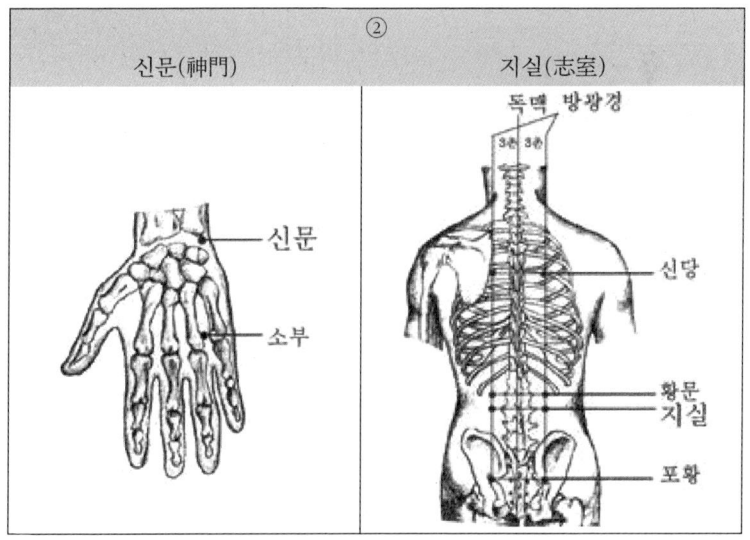

- 신문(神門) : 손바닥을 위로 하였을 때 손목에 생기는 가로무늬의 안쪽(새끼손가락 안쪽 선을 타고 올라가서 만나는 곳)에 있다. 손목에 가로무늬가 두 줄 있는데 위쪽 것에 있다. 심경(心經)에 속함.
- 지실(志室) : 제2요추 극돌기 아래(=명문[命門])에서 수평으로 양쪽 3촌 거리에 있다. 방광경(膀胱經)에 속함.

88. 백반증 [白斑症]

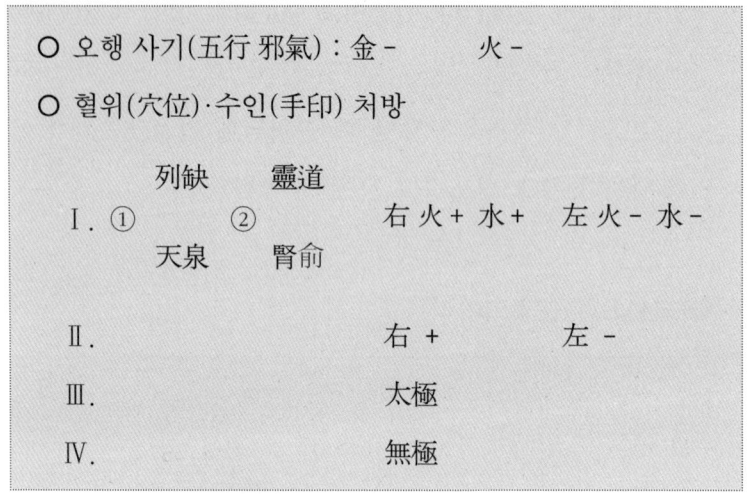

○ 혈위 I (穴位 : 혈자리)

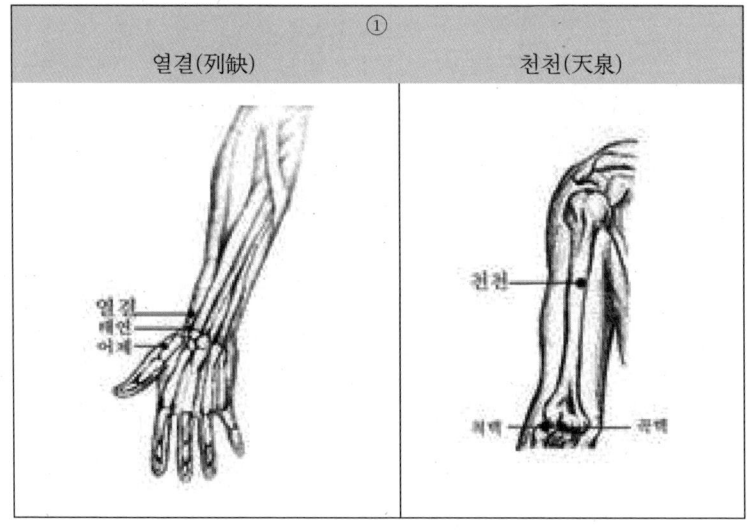

• 열결(列缺) : 엄지손가락 위쪽의 손목에 있는 태연(太淵)의

1.5촌 위쪽 바깥 모서리의 툭 튀어나온 곳이다. 맥박이 뛰는 곳의 바깥쪽 옆이다. 폐경(肺經)에 속함.

- 천천(天泉) : (팔목을 굽혀서 윗 팔을 수평으로 들어 올렸을 때) 겨드랑이 옆 팔뚝 앞쪽에 생기는 가로무늬(주름) 끝에서 아래쪽으로 2촌 거리의 두 근육 사이에 있다. 심포경(心包經)에 속함.

○ 혈위Ⅱ(穴位 : 혈자리)

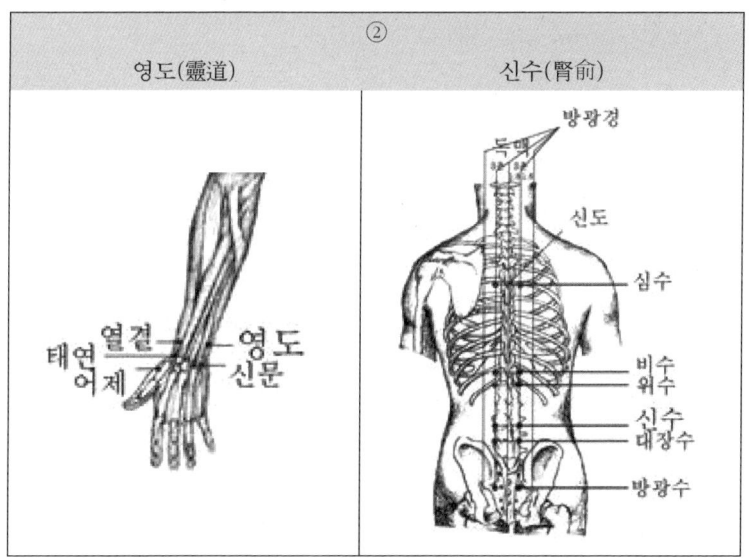

- 영도(靈道) : 신문(神門)으로부터 바로 1.5촌 거리에 있다. 심경(心經)에 속함.
- 신수(腎俞) : 명문(命門 : 제2, 3요추 사이)의 양쪽 1.5촌 거리에 있다. 방광경(膀胱經)에 속함.

89. 피부 획흔증 [皮膚劃痕症][6]

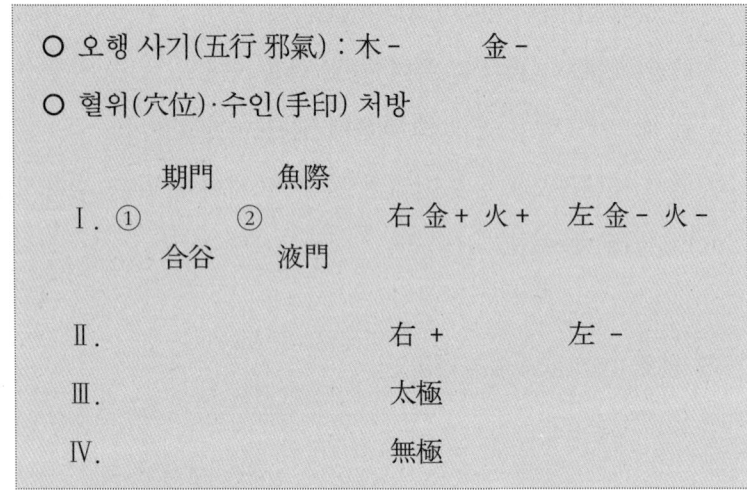

○ 오행 사기(五行 邪氣) : 木 -   金 -
○ 혈위(穴位)·수인(手印) 처방

	期門	魚際		
Ⅰ.	①	②	右 金 + 火 +	左 金 - 火 -
	合谷	液門		
Ⅱ.			右 +	左 -
Ⅲ.			太極	
Ⅳ.			無極	

○ 혈위 Ⅰ (穴位 : 혈자리)

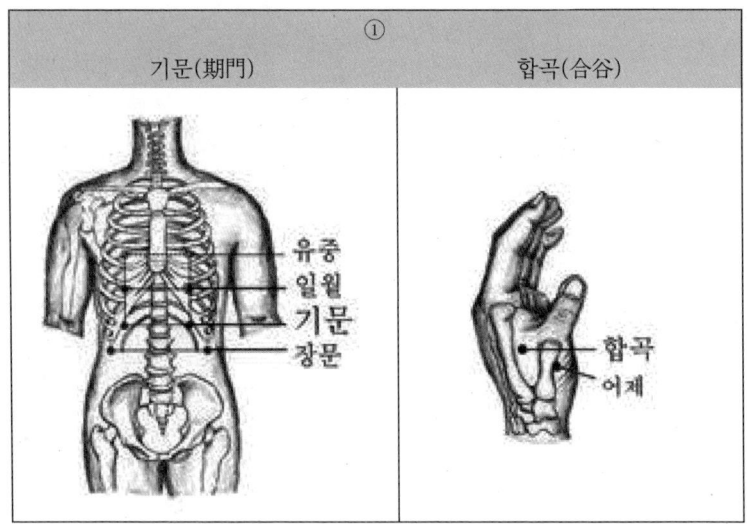

①
기문(期門)   합곡(合谷)

---

6) 인공성담마진이라고 한다. 피부가 긁혔을 때 붉은 선이 선명하게 남은 증상이다.

- 기문(期門) : 유두(乳頭)에서 직선으로 내려가서 제8, 9 갈비뼈 사이에 있다. 간경(肝經)에 속함.
- 합곡(合谷) : 엄지손가락과 검지(집게)손가락이 만나는 곳에서 골을 따라 손등 쪽으로 올라가다 보면 움푹한 곳이 나온다. 여기에서 약간 옆으로 검지(집게)손가락 위쪽의 뼈(제2중수골[中手骨])에 가까운 곳을 눌러 보면 매우 아프다. 이곳이 합곡(合谷)이다. 대장경(大腸經)에 속함.

○ 혈위Ⅱ(穴位 : 혈자리)

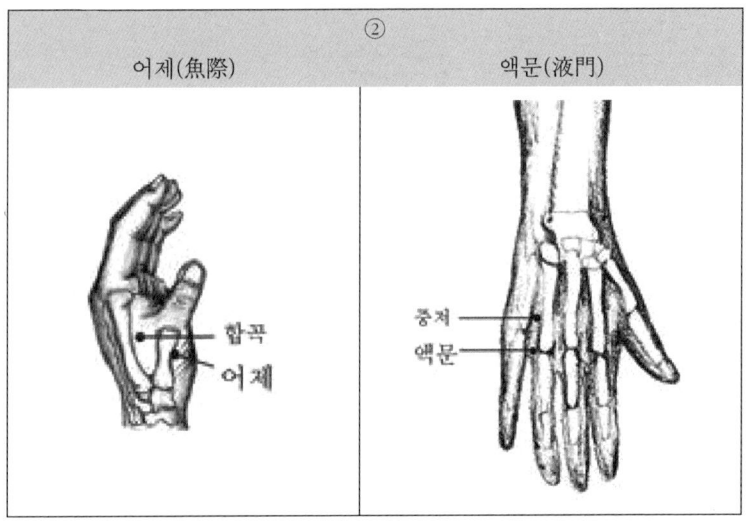

- 어제(魚際) : 눈썹의 한가운데를 눌러보면 푹 들어간다. 이곳이 어제(魚際)이다. 폐경(肺經)에 속함.
- 액문(液門) : 제4, 5 손가락 뿌리 마디 사이에 있다. 삼초경(三焦經)에 속함.

90. 발톱 무좀

○ 오행 사기(五行 邪氣) : 木 -   金 -
○ 혈위(穴位)·수인(手印) 처방

```
        期門    太淵
Ⅰ.  ①      ②           右金＋火＋   左金－火－
    曲池    勞宮

Ⅱ.                      右 ＋        左 －
Ⅲ.                      太極
Ⅳ.                      無極
```

○ 혈위 Ⅰ (穴位 : 혈자리)

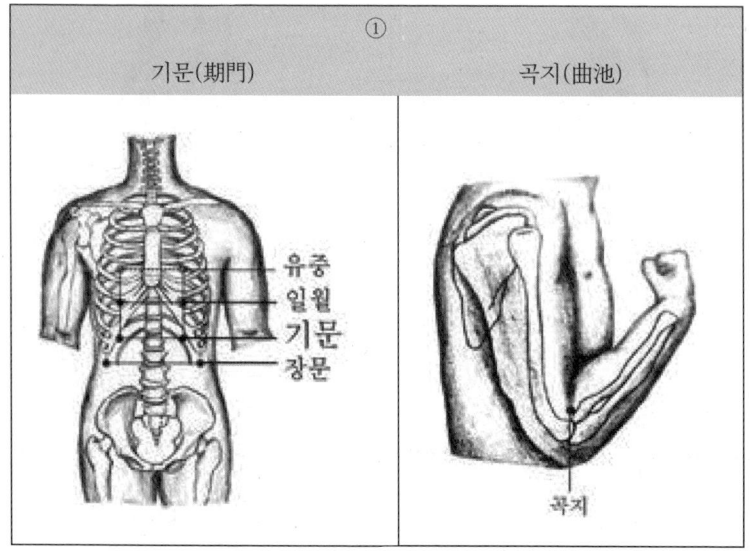
① 기문(期門) / 곡지(曲池)

- 기문(期門) : 유두(乳頭)에서 직선으로 내려가서 제8, 9 갈비뼈 사이에 있다. 간경(肝經)에 속함.
- 곡지(曲池) : 팔꿈치를 구부리고 손바닥을 반대편 젖가슴에 댄 자세에서 팔목에 생기는 가로무늬 바깥쪽의 끝이다. 대장경(大腸經)에 속함.

○ 혈위Ⅱ(穴位 : 혈자리)

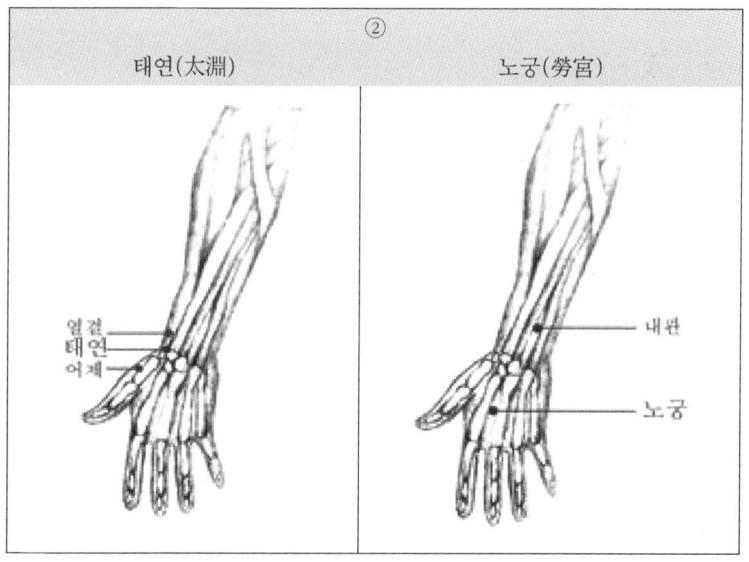

- 태연(太淵) : 엄지손가락 쪽 손목에 툭 튀어나온 뼈가 있는데, 여기에서 팔 쪽으로 조금 위의 오목한 곳에 있다. 맥박이 뛰는 곳 바로 아래이기도 하다. 폐경(肺經)에 속함.
- 노궁(勞宮) : 주먹을 쥐었을 때 손바닥에 가운뎃손가락 끝이 닿는 곳이다. 심포경(心包經)에 속함.

91. 습진 [濕疹]

○ 오행 사기(五行 邪氣) : 金 -   火 -
○ 혈위(穴位)·수인(手印) 처방

```
        列缺    神門
Ⅰ. ①        ②           右 火＋水＋   左 火－水－
        液門    心俞

Ⅱ.                        右 ＋        左 －
Ⅲ.                        太極
Ⅳ.                        無極
```

○ 혈위 Ⅰ(穴位 : 혈자리)

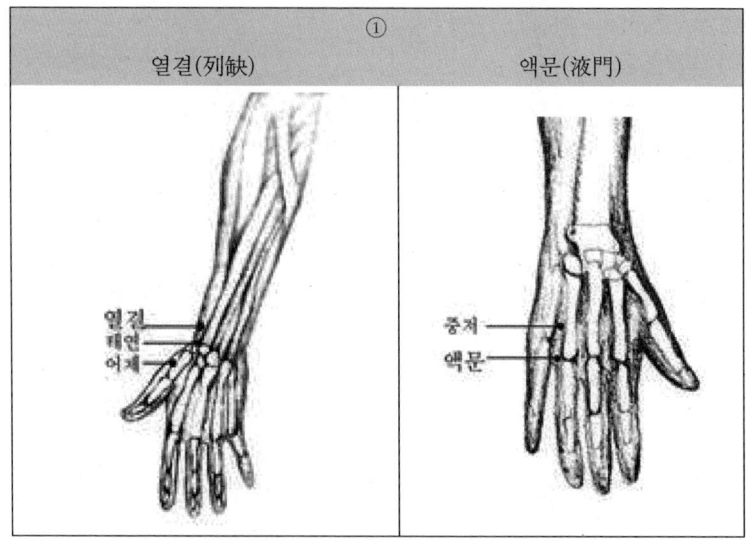

| 열결(列缺) | 액문(液門) |

• 열결(列缺) : 엄지손가락 위쪽의 손목에 있는 태연(太淵)의

1.5촌 위쪽 바깥 모서리의 툭 튀어나온 곳이다. 맥박이 뛰는 곳의 바깥쪽 옆이다. 폐경(肺經)에 속함.

- 액문(液門) : 제4, 5 손가락 뿌리 마디 사이에 있다. 삼초경(三焦經)에 속함.

○ 혈위 Ⅱ(穴位 : 혈자리)

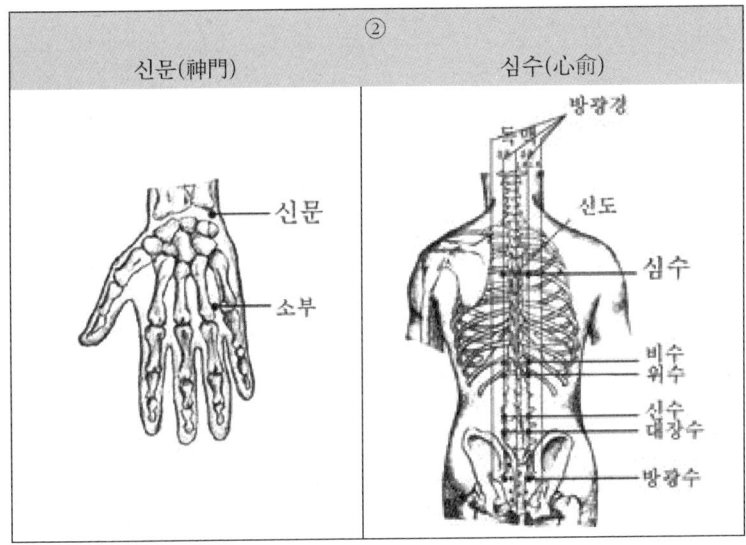

- 신문(神門) : 손바닥을 위로 하였을 때 손목에 생기는 가로무늬의 안쪽(새끼손가락 안쪽 선을 타고 올라가서 만나는 곳)에 있다. 손목에 가로무늬가 두 줄 있는데 위쪽 것에 있다. 심경(心經)에 속함.
- 심수(心兪) : 제5, 6흉추 사이(제5흉추 극돌기 아래)에 독맥(督脈)의 신도(神道)가 있고, 양옆 1.5촌 거리에 심수(心兪)가 있다. 방광경(膀胱經)에 속함.

92. 탈모 [脫髮]

○ 오행 사기(五行 邪氣) : 土 +　　木 +
○ 혈위(穴位)·수인(手印) 처방

	屋翳	腦空		
Ⅰ.	① 太衝	② 膻中	右 木 - 金 -	左 木 + 金 +
Ⅱ.			右 -	左 +
Ⅲ.			太極	
Ⅳ.			無極	

○ 혈위 Ⅰ(穴位 : 혈자리)

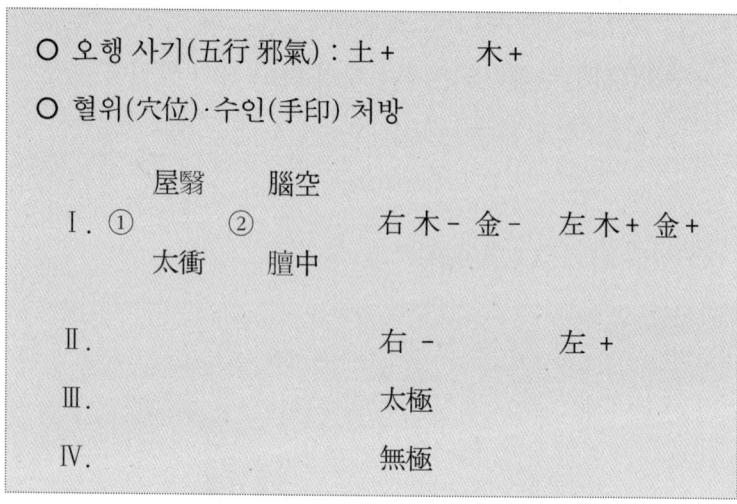

①
옥예(屋翳)　　　　　　　태충(太衝)

• 옥예(屋翳) : 임맥(任脈)의 전중(膻中) 3.2촌 위에 자궁(紫宮)이 있고, 자궁(紫宮)의 양옆 4촌 거리에 있다. 유두(乳

頭 : 젖꼭지)의 곧장 위 방향으로 제2, 3 갈비뼈 사이에 있다. 위경(胃經)에 속함.

- 태충(太衝) : 엄지발가락과 검지(집게)발가락이 만나는 곳에서 발등 쪽으로 1.5~2촌 거리에 있다. 손가락 끝으로 지그시 눌러 보면 맥박이 느껴지고 약간 아프다. 간경(肝經)에 속함.

○ 혈위Ⅱ(穴位 : 혈자리)

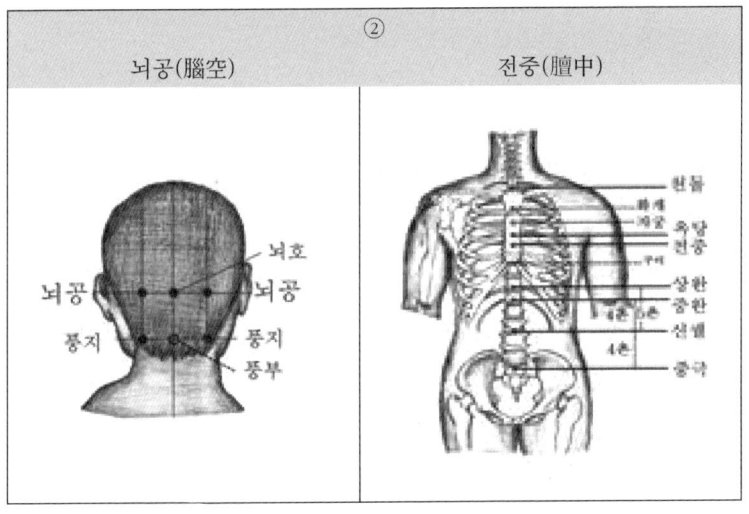

- 뇌공(腦空) : 뇌호(腦戶)와 수평으로 양옆이며, 풍지(風池)의 바로 위 1.5촌 거리에 있다. 담경(膽經)에 속함.
- 전중(膻中) : 양쪽 유두(젖꼭지)를 연결한 선과 가슴의 정중선이 만나는 곳이다. 즉, 제4, 5흉골 사이다. 임맥(任脈)에 속함.

93. 백발 [白髮]

○ 오행 사기(五行 邪氣) : 木 -   金 -
○ 혈위(穴位)·수인(手印) 처방

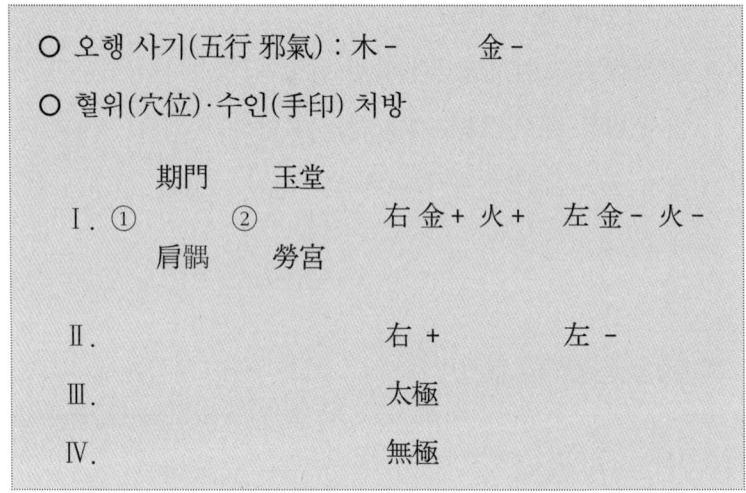

○ 혈위 I (穴位 : 혈자리)

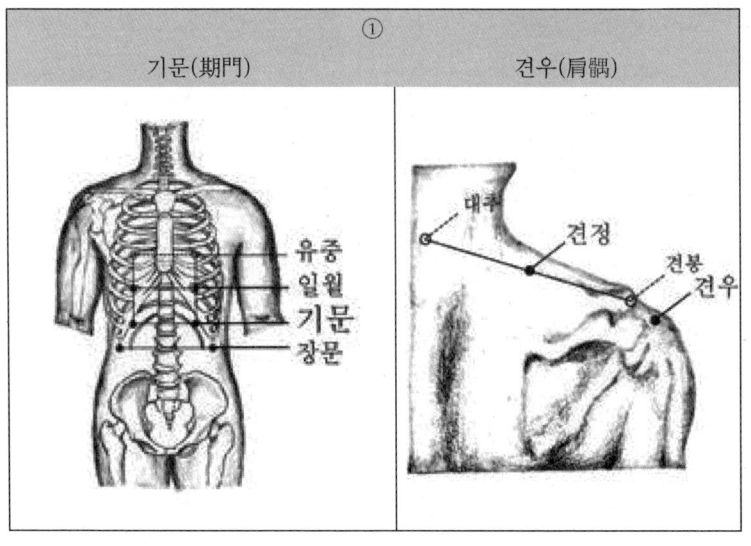

• 기문(期門) : 유두(乳頭)에서 직선으로 내려가서 제8, 9 갈

비뼈 사이에 있다. 간경(肝經)에 속함.

- 견우(肩髃) : 어깨뼈 끝과 윗 팔뚝 끝이 만나는 선상에 있다. 팔을 수평으로 들어 올리고 팔목을 구부린 채로 두 뼈 끝 사이를 만져보면 앞쪽에 우묵한 곳이 생기는데 이곳이 견우(肩髃)이다. 삼각근(三角筋) 상부(上部)의 가운데이다. 대장경(大腸經)에 속함.

○ 혈위Ⅱ(穴位 : 혈자리)

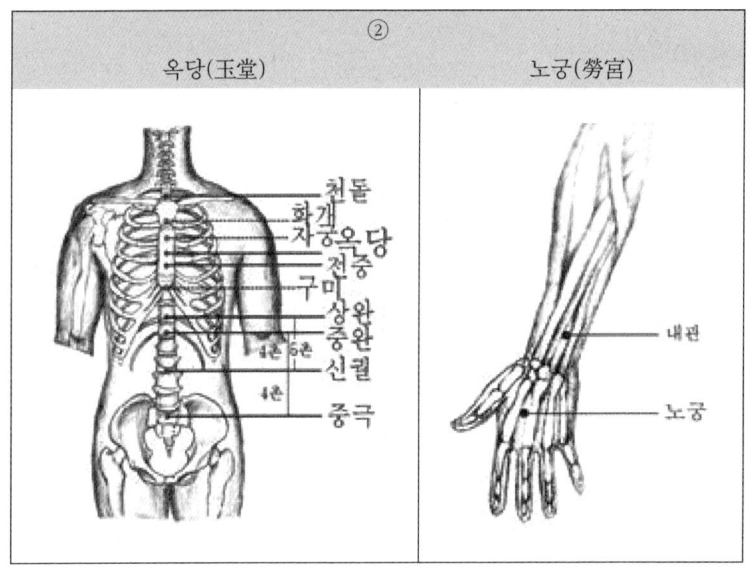

- 옥당(玉堂) : 전중(膻中) 바로 위 1.6촌 거리에 있다. 제3, 4 흉골 사이이다. 임맥(任脈)에 속함.
- 노궁(勞宮) : 주먹을 쥐었을 때 손바닥에 가운뎃손가락 끝이 닿는 곳이다. 심포경(心包經)에 속함.

94. 얼굴 살빼기 [面部肥滿]

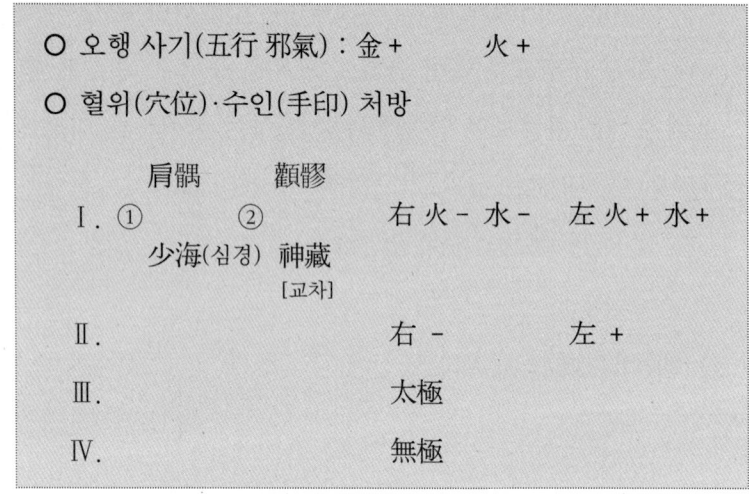

○ 오행 사기(五行 邪氣) : 金+　　火+
○ 혈위(穴位)·수인(手印) 처방

	肩髃	顴髎	
Ⅰ.	①	②	右火-水-　左火+水+
	少海(심경)	神藏	
		[교차]	
Ⅱ.			右-　　左+
Ⅲ.		太極	
Ⅳ.		無極	

○ 혈위 Ⅰ(穴位 : 혈자리)

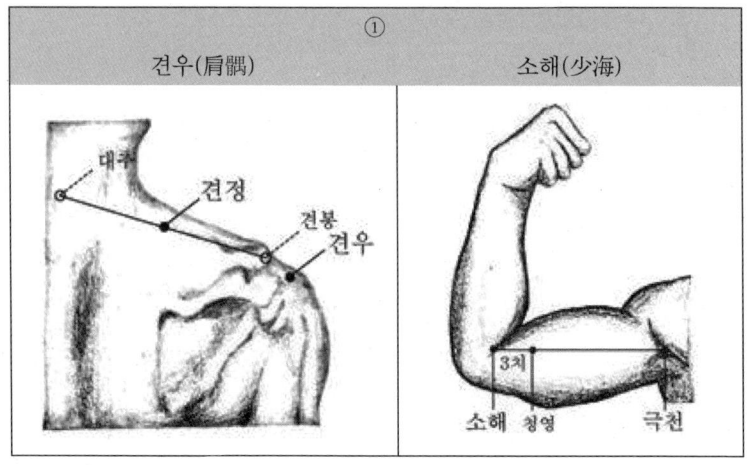

① 견우(肩髃)　　　소해(少海)

• 견우(肩髃) : 어깨뼈 끝과 윗 팔뚝 끝이 만나는 선상에 있다. 팔을 수평으로 들어 올리고 팔목을 구부린 채로 두 뼈 끝 사이를 만져보면 앞쪽에 우묵한 곳이 생기는데 이곳이

견우(肩髃)이다. 삼각근(三角筋) 상부(上部)의 가운데이
다. 대장경(大腸經)에 속함.
- 소해(少海) : 팔을 굽혔을 때 생기는 팔목 가로무늬의 안쪽
끝에 있다. 튀어나온 뼈의 안쪽에 생기는 우묵한 곳이다.
심경(心經)에 속함.

○ 혈위Ⅱ(穴位 : 혈자리)

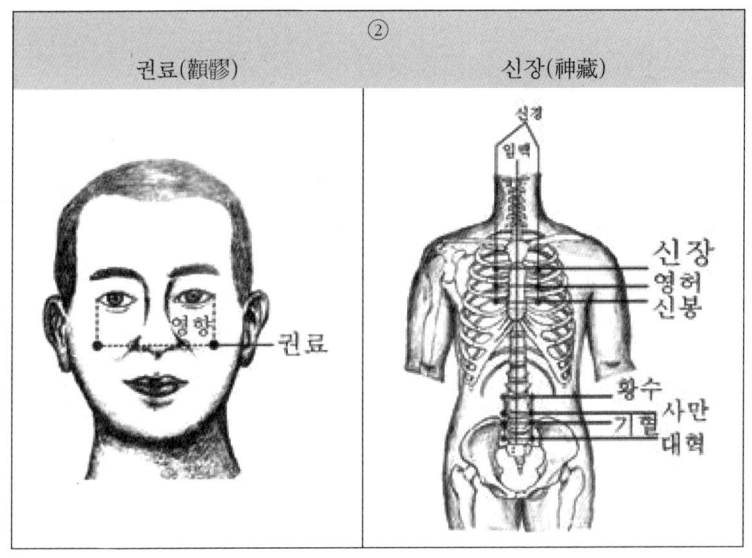

- 권료(顴髎) : 영향(迎香) 양옆 수평선과 눈 바깥쪽 가장자
리 아래로 똑바로 연결한 선이 만나는 곳이다. 광대뼈 아래
선에 있다. 소장경(小腸經)에 속함.
- 신장(神藏) : 흉골(胸骨) 정중선 양쪽 2촌 거리의 제2, 3 갈
비뼈 사이에 있다. 임맥(任脈)에 속하는 자궁(紫宮)의 양옆
이다. 신경(腎經)에 속함.

95. 복부 비만 [腹部肥滿]

○ 오행 사기(五行 邪氣) : 水 -   土 -

○ 혈위(穴位)·수인(手印) 처방

```
         肓俞    腹結
Ⅰ.  ①        ②           右土+ 木+   左土- 木-
         乳中    腦空
                 [교차]
Ⅱ.                         右 +        左 -
Ⅲ.                         太極
Ⅳ.                         無極
```

○ 혈위 Ⅰ (穴位 : 혈자리)

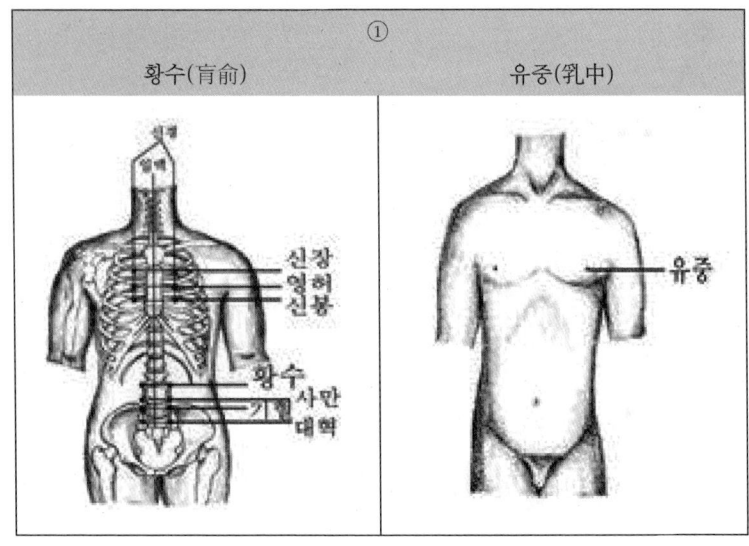

- 황수(肓俞) : 배꼽 양옆 1촌 거리에 있다. 위경(腎經)에 속함.
- 유중(乳中) : 유두(乳頭 : 젖꼭지를 가리킴)의 중앙점이다. 전중(膻中)으로부터 양옆 4촌 거리에 있다. 위경(胃經)에 속함.

○ 혈위Ⅱ(穴位 : 혈자리)

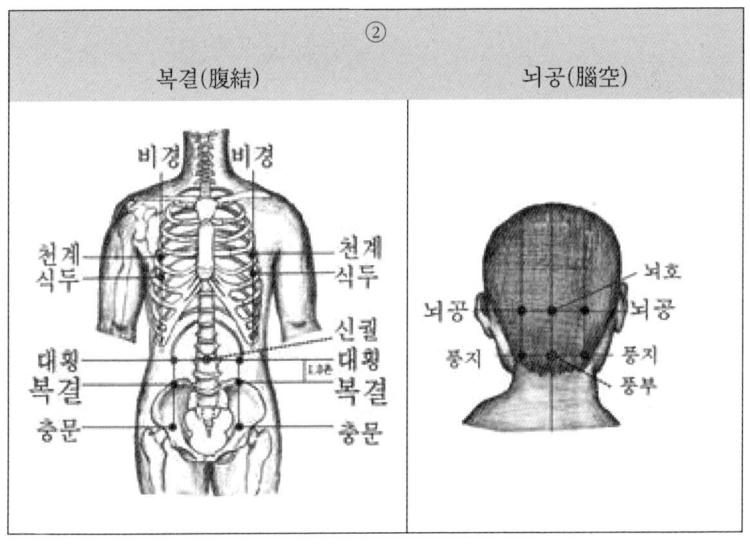

- 복결(腹結) : 대횡(大橫)의 바로 아래 1.3촌 거리에 있다. 비경(脾經)에 속함.
- 뇌공(腦空) : 뇌호(腦戶)와 수평으로 양옆이며, 풍지(風池)의 바로 위 1.5촌 거리에 있다. 담경(膽經)에 속함.

96 하체 비만 [下肢肥滿]

○ 오행 사기(五行 邪氣) : 土 +　　水 +

○ 혈위(穴位)·수인(手印) 처방

```
         滑肉門    脾俞
Ⅰ.  ①         ②         右 木 - 土 -   左 木 + 土 +
         章門    大包

Ⅱ.                      右 -           左 +
Ⅲ.                      太極
Ⅳ.                      無極
```

○ 혈위 Ⅰ (穴位 : 혈자리)

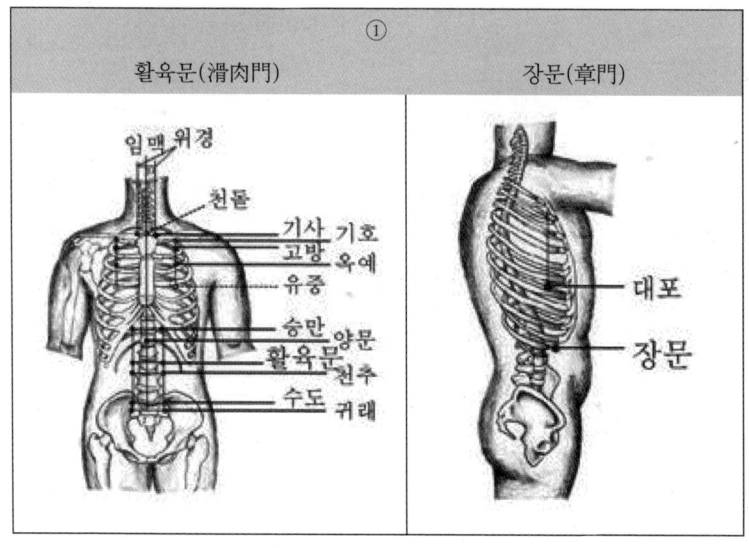

- 활육문(滑肉門) : 임맥(任脈)에 속하는 수분(水分) 옆 2촌 거리에 있다. 위경(胃經)에 속함.
- 장문(章門) : 제11늑골(갈비뼈)의 끝에 있다. 간경(肝經))에 속함.

O 혈위Ⅱ(穴位 : 혈자리)

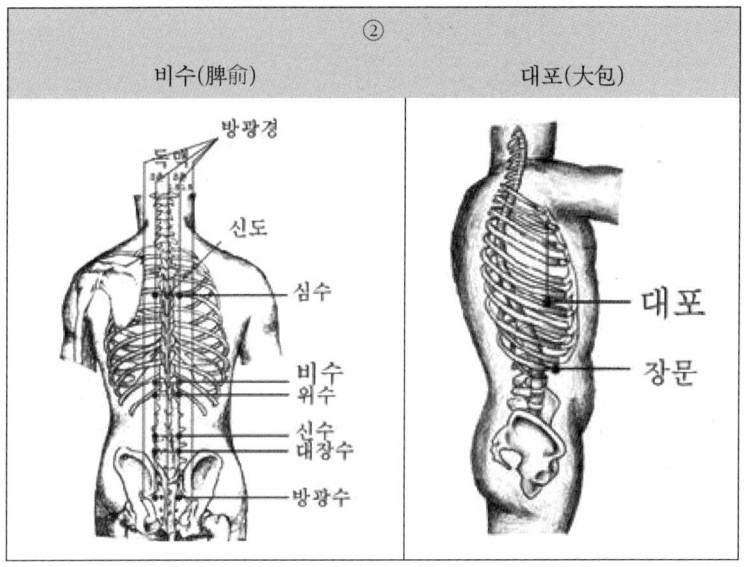

- 비수(脾俞) : 제11, 12흉추 사이(제11흉추 극돌기 아래)에 척중(脊中)이 있고 척중(脊中)의 양옆 1.5촌 거리에 있다. 방광경(膀胱經)에 속함.
- 대포(大包) : 겨드랑이 한가운데서 직선으로 6촌 아래쪽 제 6, 7 갈비뼈 사이에 있다. 비경(脾經)에 속함.

97. 전신 살빼기 [全身減肥]

○ 오행 사기(五行 邪氣) : 土 -   水 -
○ 혈위(穴位)·수인(手印) 처방

	食竇	肓俞		
I.	①	②	右 木 + 土 +	左 木 - 土 -
	腦空	承滿		
	[교차]			
II.			右 +	左 -
III.			太極	
IV.			無極	

○ 혈위 I (穴位 : 혈자리)

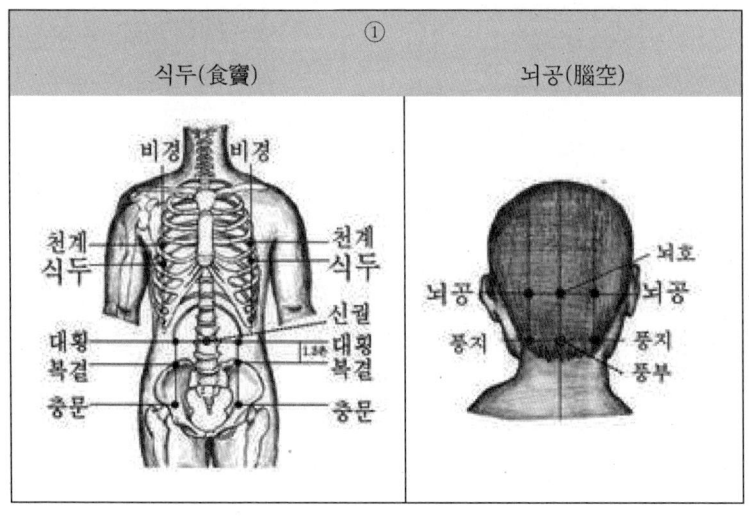

① 식두(食竇) / 뇌공(腦空)

• 식두(食竇) : 임맥(任脈) 양옆으로 6촌 거리이며 제5, 6갈

비뼈 사이에 있다. 여기에서의 좌우 거리는 유두(乳頭)와 임맥(任脈) 간의 거리를 4촌으로 삼는다. 유두에서 2촌 밖이니 여기에서 다시 바깥쪽으로 그 절반인 2촌을 더 나간 거리이다. 비경(脾經)에 속함.

• 뇌공(腦空) : 뇌호(腦戶)와 수평으로 양옆이며, 풍지(風池)의 바로 위 1.5촌 거리에 있다. 담경(膽經)에 속함.

○ 혈위Ⅱ(穴位 : 혈자리)

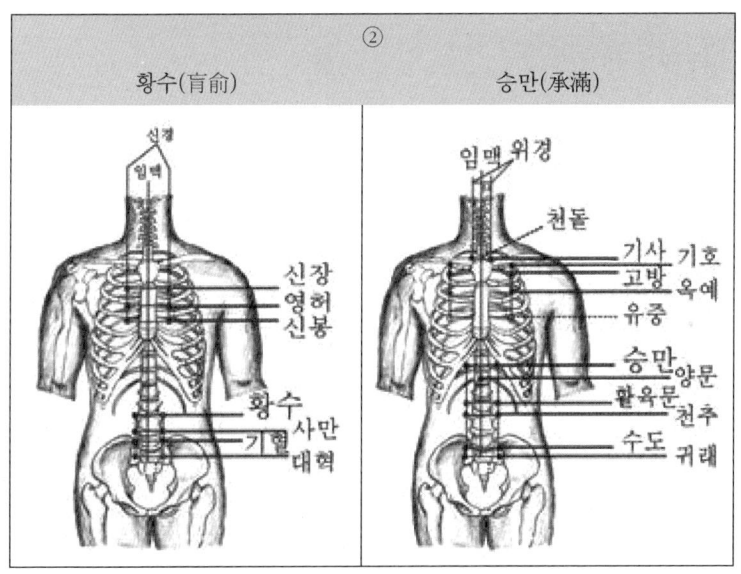

• 황수(肓俞) : 배꼽 양옆 1촌 거리에 있다. 위경(腎經)에 속함.

• 승만(承滿) : 배꼽 위로 5촌 거리에 상완(上脘)이 있고, 이 상완(上脘) 양옆으로 2촌 거리에 있다. 위경(胃經)에 속함.

98. 얼굴 살찌우기 [面部增肥]

○ 오행 사기(五行 邪氣) : 木 -   土 -
○ 혈위(穴位)·수인(手印) 처방

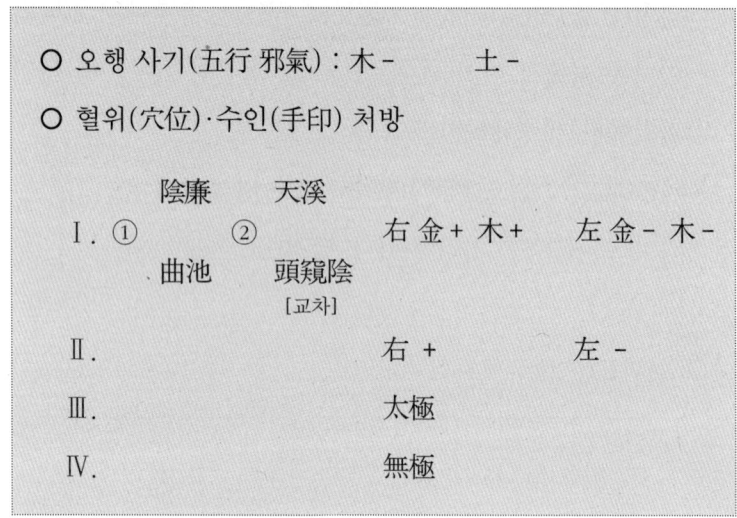

○ 혈위 I (穴位 : 혈자리)

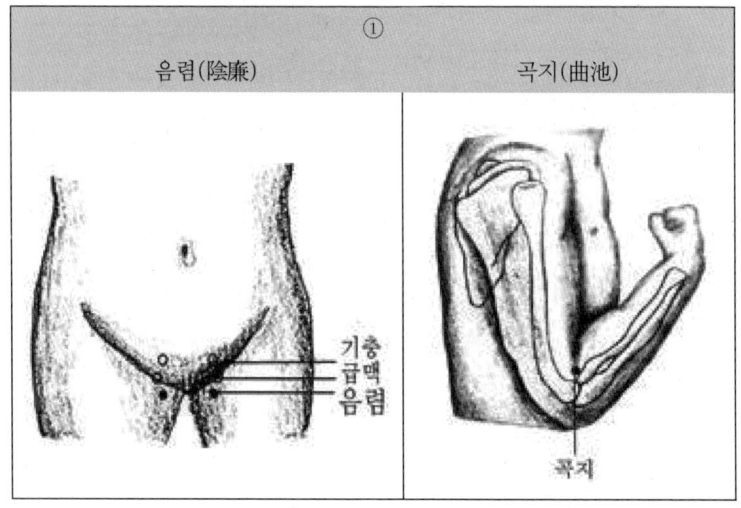

• 음렴(陰廉) : (앉은 자세에서) 기충(氣衝)의 바로 아래 2촌

거리에 있다. 사타구니 바로 아래의 대퇴부(넓적다리)에 있다. 간경(肝經)에 속함.

- 곡지(曲池) : 팔꿈치를 구부리고 손바닥을 반대편 젖가슴에 댄 자세에서 팔목에 생기는 가로무늬 바깥쪽의 끝이다. 대장경(大腸經)에 속함.

○ 혈위 Ⅱ(穴位 : 혈자리)

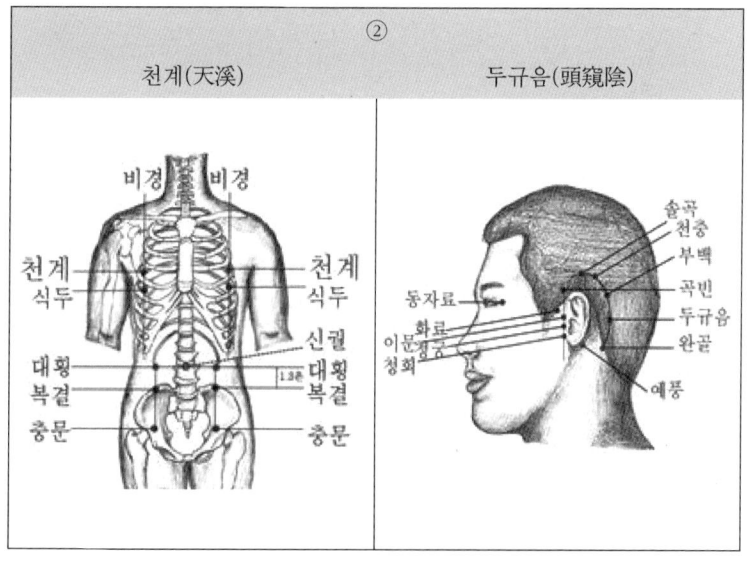

- 천계(天溪) : 유두(乳頭 : 젖꼭지)에서 바깥쪽 양옆으로 2촌 거리에 있다. 제4, 5 갈비뼈 사이이다. 비경(脾經)에 속함.

- 두규음(頭竅陰) : 부백(浮白) 밑으로 1촌 거리에 있다. 완골(完骨)의 0.7촌 위이다. 귀 뒤쪽의 툭 튀어나온 뼈 바로 뒤에 있다.

99. 전신 살찌우기 [全身增肥]

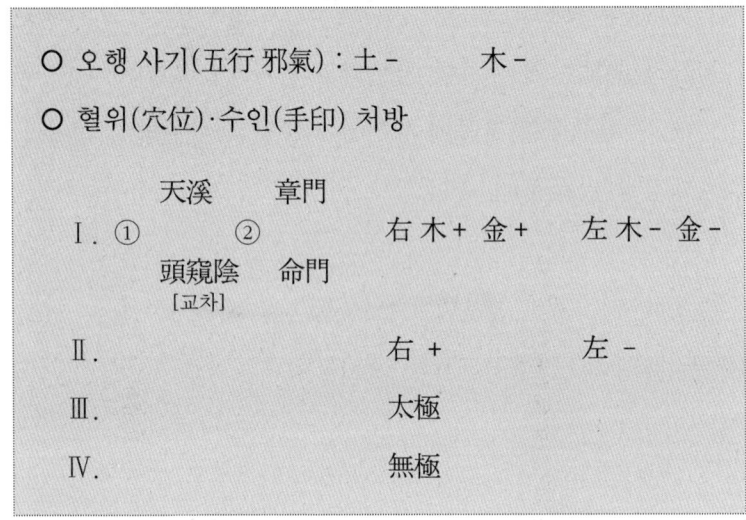

○ 오행 사기(五行 邪氣) : 土 -   木 -
○ 혈위(穴位)·수인(手印) 처방

Ⅰ. ① 天溪 ② 章門		右 木 + 金 +	左 木 - 金 -
頭窺陰 命門 [교차]			
Ⅱ.		右 +	左 -
Ⅲ.		太極	
Ⅳ.		無極	

○ 혈위 Ⅰ (穴位 : 혈자리)

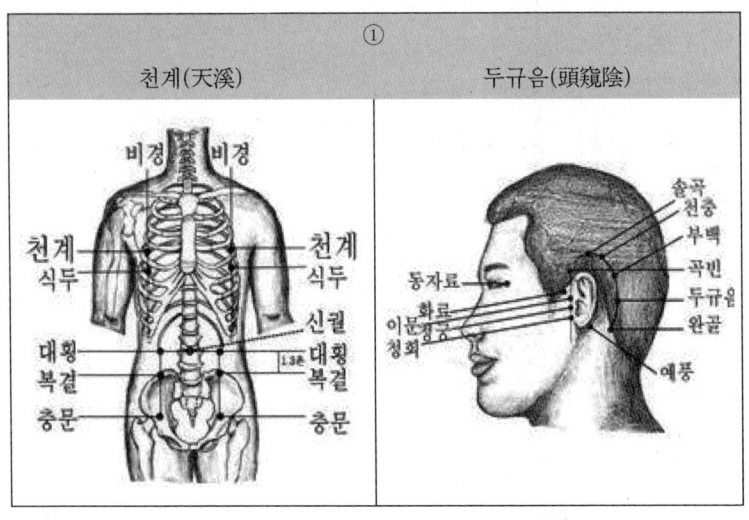

① 천계(天溪) 두규음(頭窺陰)

• 천계(天溪) : 유두(乳頭 : 젖꼭지)에서 바깥쪽 양옆으로

2촌 거리에 있다. 제4, 5 갈비뼈 사이이다. 비경(脾經)에 속함.

• 두규음(頭竅陰) : 부백(浮白) 밑으로 1촌 거리에 있다. 완골(完骨)의 0.7촌 위이다. 귀 뒤쪽의 툭 튀어나온 뼈 바로 뒤에 있다.

○ 혈위Ⅱ(穴位 : 혈자리)

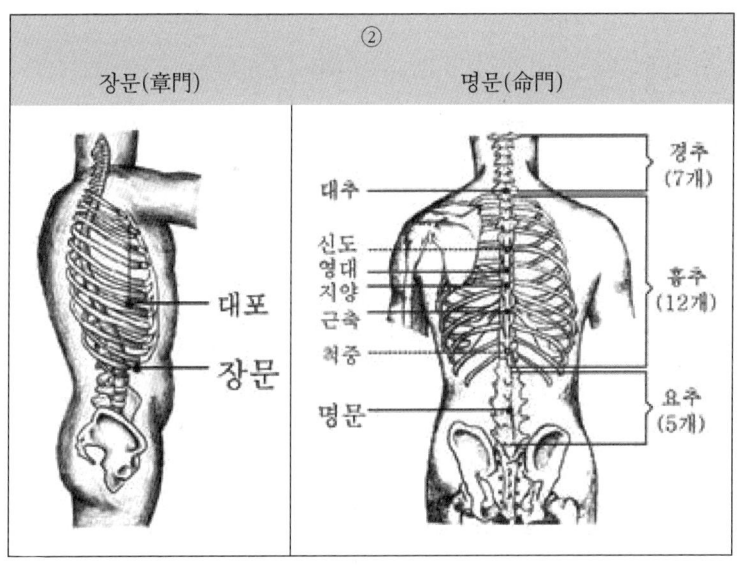

• 장문(章門) : 제11늑골(갈비뼈)의 끝에 있다. 간경(肝經))에 속함.

• 명문(命門) : 제2요추 극돌기 아래, 즉 2, 3요추 사이이다. 배꼽 맞은편에 해당하는 등 쪽의 혈(穴)이다. 독맥(督脈)에 속함.

100. 하체 살찌우기 [下肢增肥]

○ 오행 사기(五行 邪氣) : 水 +　　土 +
○ 혈위(穴位)·수인(手印) 처방

```
         大腸俞　天樞
Ⅰ.  ①        ②           右 土 - 木 -    左 土 + 木 +
         大橫　太衝

Ⅱ.                         右 -           左 +
Ⅲ.              太極
Ⅳ.              無極
```

○ 혈위 Ⅰ (穴位 : 혈자리)

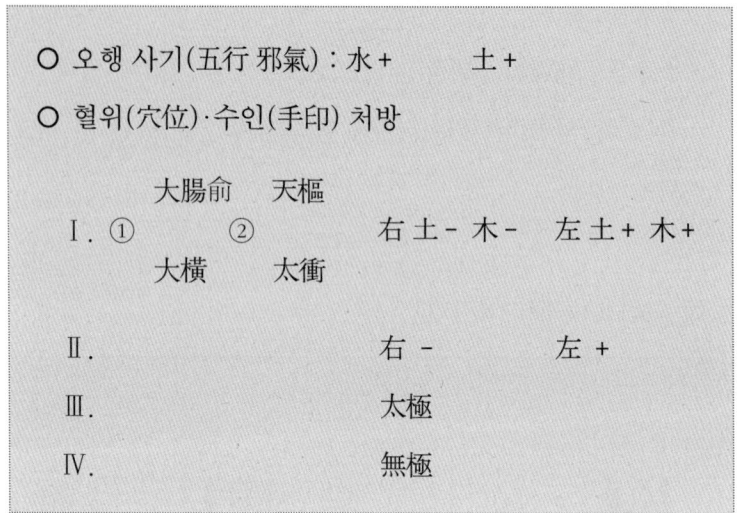

• 대장수(大腸俞) : 제4, 5요추 사이(제4요추 극돌기 아래)에

요양관(腰陽關)이 있고 그 양옆 1.5촌 거리에 대장수(大腸俞)가 있다. 방광경(膀胱經)에 속함.

※ 제4요추 극돌기 아래의 요양관(腰陽關)은 장골(腸骨)의 윗선과 수평을 이룬다.

- 대횡(大橫) : 배꼽 양옆 4촌 거리에 있다. 비경(脾經)에 속함.

○ 혈위 Ⅱ(穴位 : 혈자리)

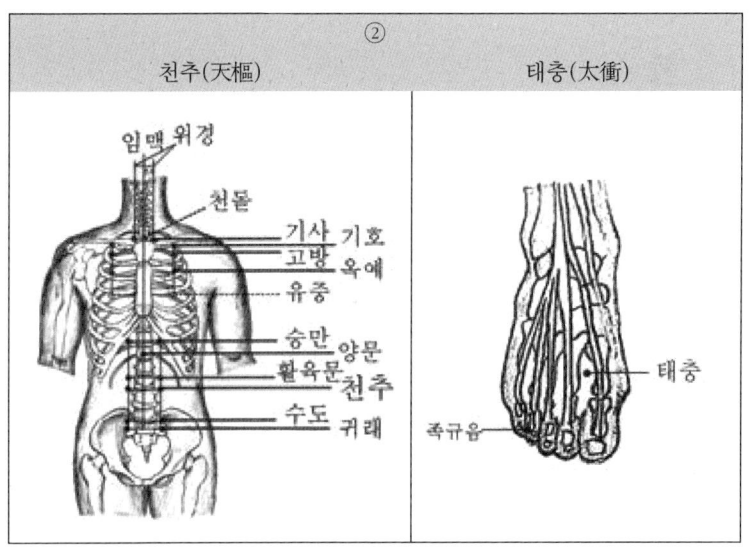

- 천추(天樞) : 배꼽 양쪽 2촌 거리에 있다. 위경(胃經)에 속함.
- 태충(太衝) : 엄지발가락과 검지(집게)발가락이 만나는 곳에서 발등 쪽으로 1.5~2촌 거리에 있다. 손가락 끝으로 지그시 눌러 보면 맥박이 느껴지고 약간 아프다. 간경(肝經)에 속함.

101. 주름 제거(피부 탄력회복) [祛皺紋(回復皮膚彈性)][7]

○ 오행 사기(五行 邪氣) : 金 -   木 -

○ 혈위(穴位)·수인(手印) 처방

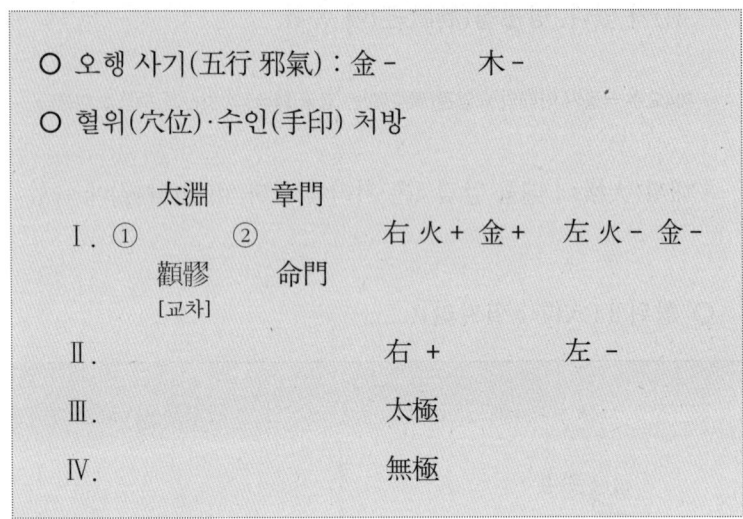

○ 穴位 I (혈위: 혈자리)

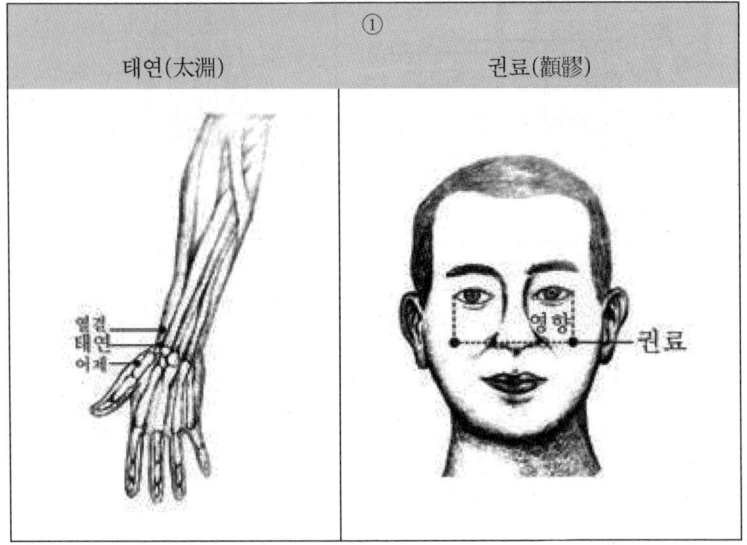

―――――――
7) 회음혈(會陰穴)에 금+(金+) 사기(邪氣)가 있으면 빨리 노화가 온다.

- 태연(太淵) : 엄지손가락 쪽 손목에 툭 튀어나온 뼈가 있는데, 여기에서 팔 쪽으로 조금 위의 오목한 곳에 있다. 맥박이 뛰는 곳 바로 아래이기도 하다. 폐경(肺經)에 속함.
- 권료(顴髎) : 영향(迎香) 양옆 수평선과 눈 바깥쪽 가장자리 아래로 똑바로 연결한 선이 만나는 곳이다. 광대뼈 아래선에 있다. 소장경(小腸經)에 속함.

○ 穴位Ⅱ (혈위: 혈자리)

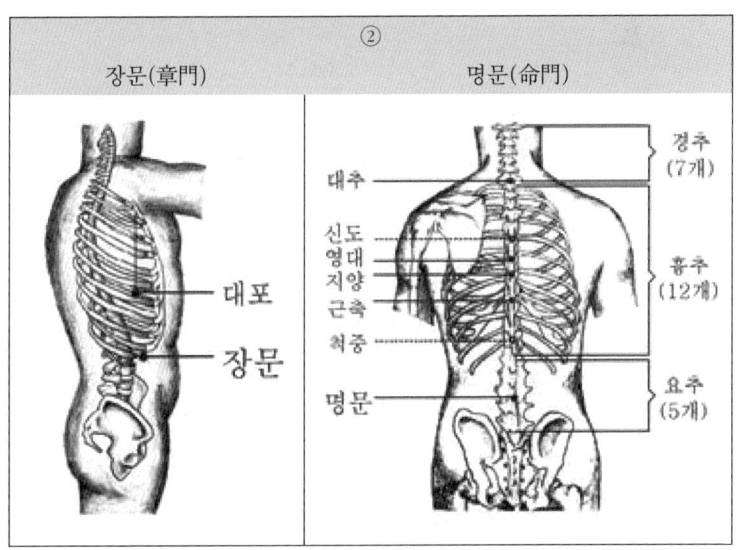

- 장문(章門) : 제11늑골(갈비뼈)의 끝에 있다. 간경(肝經))에 속함.
- 명문(命門) : 제2요추 극돌기 아래, 즉 2, 3요추 사이이다. 배꼽 맞은편에 해당하는 등 쪽의 혈(穴)이다. 독맥(督脈)에 속함.

102. 복부 냉증 I [腹部冷症 I]

○ 오행 사기(五行 邪氣) : 土 +   木 +
○ 혈위(穴位)·수인(手印) 처방

```
         天樞    日月
 I. ①         ②         右 木 - 金 -    左 木 + 金 +
         太衝    中極

 II.                    右 -           左 +
 III.                   太極
 IV.                    無極
```

○ 혈위 I (穴位 : 혈자리)

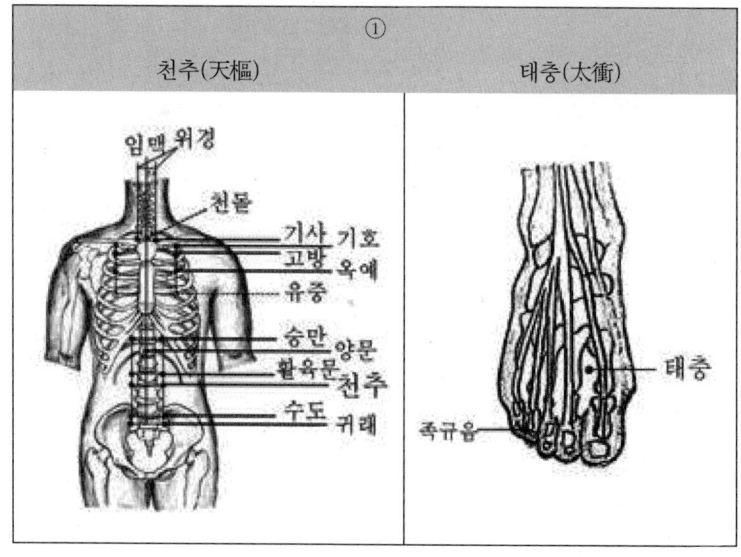

① 천추(天樞)   태충(太衝)

- 천추(天樞) : 배꼽 양쪽 2촌 거리에 있다. 위경(胃經)에 속함.
- 태충(太衝) : 엄지발가락과 검지(집게)발가락이 만나는 곳에서 발등 쪽으로 1.5~2촌 거리에 있다. 손가락 끝으로 지그시 눌러 보면 맥박이 느껴지고 약간 아프다. 간경(肝經)에 속함.

○ 혈위Ⅱ(穴位 : 혈자리)

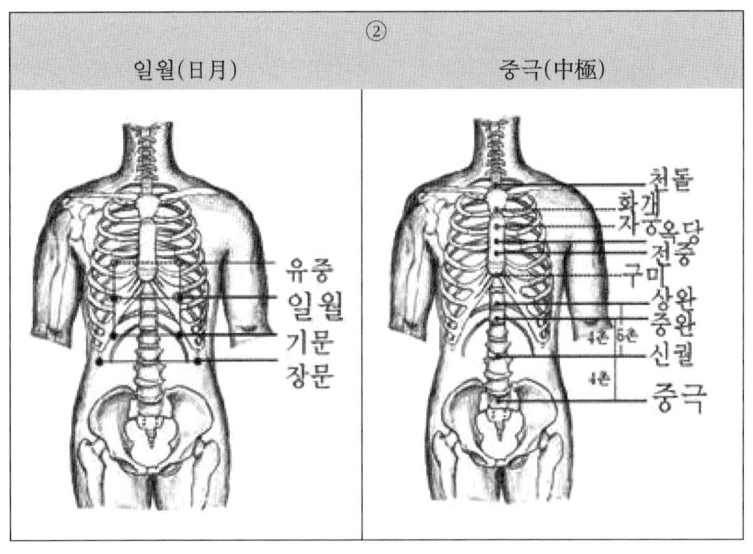

- 일월(日月) : 유두(乳頭)에서 곧게 아래로 6, 7늑골(갈비뼈) 사이에 있다. 담경(膽經)에 속함.
- 중극(中極) : 배꼽 아래 4촌 거리에 있다. 곡골(曲骨) 위 1촌 거리이다. 임맥(任脈)에 속함.

103. 복부 냉증 Ⅱ [腹部冷症Ⅱ]

○ 오행 사기(五行 邪氣) : 金 -   木 -
○ 혈위(穴位)·수인(手印) 처방

```
            神厥     章門
 Ⅰ.  ①      ②              右 火 + 金 +    左 火 - 金 -
       勞宮     曲池

 Ⅱ.                            右 +           左 -
 Ⅲ.                            太極
 Ⅳ.                            無極
```

○ 혈위 Ⅰ(穴位 : 혈자리)

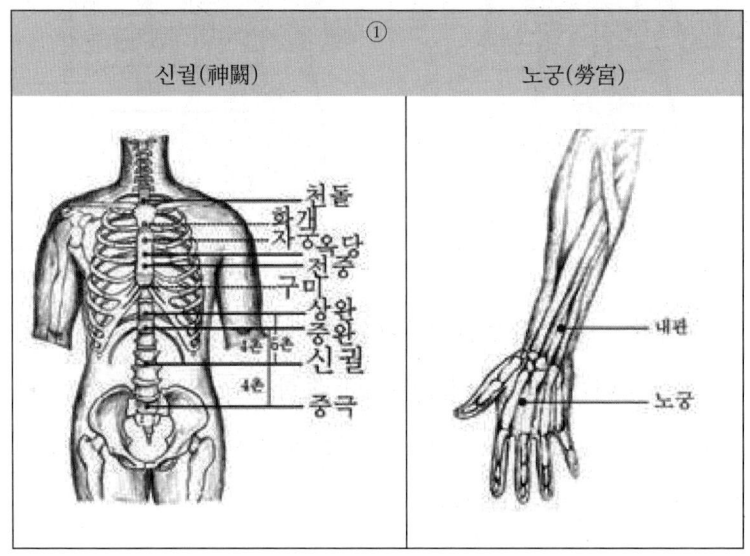

- 신궐(神闕) : 배꼽 한가운데이다. 제중(臍中)이라고도 한다. 임맥(任脈)에 속함.
- 노궁(勞宮) : 주먹을 쥐었을 때 손바닥에 가운뎃손가락 끝이 닿는 곳이다. 심포경(心包經)에 속함.

○ 혈위Ⅱ(穴位 : 혈자리)

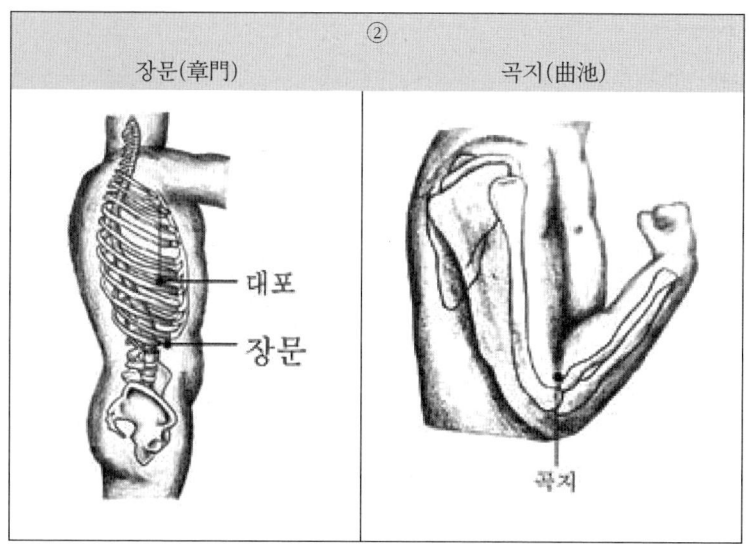

- 장문(章門) : 제11늑골(갈비뼈)의 끝에 있다. 간경(肝經))에 속함.
- 곡지(曲池) : 팔꿈치를 구부리고 손바닥을 반대편 젖가슴에 댄 자세에서 팔목에 생기는 가로무늬 바깥쪽의 끝이다. 대장경(大腸經)에 속함.

104. 복부 냉증Ⅲ [腹部冷症Ⅲ]

○ 오행 사기(五行 邪氣) : 水 -   土 -

○ 혈위(穴位)·수인(手印) 처방

	肓俞	腹結		
Ⅰ.	①	②	右 土+ 木+	左 土- 木-
	庫房	肩井		
Ⅱ.			右 +	左 -
Ⅲ.			太極	
Ⅳ.			無極	

○ 혈위Ⅰ(穴位 : 혈자리)

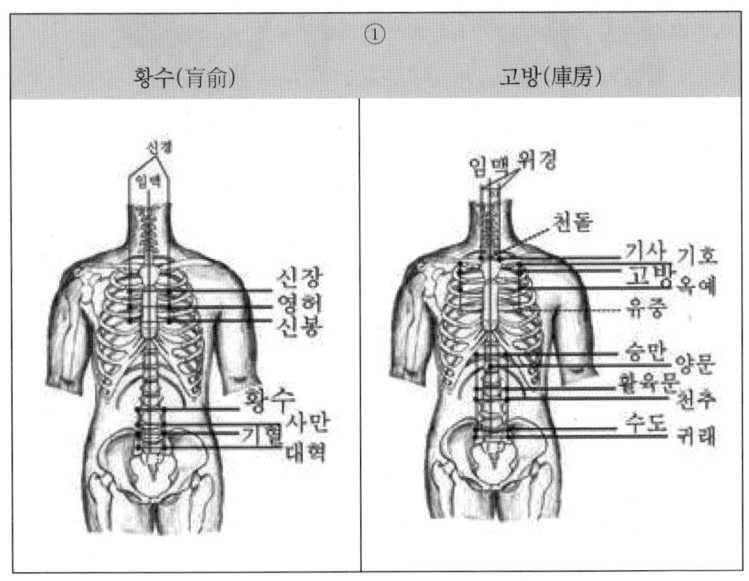

①
황수(肓俞)   고방(庫房)

- 황수(肓兪) : 배꼽 양옆 1촌 거리에 있다. 위경(腎經)에 속함.
- 고방(庫房) : 유두(乳頭)에서 직선으로 위쪽의 제1, 2 갈비뼈 사이에 있다. 유두(乳頭)의 중앙인 乳中穴이 제4, 5 갈비뼈 사이에 있음을 참고하면 좋다. 위경(胃經)에 속함.

○ 혈위Ⅱ(穴位 : 혈자리)

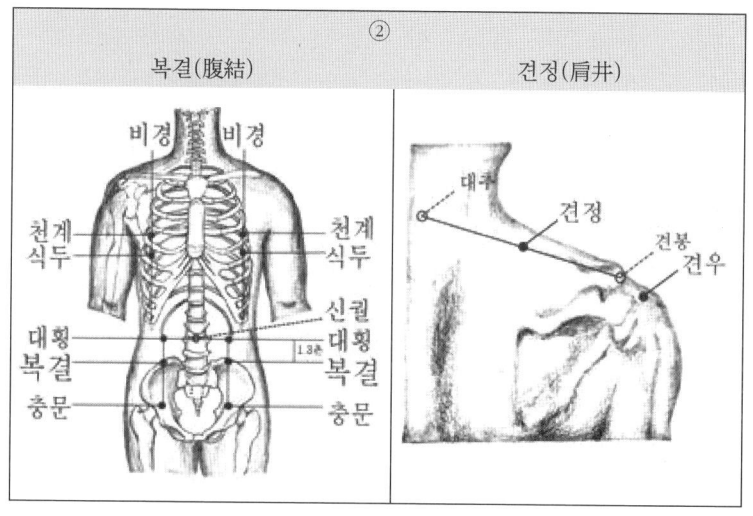

- 복결(腹結) : 대횡(大橫)의 바로 아래 1.3촌 거리에 있다. 비경(脾經)에 속함.
- 견정(肩井) : 어깨에서 제일 높은 곳에 있다. 독맥(督脈)에 속해 있는 대추(大椎 : 제7경추 극돌기 아래, 즉 제7경추와 제1흉추 사이에 있음)와 어깨 끝(견봉[肩峰]) 사이의 중간 지점에 있다. 가슴에 있는 유두(乳頭)에서 직선으로 올라갔을 때 어깨선과 만나는 지점이다. 담경(膽經)에 속함.

105. 손 냉증 I [手冷症 I]

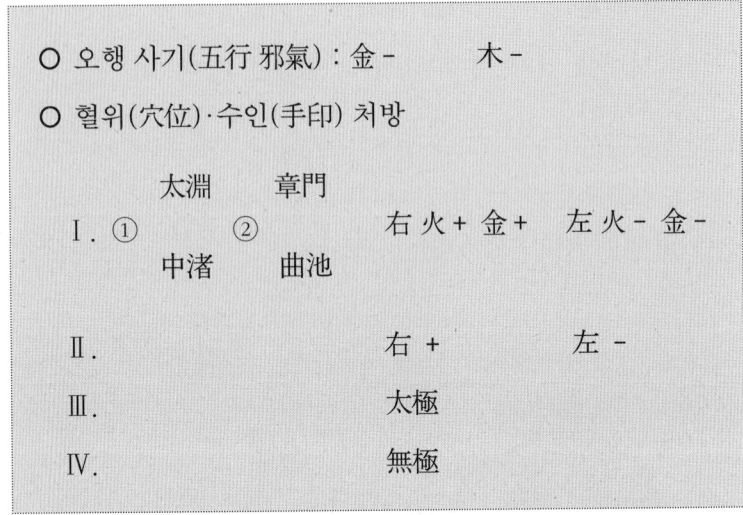

○ 혈위 I (穴位 : 혈자리)

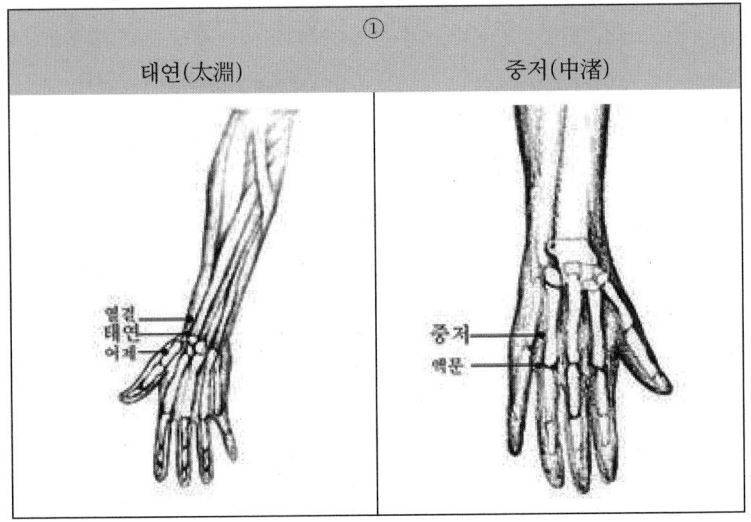

- 태연(太淵) : 엄지손가락 쪽 손목에 툭 튀어나온 뼈가 있는

데, 여기에서 팔 쪽으로 조금 위의 오목한 곳에 있다. 맥박이 뛰는 곳 바로 아래이기도 하다. 폐경(肺經)에 속함.
- 중저(中渚) : 주먹을 쥐었을 때, 제4, 5 손가락 뿌리 마디 사이에 액문(液門)이 있고, 액문(液門)의 바로 뒤(위)인 손등의 우묵한 곳에 있다. 삼초경(三焦經)에 속함.

○ 혈위Ⅱ(穴位 : 혈자리)

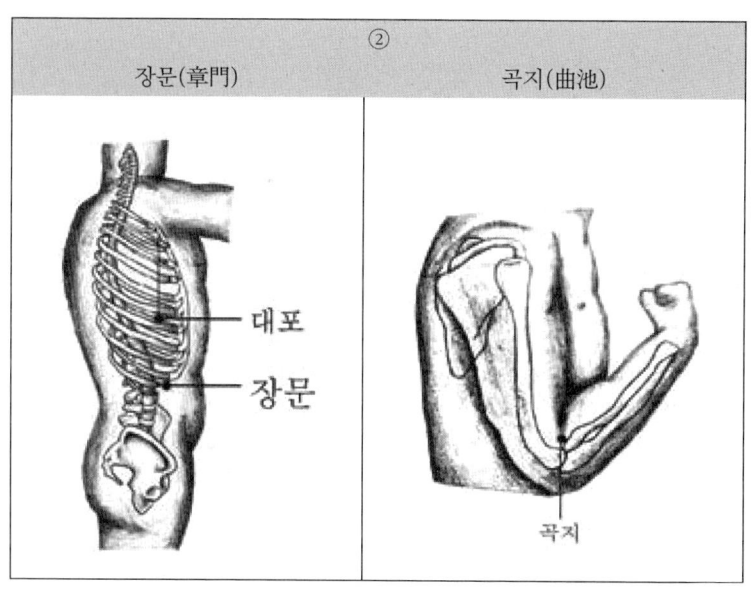

- 장문(章門) : 제11늑골(갈비뼈)의 끝에 있다. 간경(肝經))에 속함.
- 곡지(曲池) : 팔꿈치를 구부리고 손바닥을 반대편 젖가슴에 댄 자세에서 팔목에 생기는 가로무늬 바깥쪽의 끝이다. 대장경(大腸經)에 속함.

106. 손 냉증 II [手冷症 II]

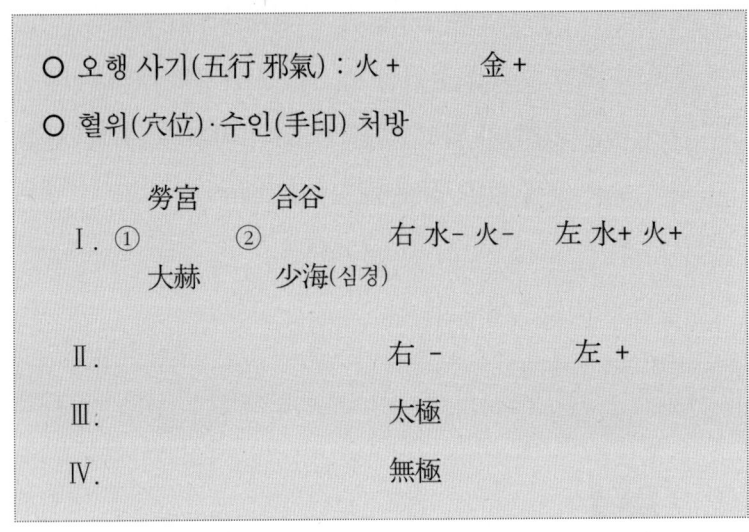

○ 혈위 I (穴位 : 혈자리)

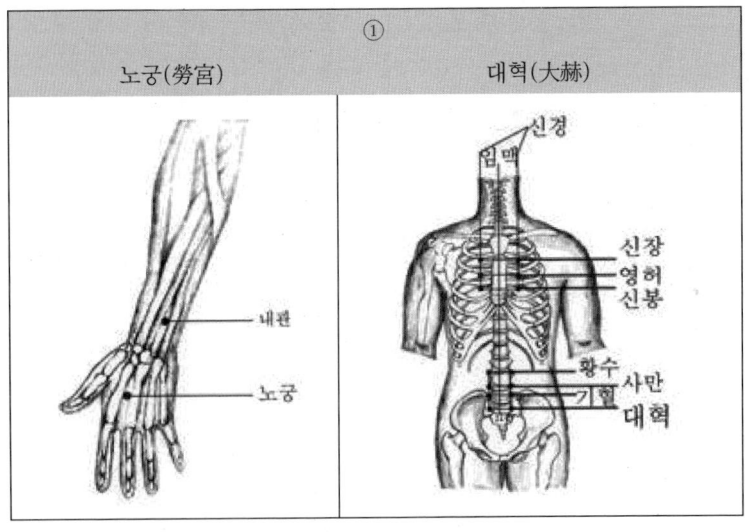

• 노궁(勞宮) : 주먹을 쥐었을 때 손바닥에 가운뎃손가락 끝

이 닿는 곳이다. 심포경(心包經)에 속함.
- 대혁(大赫) : 중극(中極) 양옆 1촌 거리에 있다. 신경(腎經)에 속함.

○ 혈위Ⅱ(穴位 : 혈자리)

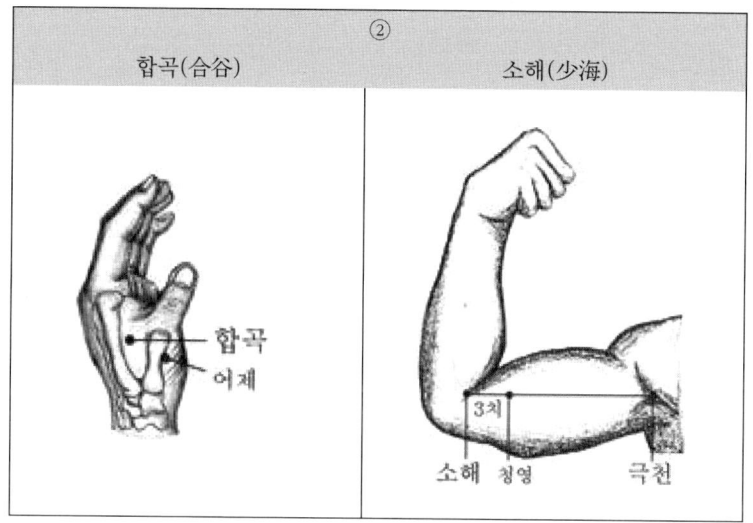

- 합곡(合谷) : 엄지손가락과 검지(집게)손가락이 만나는 곳에서 골을 따라 손등 쪽으로 올라가다 보면 움푹한 곳이 나온다. 여기에서 약간 옆으로 검지(집게)손가락 위쪽의 뼈(제2중수골[中手骨])에 가까운 곳을 눌러 보면 매우 아프다. 이곳이 합곡(合谷)이다. 대장경(大腸經)에 속함.
- 소해(少海) : 팔을 굽혔을 때 생기는 팔목 가로무늬의 안쪽 끝에 있다. 튀어나온 뼈의 안쪽에 생기는 우묵한 곳이다. 심경(心經)에 속함.

107. 발 냉증 I [足冷症 I]

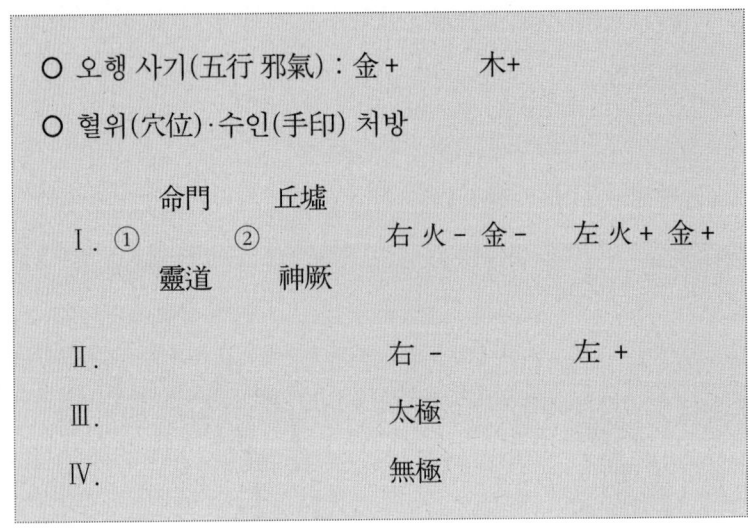

○ 혈위 I (穴位 : 혈자리)

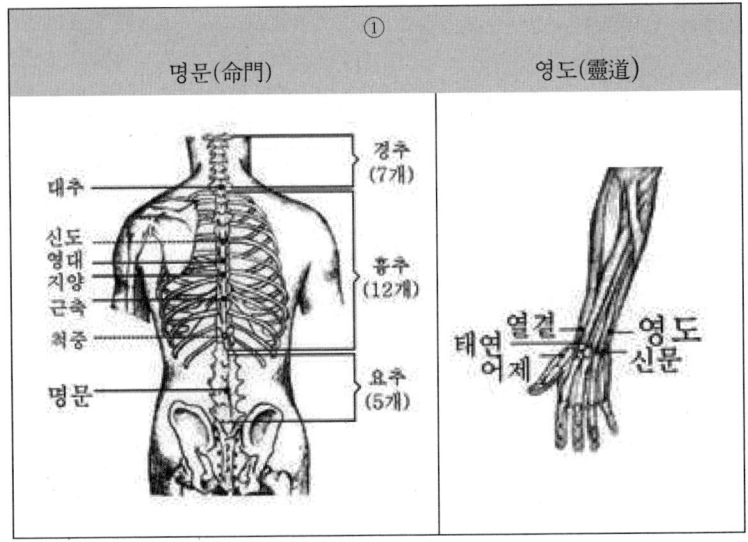

- 명문(命門) : 제2요추 극돌기 아래, 즉 2, 3요추 사이이다. 배꼽 맞은편에 해당하는 등 쪽의 혈(穴)이다. 독맥(督脈)에 속함.
- 영도(靈道) : 신문(神門)으로부터 바로 1.5촌 거리에 있다. 심경(心經)에 속함.

○ 혈위Ⅱ(穴位 : 혈자리)

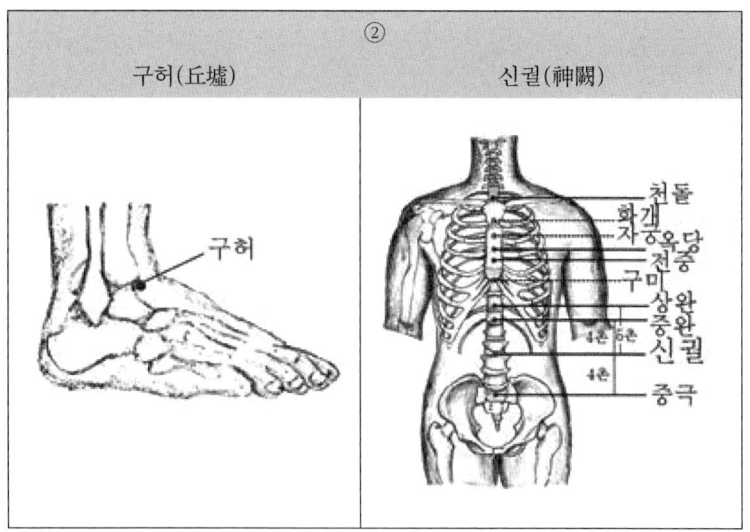

- 구허(丘墟) : 바깥 복숭아뼈 앞쪽의 아래에 있는 움푹 들어간 곳이다. 담경(膽經)에 속함.
- 신궐(神闕) : 배꼽 한가운데이다. 제중(臍中)이라고도 한다. 임맥(任脈)에 속함.

108. 발 냉증 II [足冷症 II]

○ 오행 사기(五行 邪氣) : 水 -　　　土 -
○ 혈위(穴位)·수인(手印) 처방

```
         湧泉    腹結
I.   ①        ②         右 土+ 木+    左 土- 木-
         天樞    懸鍾

II.                       右 +          左 -
III.                      太極
IV.                       無極
```

○ 혈위 I (穴位 : 혈자리)

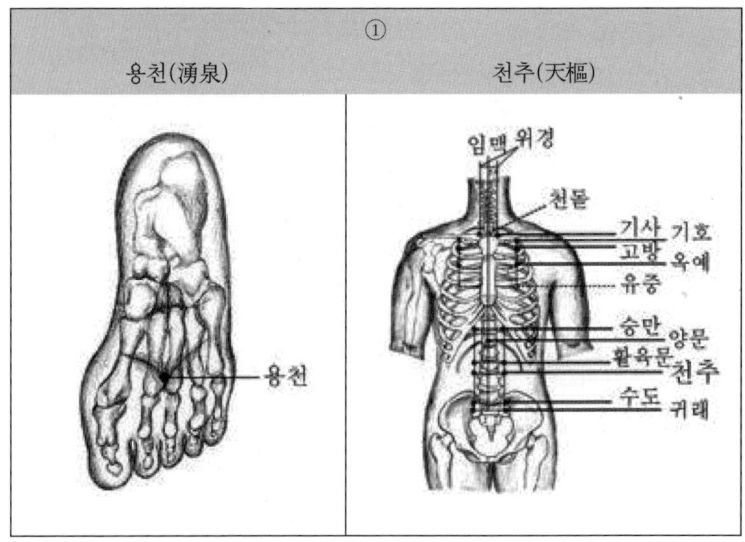

- 용천(湧泉) : 발바닥의 앞뒤로 정중앙을 연결한 선을 3등분하여 전방의 3분의 1지점에 있다. '人'(사람인)자 모양의 골이 있는데, 이 '人'자의 두 획이 만나는 지점이다. 신경(腎經)에 속함.
- 천추(天樞) : 배꼽 양쪽 2촌 거리에 있다. 위경(胃經)에 속함.

○ 혈위Ⅱ(穴位 : 혈자리)

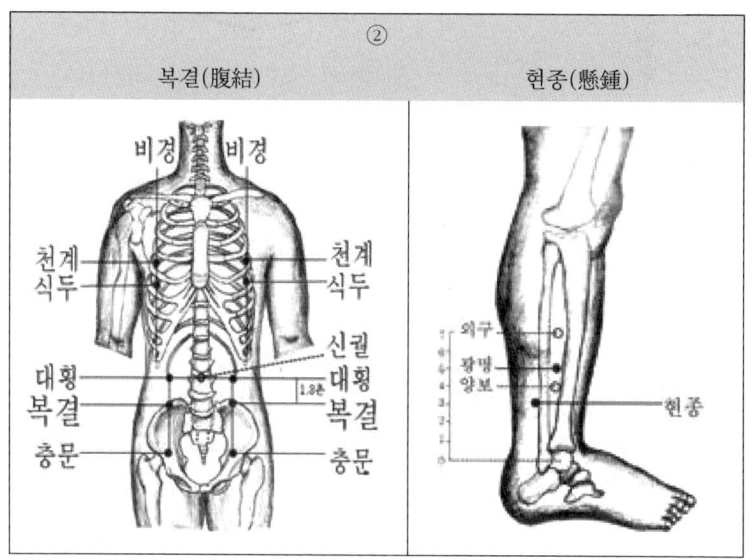

- 복결(腹結) : 대횡(大橫)의 바로 아래 1.3촌 거리에 있다. 비경(脾經)에 속함.
- 현종(懸鍾) : 바깥쪽 복숭아뼈 중앙으로부터 3촌 위에 있다. 비골(腓骨) 뒷 선에 있다. 담경(膽經)에 속함.

후기(後記)

　이제까지 쓰여 있는 이 책의 내용은 기(氣)가 인간을 포함한 모든 만물의 생명 활동에서 가장 근본이 되는 것이며 질병을 일으키는 모든 원인도 바로 기(氣)에서 찾으면 된다는 것이다.
　옛 선인들은 "사람이 태어나는 것은 한 기(氣)가 변화해서 온 것이고, 사람이 죽으매 한 기운이 변화해 돌아가는 것이다."라고 했다.(人生化氣而來, 人死化氣而去.) 이런 까닭에 살아생전 마음을 씀에 반드시 바르고 깨끗하게 해야, 죽은 후 그 기운이 맑아 위로 올라간다고 했다.(心正心廉, 死後氣必淸而上浮.) 이렇듯 삶과 죽음에 있어 떼려야 뗄 수 없는 게 기(氣)다.
　이 책의 모든 내용이 음양오행의 순역(順逆)하는 이치에 따라 몸을 질병으로부터 벗어나게 하고, 오래도록 젊음을 유지하게 하는 방법을 설명한 내용이다. "이치(理致)가 명확하면 그 법칙의 효과는 지대(至大)한 것이다."라고 했다.
　이곳에서 소개하는 오행반절법·오장운화·골격교구 등의 수련 방법과 수인을 지어서 하는 혈위교구(穴位交媾)의 치료 방법들은 모두 음양오행의 이치에서 그 법칙을 세운 것이다.

만약에 매일 같이 수련에 임할 것 같으면 그 효과는 참으로 크다고 할 수 있다. 온전히 각자 자신의 정기(正氣)를 이용해서 건강을 회복하는 방법이기에 아무런 부작용이 없고 자신의 체질에 맞춘 수련과 치료의 방법이라 아주 간단하게 할 수 있는 것이다. 허나 맨 처음 입문(入門)함에 있어서는 조금은 생소한 용어들과 음양오행의 이론이 어렵게 느껴질 수가 있다. 반복해서 책을 읽어보고 수련을 하다 보면 저절로 몸에 습득하게 되어 자신이 평소에 접해보지 못했던 다른 세계가 있음을 실감하게 될 것이다. 오직 눈앞에 펼쳐진 육안으로만 보던 현상계의 세상 외에도 이런 반면의 세계가 있음을 확인하게 되고 머리로만 막연하고 모호하게 이해되던 태극, 무극 등의 용어들이 몸과 마음으로 확연하게 계합이 되어 대도(大道)의 경지에 노닐 수도 있게 될 것이다.
　입문(入門)에 임(臨)함에 있어서는 먼저 믿음이 우선해야 한다. 경에 이르길 "믿음은 공덕의 어머니"(信是功德之母)라고 했다. 믿음을 가지고 매일 같이 수련하다 보면 저절로 천목(天目)이 열려서 육안으론 보이지 않던 기(氣)의 세계가 보이기 시작하고 하복부에선 따뜻한 기운이 올라와 사지백해로 골고루 통하게 된다. 웬만해서는 피로를 모르는 활기찬 삶을 살게 되는 것이다. 부디 믿음을 가지고서 이 책에서 설명하는 대로 매일 틈을 내어 수련을 한다면 큰 이익을 얻으리라 본다.

끝으로 이 책이 출간되기까지 많은 도움을 주신 아란야 총무 김성란 선생님, 허동창 처사님, 전남대 안기섭 교수, 경상대 정헌철 교수, 정성임 선생님들께 감사한 마음을 올린다.

시방삼세(十方三世)에 있는 모든 중생들이여 성(性)과 명(命)의 공부 다 함께 이뤄 신·구·의(身·口·意) 삼업(三業)이 청정하여 일없는 복된 삶 누려보세.

金井沙門 慧一
금정사문 혜일

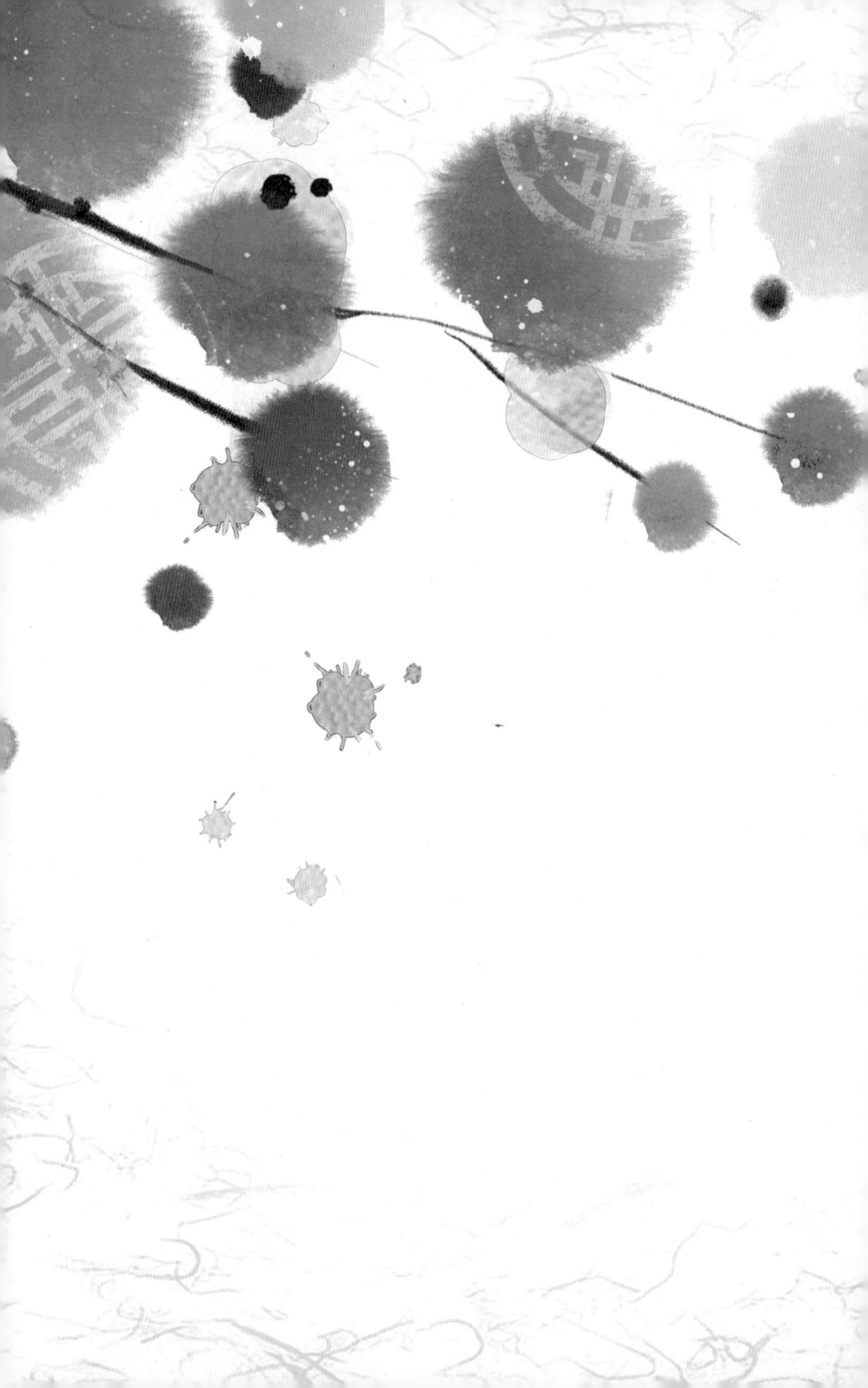

수련기
(修鍊記)

○ **천목을 열어주는 수련** [歷開天目]
  - 수련기 Ⅰ [고등학교 1학년 안원호]
  - 수련기 Ⅱ [고등학교 1학년 안원호]

○ **천목을 연 후 수련**
  - 수련기 Ⅰ [전남대학교 교수 : 안기섭]
  - 수련기 Ⅱ [조선대학교 교수 : 정성임]

○ **장부운화**[腸腑運化]**와 지의법**[地醫法] **수련**
  - 수련기 Ⅰ : 장부운화 [대학교수 : 윤석례]
  - 수련기 Ⅱ : 지의법 [대학교수 : 윤석례]

○ **선악신 조복**[調伏] **수련기**
  - 덕암수제원 대표 덕암(德巖)

○ 천목을 열어주는 수련[歷開天目]

- 수련기 I [고등학교 1학년 안원호]

먼저 천목에 있는 사기(邪氣)를 뺀다.

사기를 정화(淨化)하는 수인을 하고 있으니 몸에 냉기(冷氣)가 느껴지면서 그 냉기가 빠져나가는 느낌이 들었다. 사기가 다 정화되는 걸 알고 난 후 바로 이어서 백회(百會)로 들어오는 천지우주의 기(氣)와 장강혈(長强穴)에 있는 인체의 기(炁)를 천목으로 모아서 교구시켰다.

교구(交媾)를 시킨 지 얼마 되지 않아 몸속에 덜 빠진 냉기가 완전히 사라졌다. 온몸이 따뜻한 기운으로 가득 차올라 아주 마음이 편안해지는 걸 느꼈다. 그런 후 전신이 붕 떠올랐다가 가라앉는 것을 감지했다. 이러한 느낌을 경험한 후에 몸과 마음이 다 침착하게 되고 가벼워져서 수련을 마쳤다.

수련을 마친 후에 이제껏 느낀 것을 혜일 스님께 말씀드렸더니 기에 대해서 상세하게 설명을 해주셨다. 내가 여태껏 알았던 상식으로는 기(氣)라고 하는 기운이 한 가지인 줄만 알았었다. 그런데 알고 보니 기운에는 천지우주의 기(氣)와 인체 내부의 기(炁), 그리고 기 치료를 할 때 발출해내는 기(気)가 있어 이것을 다시 음양오행의 기운으로 명확하게 구별해서 써야 한다는 것도 알았다.

○ 천목을 열어주는 수련[歷開天目]

- 수련기 Ⅱ [고등학교 1학년 안원호]

앞서 이야기한 대로 백회-장강의 기운을 천목에 모으고 그다음 천목의 기운을 백회-장강으로 보내는 수련을 했다.

수련을 마친 후 혜일 스님께서 사람에 따라 사기가 빠져나가는 길이 다르다고 설명해 주셨다.

나는 머리 쪽으로는 백회로 사기가 빠져나가고 얼굴로는 영향혈로 나간다. 나의 부친은 전정혈로 사기가 빠져나가고 천지우주의 기운을 받을 때는 출신혈로 천지우주의 기운을 받는다는 것을 알았다.

스님께서 가르쳐주신 대로 신회로 천지우주의 기운을 들이고 장강에서 인체의 기(炁)를 올려 두 기운을 천목에서 교구시키는 수련을 했다.

처음 단계는 앞서 수련한 것과 비슷했는데 몸이 붕 뜨는 느낌을 받는 시점부터는 천목으로 태양의 빛이 들어오는 것과 같은 느낌을 받았다. 천목으로 불그스름한 빛이 들어오는 것 같았다.

○ 천목을 연 후 수련

- 수련기 I [전남대학교 교수 : 안기섭]

오랜 수련 끝에 스님께서 나의 천목이 열려 있다고 하신 지가 오래되었다. 가끔 다시 막히기도 하였지만 비교적 오래갔다. 육안은 강한 근시에 약간의 난시를 가지고 있었는데, 점차 물체가 더 흐릿하게 보이고 시력이 자꾸 떨어지는 듯해서 의아하게 생각하고 내심 걱정을 했었다. 눈을 감고 있으면 가끔 검고 작은 둥근 점이 보였다. 어느 날 스님께 여쭈었더니 나의 천목을 선악신들이 가리고 있다고 하셨다. 주신 처방대로 정화하고 불보살님 명호를 염송하여 천도해 보냈다. 그러나 눈은 밝아지지 않았다.

이어서 스님께서 천목이 열린 후 가리고 있는 사기(邪氣)를 제거하는 수련법을 일러 주셨다. 겨울이라서 밖에 나가지는 못했다. 아침에 일어나 아란야에서 유리창을 사이에 두고 송정 앞 바다 위 수평선상에 떠오른 태양을 눈을 뜨고 5분 정도 바라보았다. 예전에 15분 내지 20분씩 바라보았을 때처럼, 태양의 눈부신 주변 햇살은 보이지 않고 하얀 쟁반으로 보이며 가끔 금빛에 가까운 테두리가 보였다. 이제 눈을 감고 있으니 'ㄱ'자 모양의 사각형 잔상이 초록색 모양으로 비치기 시작했다. 왜 둥근 모양이 아닌지 의아했다. 얼마 안 있어 곧 사라졌다. 몸이 따뜻해지기를 기다렸으나 별 느낌이 오지 않았다. 30분을 다 채우고 끝냈다.

집에 돌아와서는 아침에 하려는데 아란야와 환경이 달라서 해가 무등산 위로 뜨기 때문에 일출을 늦게 보게 된다. 게다가 늦게 일어나기까지 하여 아침 9시가 넘어서야 수련을 시작했다. 맨눈으로 5분 정도 태양을 바라보았다. 쟁반이 다소 흐릿하고 쟁반 주변에 있어야 할 반짝이는 금빛 테두리가 보이지 않았다. 눈을 감고 있어도 잔상은 보이지 않고 별다른 색상도 없었다. 태양이 약한 구름에 가려서였을까? 아침에 계속해서 구름 낀 날이 계속되어 며칠을 그냥 보냈다. 겨울이라서 밖에 나가기 어렵기에 집안에서 하려니 더욱 아침 시간에 맞추기가 힘들었다. 며칠 뒤 하는 수 없이 10시가 넘었지만 시도했다. 이번에는 구름 덩어리가 가렸다 없어졌다 해서 짜증도 났지만 나누어 5분 이상을 채웠다. 역시 쟁반이 흐리게 보이고 예전에 15분 정도씩 바라보았을 때와 마찬가지로 작은 동그라미가 몇 개가 그 위에 어른거렸다. 테두리의 반짝임도 잘 보이지 않았다. 눈을 감았는데 초록색에는 가깝지 않지만 태양을 바라보던 아파트 베란다 유리창의 난간 모양 때문인지 그 경계와 아래의 일부 모양으로 약간의 색상이 보였다가 잠시 후에 사라졌다. 한동안 앉아 있었으나 온감(溫感)도 없었다.

며칠 뒤에 일출 시간에 대기했다가 8시가 되어서야 다시 수련했다. 태양이 제법 맑았으나 엷은 구름이 약간 끼어 있어서 그다지 빛나지는 않았다. 눈을 감고 5분 정도 바라보았다. 하얀 쟁반으로 보이는 태양 위에 작은 동그라미 두세 개가 또 어른거렸다. 주변의 금빛 테두리는 보였다 안 보였다 했다. 눈을 감으니 연한 잔상이 보였는데 푸른색이라고 하기도 연한 초록색이라고 하기도 어려운 빛이었고, 모양은 원이 아니고 그 경계도 선명하지 않았다. 금세 사라졌다. 두 다리 아래쪽이 따뜻해졌다. 전에도 한 번 약간 그러했었다. 30분을 채우고 앉아 있었는데 눈을 세게 감느냐 가볍게 감느냐에 따라 앞이 더 밝고 덜 밝은 느낌만 있었다. 천목 쪽을 의식하니 문득 자색(紫色)이 스쳐 가기도 했다.

유리창을 사이에 두고 태양을 바라보았기 때문에 다른 사람들에게 공통되는 느낌을 갖지 못했는가 하는 생각도 들었다. 하늘이 매우 맑은 아침을 기다려 흐린 눈이 밝아질 때까지 계속 수련해야 하겠다.

수련이 끝난 후 스님이 말씀하시길 "시력이 많이 떨어진 원인(原因)은 평소에 자세가 바르지 못해 정좌할 때도 자세가 틀어져 있다. 오른쪽 어깨가 튀어나옴과 동시에 왼쪽 경추 4번이 틀어져 있다. 왼쪽 경추가 틀어져 있음으로 인해 시신경(視神經)이 눌려 약해져 있어 그렇다." 하시면서 "천목(天目)으로 원형이 보이지 않고, 'ㄱ'자로 보이는 이유는 일출(日出)을 관(觀)하는 수련을 할 때 창문 너머로 보이는 해를 보고 수련한 결과 창틀의 잔상이 보인 결과다."라고 말씀하셨다.

○ 천목을 연 후 수련

- 수련기 Ⅱ [조선대학교 교수 : 정성임]

수평선 위로 떠오르는 일출(日出)을 바라보면서 정좌를 하고 있으니 붉은빛의 태양이 솟아오르는 것처럼 보이더니 흰빛의 태양이 육안으로 비치었다. 3분 정도 흰빛의 태양과 그 주위를 감싸고 있는 붉은 기운을 응시한 후 눈을 감고 있으니 캄캄한 어둠 속에서 녹색의 원형에 붉은 색깔이 감싸진 태양의 잔상이 나타났다. 그것을 계속해서 관(觀)하고 있다 보니까 홀연 사라지고 색상이 바뀌어 붉은 기운의 원형이 나타났다 사라졌다. 그 후에 바로 처음 수련했을 때 눈을 뜨고 있는 상태에서 본 흰빛의 태양이 보여 계속해서 그것을 관(觀)하고 있으니 송정해수욕장을 비추고 있는 태양의 모습이 송정해수욕장의 경관과 함께 그대로 비쳤다. 태양이 내 몸을 완전히 감싸 안은 듯한 느낌과 함께 온몸이 따뜻한 기운으로 가득 채워져 내심 희열이 차올랐다.

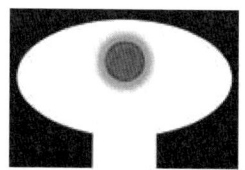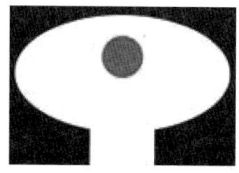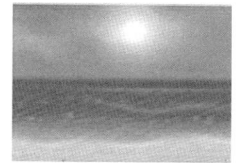

◉ 천목에 투영된 상(像)

○ 장부운화(腸腑運化)와 지의법(地醫法) 수련

- 수련기 I : 장부운화 수련 [대학교수 윤석례]

스님께서 나의 체질에 맞춘 장부운화 수련표를 작성해 주셔서 수련표에 따라 오장과 오부를 짝지어 숨을 들이쉬고 내쉼을 반복하며 수련을 했다.

"처음에는 장부를 수축시키고 이완시키기가 쉽지 않으니 자신의 호흡에 맞추어 장부를 수축 이완하고, 그것이 익숙해지면 장부 간의 교구를 의념으로 하게 되어 자신의 호흡과는 상관없이 자동으로 수축 이완이 일어나게 되니 열심히 수련하라"고 말씀하셨다. 그러나 매번 나의 호흡에 맞추어 의도적으로 장부를 생각하며 하지 않으면 장부 수축 이완이 잘되지 않아 신경이 많이 쓰이고 두통도 심하게 일어나고 오히려 몸이 더 피로한 것 같았다. 그 후로 계속 수련을 해도 별 진전이 없는 것 같았지만 때와 장소를 크게 가리지 않고 수련을 계속했다.

그러던 어느 날 의념으로 장부운화를 할 수 있게 되었고 비(脾)와 위(胃)를 운화할 때는 나도 모르게 장부가 움직이며 내 호흡에 맞추지 않고 의식하지 않아도 수축 이완되는 느낌을 받았다. 그 느낌이 너무나 기쁘고 약간은 흥분도 되었지만 다시 조용히 다른 장부로 넘어가면서 관해보니 비장 위장만큼은 아니었지만 조금은 움직이는 느낌을 받았다.

그 후 아란야에 가서 장부운화 수련을 하는 데 내 호흡을 의식하지 않고서도 장부의 수축 이완이 일어났다. 수련을 다 마치고 정좌하고 무극 수인을 할 때는 내 몸이 갑자기 풍선처럼 부풀어지고 잠시 후에는 스펀지처럼 송송 틈이 생기며 머릿속이 말끔해지고 온몸의 형체가 사방으로 흩어져버린 것 같아 날아갈 것 같은 느낌이었다. 마음이 한없이 가벼워지고 평온한 상태가 거의 20초 정도 지속되었던 것 같다. 그 신비로운 느낌은 잊을 수 없다.

그 후로 나는 몸이 나른해지거나 감기몸살 기운이 들어올 때도 우선 오장운화로 먼저 수련한 다음 스님께 여쭈어 처방을 받아 수련하여 다른 사기를 물리친다.

○ 장부운화(腸腑運化)와 지의법(地醫法) 수련

- 수련기 Ⅱ : 지의법 수련 [대학교수 윤석례]

어느 날 아란야에 도착하자 스님께서 이미 내 몸 상태를 관하시고 사기 제거 수련표를 작성해 놓으셨다가 주셨다.

아란야에 오기 며칠 전부터 피로감에 휩싸여 있었던 터라 얼른 수련표를 받아 아무 생각 없이 앉기 편한 곳에 앉아 수련을 시작한 지 얼마 안 돼서 갑자기 뒷머리가 띵하니 아프기 시작하더니 마치 손으로 쥐어짜는 느낌이었고 한기가 들었다. 웬만하면 그냥 좀 참으며 수련에 전념할 텐데 심상치 않게 여겨져 수련을 멈추고 스님께 머리가 갑자기 너무 아프다고 말씀드렸더니 스님께서는 내가 앉아있는 자리가 내 체질과 맞지 않아서 또 다른 사기가 들어왔다며 내 체질에 맞는 다른 자리를 정해주셨다. 자리를 바꿔 앉아 새로 주신 수련표대로 수련을 시작했다. 수련표 중간단계쯤 이르렀을 때 두통이 조금씩 사라지더니 계속 수련을 진행하자 내 뒷머리를 쥐어짜고 있던 손가락들이 하나둘씩 힘이 빠져나가는 것 같았으며 두통이 눈 녹듯 사라졌다. 이어서 먼저 주신 수련표대로 수련에 전념하고 나니 머리가 시원해지고 몸도 따뜻해지고 가벼워졌다. 체질에 따라 위치 선정의 중요성을 체험해본 수련이었다.

○ 선악신 조복(調伏) 수련기

덕암수제원 대표 덕암(德巖)

나는 58세의 남자이다. 1년 전 과로로 쓰러져 34일 동안 죽을 고비를 5번이나 겪었다. 병원에 가도 병명을 규명하기 어렵고 치료를 받아도 전혀 차도가 없었다. 주변의 유명하다는 의인들을 찾아 치료를 받고 육체적 어려운 고비는 조금 면할 수 있었다. 헌데 하루에 몇 번씩 찾아오는 불안정한 정신적 감성 리듬은 여전했다. 우울증과 함께 극도로 힘들게 했다. 도대체 원인이 무엇인지를 알 수가 없으니, 그저 후유증이거니 하고 지낼 수밖에 없었다. 그러던 어느 날 내가 평소에 가까이 지내온 대학 시절 교수님께서 스님의 치료를 받을 것을 권하셨다. 일찍이 교수님께서 스님에 대한 말씀을 몇 차례 하셨는데 그때는 약간 신비한 분이라고만 생각하고 있었다. 단박에 치료를 원했다. 곧장 스님이 계신 부산 송정으로 달려갔다.

스님께서 맨 처음 나를 보시고는 선악신이 많이 들어 있어서 그동안 고통을 겪었다고 말씀하셨다. 당장 다라니와 불보살님 명호를 염송하시면서 치료를 해 주셨다. 그런데 희한하게도 치료 도중에 이미 치료되는 느낌이 들었다. 가슴이 가벼워지고 머리 쪽에서 일어나던 고통스러운 리듬이 맑아졌다. 집에 돌아와 비로소 잠을 편하게 자고 나니 살 것 같았다.

한편 까닭 없이 살고 있던 집이 뭔지 모를 두려움으로 겁이 나며 들어가기가 싫어지던 차였다. 그래서 잠시 집을 옮겨 살고 있었다. 스님께 그 이유를 여쭤보았더니 몸에 붙은 선악신들은 천도해서 보냈지만 본 집에 자리 잡고 있는 선악신들이 아직 있기 때문이라고 하시면서 이들은 따로 평정해야 한다고 하셨다. 날을 잡아 스님께서 오셔서 큰방 북서쪽 한 곳을 지목하시고는 2시간에 걸친 기도를 하신 끝에 다 보내셨다고 하셨다. 스님께서 다녀가신 후부터 묘한 현상이 나타났다. 집 전체가 편안해진 느낌이 들면서 방에 들어가도 전혀 두려움이나 불편함이 없었다. 예전에 느끼던 편안한 곳이 되었다. 그래서 다시 본 집으로 돌아와 지금껏 잘살고 있다. 그 후 스님께서 가르치시는 공부에 입문해서 열심히 하다 보니 지금은 주위에서 다들 몰라볼 정도로 건강해졌다고 하며 신비해한다. 하지만 공부를 하면 할수록 이는 신비한 것이 아니라 족집게같이 집어내는 실용의 공부라는 생각을 하게 되었다. 건강을 되찾게 해주신 스님께 감사드리면서 수련을 열심히 계속하고자 한다. 이런저런 이유로 고통받는 다른 분들도 송정 아란야에 와서 나와 같이 건강한 삶을 회복할 수 있기를 염원한다.

참고문헌

黃帝內經 素問, 人民衛生出版社, 1992

黃帝內經 素問, 校註 人民衛生出版社, 1992

黃帝內經 靈樞, 人民衛生出版社, 1992

黃帝內經 靈樞, 注証發微 中國科學文獻出版社, 1998

黃帝內經 難經, 人民衛生出版社, 1992

開啓中醫之門, 中國中醫藥出版社, 1998

周易, 학민출판사 影印本

周易折中 臺灣, 中和堂

楞嚴經 影印本

首楞嚴經正脈疏 影印本

禪宗全書 臺灣, 文殊出版社, 中華民國 77年

眞言集 선장본

道德經, 中國道敎協會刊印, 2011

道家鍼灸, 上海科學技術文獻出版社 劉正才, 1999

訓詁學新編, 巴蜀書社出版社, 2002

靈寶畢法, 中國金華市道敎協會刊印, 2011

太乙金華宗旨, 中國金華市道敎協會, 2011

鍾呂丹道經典譯解, 宗敎文化出版社 沈志剛, 2008

陰符經 影印本

六經圖 臺灣, 中和堂 影印本

張三豊太極煉丹秘訣, 中國書店出版社

靈寶通智能內功術, 金華市道敎協會刊印, 2010

大丹直指, 金華市道敎協會刊印 邱處機, 2010

周易參同契 魏伯陽 影印本

慧命經, 여강출판사 柳華陽 李允熙 옮김, 1991

鍾呂傳道集, 金華市道敎協會刊印, 2010

五篇靈文, 金華市道敎協會刊印 王重陽, 2010

禪門염송, 雲梯禪院(法供養版), 1994

圓覺經 影印本

金剛經 影印本

涅槃經 影印本

티벳해탈의 書, 정신세계사 유기천 옮김, 2006

티벳트밀교개론, 불광출판사 유기천 옮김, 2010

차크라힐링핸드북, 슈리크리슈나다스 아쉬람 최여원, 2008

觀音음양오행조절법, 해드림출판사, 2015

點穴療法治百病, 人民軍醫出版社, 2006

程氏集驗妙方歌訣, 學苑出版社, 2006

開啓中醫之門, 中國中醫藥出版社, 2006

黃帝內經·靈樞, 人民衛生出版社, 1992

黃帝內經(白話通解), 人民衛生出版社, 1992

黃帝內經素問, 注証發微, 古今圖書集成·醫部全錄

黃帝內經靈樞, 注証發微, 中國科學文獻出版社, 1998

靈寶畢法, 中國金華市道敎協會, 2011

陰符經 影印本

奇門遁甲, 太學堂, 2017

奇門遁甲, 淞崗奇門硏究院

기문둔갑정해, 선영사, 2008

紫微斗數入門, 대유학당, 2004

실전자미두수, 대유학당, 2004

甲乙經, 人民衛生出版社, 2004

宇宙 變化의 原理, 대원출판, 1993